医学院校高职高专系列教材
供临床医学、预防医学、护理、药学、卫生管理专业使用

健康教育与健康促进

主　　编　李晓阳　周德华
副主编　　陈廷生　梁龙彦
编　　者　（以姓氏笔画为序）
　　　　　丁郭平（常德职业技术学院）
　　　　　吕宇娟（新疆医科大学高等职业技术学院）
　　　　　刘立亚（怀化医学高等专科学校）
　　　　　李晓阳（怀化医学高等专科学校）
　　　　　张宪青（青海卫生职业技术学院）
　　　　　陈西玲（益阳医学高等专科学校）
　　　　　陈廷生（柳州医学高等专科学校）
　　　　　周德华（益阳医学高等专科学校）
　　　　　高凌冰（常德职业技术学院）
　　　　　梁龙彦（大庆医学高等专科学校）

北京大学医学出版社

JIANKANG JIAOYU YU JIANKANG CUJIN

图书在版编目（CIP）数据

健康教育与健康促进/李晓阳，周德华主编. —北京：
北京大学医学出版社，2011.8（2024.8重印）
（医学院校高职高专系列教材）
ISBN 978-7-5659-0204-8

Ⅰ.①健…　Ⅱ.①李…②周…　Ⅲ.①健康教育—高等
职业教育—教材　Ⅳ.①R193

中国版本图书馆 CIP 数据核字（2011）第 132154 号

健康教育与健康促进

主　　编：李晓阳　周德华
出版发行：北京大学医学出版社
地　　址：（100191）北京市海淀区学院路 38 号　北京大学医学部院内
电　　话：发行部 010-82802230；图书邮购 010-82802495
网　　址：http://www.pumpress.com.cn
E - mail：booksale@bjmu.edu.cn
印　　刷：北京瑞达方舟印务有限公司
经　　销：新华书店
责任编辑：仲西瑶　　责任校对：金彤文　　责任印制：罗德刚
开　　本：787 mm×1092 mm　1/16　　印张：14.75　　字数：377 千字
版　　次：2011 年 8 月第 1 版　2024 年 8 月第 7 次印刷
书　　号：ISBN 978-7-5659-0204-8
定　　价：26.00 元

版权所有，违者必究

（凡属质量问题请与本社发行部联系退换）

医学院校高职高专系列教材编审委员会
组成名单

主任委员：王德炳
学术顾问：程伯基
第一副主任委员
  陈涤民 怀化医学高等专科学校   校 长
副 主 任 委 员（以姓氏笔画为序）
  匡奕珍 山东万杰医学院   院 长
  杨文明 常德职业技术学院   院 长
  何旭辉 大庆医学高等专科学校   校 长
  姚军汉 张掖医学高等专科学校   校 长
  秦海洸 柳州医学高等专科学校   副校长
  高炳英 青海卫生职业技术学院   党委书记
  雷巍娥 湖南环境生物职业技术学院 副院长
秘 书 长 李晓阳 怀化医学高等专科学校   副校长
委   员（以姓氏笔画为序）

马红茹	马晓健	王化修	王晓臣	王喜梅	王嗣雷	邓 瑞	邓开玉
艾晓清	叶 玲	申小青	田小英	付林海	冯丽华	冯燕俊	吕 冬
向开祥	向秋玲	邬贤斌	庄景凡	刘一丁	刘兴国	刘金宝	刘振华
许健瑞	阳 晓	李 兵	李争鸣	李金成	李钟峰	李淑文	李雪兰
李新才	李豫青	杨立明	杨新忠	吴 艳	吴水盛	吴和平	吴德诚
宋 博	宋国华	张 申	张 萍	张 慧	张 薇	张玉兰	张振荣
张跃新	张琳琳	陆 春	陆 涛	陈小红	陈良富	陈建中	易德保
岳新荣	周 毅	周旺红	周德华	郑丽忠	赵亚珍	郝晓鸣	柳 洁
段于峰	饶利兵	姜海鸥	姚本丽	贺 伟	耿 磊	聂景蓉	桂 芳
徐凤生	郭 毅	陶 莉	黄建林	黄雪霜	曹庆旭	曹述铁	阎希青
彭 湃	彭 鹏	彭艾莉	董占奎	蒋乐龙	曾孟兰	谢日华	蓝琼丽
蒲泉州	鲍缇夕	蔡岳华	谭占国	熊正南	戴肖松		

序

医药卫生类高职高专教育是我国高等医学教育体系的重要组成部分。目前我国正在积极推进医药卫生体制改革，力争用几年时间基本建成覆盖全国城乡的基本医疗卫生制度，初步实现人人享有基本医疗卫生服务的目标。因此，对基层卫生服务人才的需求在大量增加，同时对其素质要求也在提高。卫生部针对基层人才严重缺乏的问题，指出当前和今后一段时间内还需要培养高等专科水平的医学人才，充实基层卫生服务技术人才队伍。

在新一轮医药卫生体制改革逐步推进的大背景下，为配合教育部"十二五"国家级规划教材建设，中国高等教育学会医学教育专业委员会与北京大学医学出版社共同发起成立全国医学院校高职高专系列教材编审委员会，组织二十余所医学院校启动了全国医学院校高职高专系列教材的编写、出版工作。本系列教材包括4个子系列，即基础课程（14种）、临床专业课程（10种）、全科医学专业课程（5种）和护理专业课程（11种），有些教材还编写了配套实验指导与学习指导。

这套教材编写的指导思想是：符合人才培养规律，体现教学改革成果，确保教材质量。各教材在编写中把握了以下原则：①根据专业培养目标、就业需要及本课程在教学计划中的地位、作用和规定学时数确定编写大纲及内容的深度、广度、重点和字数。②着重于基础理论、基本知识和基本技能的叙述。基础课教材要体现专业特色，要为专业课服务。③保证内容的科学性、启发性、逻辑性、先进性和适用性。应做到概念清楚，定义准确，理论有据，名词术语准确统一；启发学生理解、分析问题，有利于提高学生的学习兴趣和培养他们的钻研探索精神。④恰当处理相关课程内容之间的交叉与衔接，以避免知识点的不必要重复。⑤内容涵盖执业助理医师或护士执业资格考试最新版考试大纲的要求，以利于学生应考和就业。

这套教材的编写、出版和使用，离不开二十余所医学院校领导和教务部门的支持，凝聚了各教材编写组老师们的辛勤劳动和汗水。这套教材的出版时值国家"十二五"规划开局之年，我们会积极努力申报，争取有更多教材入选"十二五"国家级规划教材，为医药卫生类高职高专教育的改革和发展贡献力量！

王德炳

2010年12月

前　言

在全国医学院校高职高专系列教材编审委员会的组织下，为更好地顺应我国医学高职高专教育依托深化改革动力，主动为城乡基层培育合格的全科型卫生人才的发展趋势，我们编写了《健康教育与健康促进》教材，供医学高职高专院校的临床医学、预防医学、护理、药学、卫生管理专业学生使用，也可作为各适用专业学生执业助理医师资格考试辅导用书和自学参考书。

本教材的编写始终注重立足"三基"（基本理论、基本知识、基本技能），体现"五性"（思想性、科学性、先进性、启发性、实用性），坚持"必需、够用"的原则，应用现代健康教育与健康促进理念、知识和技能，引领、帮助高职高专院校医学专业学生在健康教育与健康促进学科领域内，夯实专业知识基础，增强理性思维能力，优化执业综合素质。本教材分基础理论篇（共10章）和实习训练篇（共6项）。每章前面列出学习目标，章后有小结和思考题。其理论与实践的知识结构完整，重点内涵突出，能确保必需的理论知识足量传授，必要的实习训练规范实施，有利于学生学好、掌握本课程的基础知识和实用技能。

本教材的使用主要采取课堂教学和实习训练两种方式进行，要求教师施教时以课堂讲授、分组讨论、案例分析和进展评介为主要教法；要求学生理论学习时以自学思考、课前预习、课堂提问和完成作业为主要学法；实习训练时以勤学规范、多看示教、学练结合和增强技能为主要练法，充分发挥教为主导、学为主体的教学优势，稳步提高教学质量。

本教材的编者共有10人，他们均是长期从事医学高职高专教育管理和预防医学教育专家和中青年骨干教师，不仅理论教学与实践教学经验丰富，而且所编内容与各自的研究方向一致。本教材在各编者的通力合作和所在院校的大力支持下得以顺利完成。在此向各位作者及所在院校表示诚挚的感谢！

在本教材的编写过程中，全体编委广查资料，联系实际，精心构思，字里行间倾注了智慧与热情。我们由衷地希望它对广大学生的健康成长有用。但是，由于编者经验不足，水平有限，本教材的缺点、疏漏在所难免，恳请大家提出宝贵意见，以便不断改进、完善。

李晓阳　周德华

2011年5月

目 录

绪 论 …………………………………… 1
 一、健康的概念及其影响因素 ……… 1
 二、健康教育概述 …………………… 4
 三、健康促进概述 …………………… 8
 四、我国健康教育与健康促进的
  发展机遇和展望 ………………… 11

基础理论篇

**第一章　健康教育与健康促进工程的
　　　　规范运作** ……………………… 13
 第一节　工程计划的设计 …………… 13
  一、计划设计的概念、目的和
   意义 ……………………………… 13
  二、计划设计的原则 ………………… 14
  三、计划的制订 ……………………… 15
  四、社区需求评估 …………………… 17
  五、确定优先项目 …………………… 19
  六、确定计划目标 …………………… 20
  七、制定干预策略 …………………… 20
 第二节　工程计划的实施 …………… 22
  一、制订实施工作时间表 …………… 22
  二、控制实施质量 …………………… 23
  三、建立实施组织机构 ……………… 25
  四、计划实施人员的培训 …………… 26
  五、实施所需设备的配置与
   健康教育资料 …………………… 27
 第三节　工程计划的评价 …………… 29
  一、评价的概述 ……………………… 29
  二、计划评价类别与内容 …………… 30
  三、计划项目的评价方案 …………… 34
  四、评价结果影响因素 ……………… 35

**第二章　健康相关行为与健康
　　　　心理基础** ……………………… 37
 第一节　人类行为概述 ……………… 37
  一、行为的概念与特点 ……………… 37
  二、人类行为的影响因素 …………… 38
 第二节　健康相关行为 ……………… 39
  一、促进健康行为 …………………… 39
  二、危害健康行为 …………………… 40
 第三节　健康相关行为改变理论与
   干预原则 ………………………… 41
  一、指导改善健康相关行为的
   常用理论 ………………………… 41
  二、健康相关行为的干预与转变
   主要步骤 ………………………… 46
  三、群体行为干预与个体行为
   矫正 ……………………………… 46
 第四节　健康心理与心理卫生
   维护方法 ………………………… 47
  一、健康心理概念与标准 …………… 48
  二、情绪与健康 ……………………… 48
  三、人格与健康 ……………………… 49
  四、人际关系与健康 ………………… 50
 第五节　心理健康促进原则与
   主要途径 ………………………… 51
  一、心理健康促进的基本原则
   与内容 …………………………… 51
  二、心理健康促进的主要途径 ……… 53
 第六节　心理咨询 …………………… 54
  一、心理咨询的概念与意义 ………… 54
  二、心理咨询的原则与要求 ………… 56
  三、心理咨询的程序与方法 ………… 56

第三章　医院健康教育 ……………… 59
 第一节　医院健康教育概述 ………… 59

一、医院健康教育概念与意义 …… 59
　　二、医院健康教育基本内容 ……… 61
第二节　医院健康教育的规范实施 … 62
　　一、建立医院健康教育组织体系 … 62
　　二、制订医院健康教育规划
　　　　与制度 ………………………… 63
　　三、培训医护人员健康教育
　　　　知识与技能 …………………… 64
　　四、营造医院健康教育适宜环境 … 65
　　五、开展丰富多彩的医院健康
　　　　教育活动 ……………………… 66
　　六、提升医院员工的健康水平 …… 67
第三节　患者健康教育 ………………… 67
　　一、患者健康教育的基本形式 …… 67
　　二、患者健康教育的主要内容 …… 69
　　三、患者健康教育的常用方法 …… 71

第四章　社区健康教育 ………………… 73
第一节　社区健康教育与健康
　　　　促进概述 ……………………… 73
　　一、社区 …………………………… 73
　　二、社区健康 ……………………… 74
　　三、社区健康教育与健康
　　　　促进概述 ……………………… 74
　　四、社区健康教育与健康
　　　　促进的发展 …………………… 76
　　五、社区健康教育与健康促进
　　　　的对象与任务 ………………… 76
第二节　社区健康教育与健康促进
　　　　的规范实施 …………………… 77
　　一、发挥政府的领导作用 ………… 77
　　二、充分开发、利用社区资源 …… 78
　　三、建立、完善健康教育网络 …… 78
　　四、开展多种形式的健康
　　　　教育活动 ……………………… 79
　　五、不断强化、改善社区
　　　　卫生服务 ……………………… 79
　　六、加强社区健康教育与健康
　　　　促进计划设计、监测与评价 … 79
第三节　城市社区的健康教育与
　　　　健康促进 ……………………… 79

　　一、社区卫生服务 ………………… 79
　　二、健康教育与健康促进在社区
　　　　卫生服务中的实施 …………… 80
　　三、城市社区健康教育与健康
　　　　促进的基本内容 ……………… 81
第四节　农村社区的健康教育与
　　　　健康促进 ……………………… 83
　　一、农村初级卫生保健 …………… 83
　　二、农村健康教育与健康促进
　　　　的基本内容 …………………… 83
　　三、农村健康教育与健康促进
　　　　的形式与方法 ………………… 84

第五章　家庭健康教育 ………………… 85
第一节　家庭及其对健康的影响 …… 85
　　一、家庭的概述 …………………… 85
　　二、家庭遗传因素对健康的影响 … 86
　　三、家庭对疾病传播与恢复
　　　　的影响 ………………………… 87
　　四、家庭对儿童生长发育的
　　　　影响 …………………………… 87
　　五、家庭对成人发病与死亡
　　　　的影响 ………………………… 88
第二节　家庭健康教育的基本内容 … 89
　　一、家庭环境卫生教育 …………… 89
　　二、生活方式与意外伤害教育 …… 89
　　三、疾病防治与心理卫生
　　　　知识教育 ……………………… 91
　　四、生殖与性知识教育 …………… 92
第三节　家庭健康教育的规范实施 … 93
　　一、建立家庭健康教育机构 ……… 93
　　二、培训家庭主要成员 …………… 94
　　三、培养家庭健康教育示范户 …… 95
　　四、开展多种家庭健康教育活动 … 96
　　五、定期检查家庭健康教育
　　　　活动开展情况 ………………… 97
　　六、评价家庭健康教育实施
　　　　效果 …………………………… 97

第六章　大学生的健康教育 …………… 99
第一节　大学生健康教育的主要
　　　　问题 …………………………… 99

一、学习问题 …………………… 99
二、情绪问题 …………………… 99
三、人际关系问题 ……………… 100
四、焦虑问题 …………………… 100
五、情感问题 …………………… 100
六、性教育问题 ………………… 101
七、大学生活适应问题 ………… 101
八、特殊群体学生的心理健康
问题 ………………………… 101
第二节 大学生的生理特征与
心理特征 ……………… 102
一、大学生的生理特征 ………… 102
二、大学生的心理特征 ………… 104
第三节 大学生的情绪心理 ……… 105
一、大学生的健康情绪 ………… 105
二、大学生的不健康情绪 ……… 106
三、大学生的情绪调节 ………… 107
第四节 大学生的挫折心理 ……… 108
一、大学生挫折心理的
主要特点 …………………… 108
二、大学生挫折心理的
行为表现 …………………… 109
三、大学生挫折心理的矫正 …… 112
第五节 大学生的性心理与
性道德 ………………… 113
一、大学生的性心理 …………… 113
二、大学生的性道德 …………… 115
第六节 大学生心理健康促进
与干预 ………………… 117
一、大学生心理健康教育内容 … 117
二、大学生心理健康促进与
干预的基本原则 …………… 119
三、大学生心理健康促进与
干预措施 …………………… 120

第七章 初级卫生保健与社区
卫生服务 ………………… 123
第一节 卫生保健策略概述 ……… 123
一、全球卫生保健策略 ………… 123
二、中国卫生事业发展策略 …… 124
第二节 初级卫生保健 …………… 126

一、初级卫生保健概述 ………… 126
二、初级卫生保健基本内容
与任务 ……………………… 127
三、初级卫生保健的实施
与评价 ……………………… 128
第三节 社区卫生服务 …………… 129
一、社区卫生服务概述 ………… 129
二、社区卫生服务基本内容
与任务 ……………………… 131
三、社区卫生服务的实施
与评价 ……………………… 132
四、社区卫生服务管理 ………… 133
第四节 全科医学与全科医生 …… 135
一、全科医学概念与特点 ……… 135
二、全科医学主要内容与方法 … 136
三、全科医生的概念与特点 …… 136
四、全科医生的能力要求与
培养途径 …………………… 137

第八章 成瘾性行为的健康教育
与矫治 …………………… 140
第一节 成瘾性行为 ……………… 140
一、成瘾性行为概述 …………… 140
二、成瘾性行为的特征与
依赖表现 …………………… 140
三、成瘾性行为形成机制 ……… 141
四、成瘾性行为的形成过程 …… 141
五、成瘾性行为影响因素 ……… 142
第二节 吸烟的健康教育与矫治 … 142
一、烟草的有害成分 …………… 143
二、吸烟与疾病 ………………… 143
三、吸烟与青少年 ……………… 144
四、被动吸烟的危害 …………… 144
五、控烟与健康促进 …………… 144
第三节 酗酒的健康教育与矫治 … 146
一、酗酒对健康的危害 ………… 146
二、控酒与健康促进 …………… 147
第四节 吸毒的健康教育与矫治 … 147
一、吸毒对健康的危害 ………… 147
二、社会干预 …………………… 148
三、毒品使用控制策略 ………… 148

四、吸毒的预防……………… 149
　　五、行为矫治………………… 149
第九章　传染病防控………………… 151
　第一节　传染病流行环节与
　　　　　防控策略………………… 151
　　一、传染病流行过程的三个
　　　　基本环节………………… 151
　　二、传染病流行的影响因素……… 155
　　三、传染病的防控策略与
　　　　主要防控措施…………… 156
　第二节　计划免疫………………… 158
　　一、预防接种的概念与种类……… 158
　　二、计划免疫方案与效果评价…… 158
　第三节　医院感染的防控………… 159
　　一、医院感染的概念与类别……… 159
　　二、医院感染的产生与
　　　　影响因素………………… 160
　　三、医院感染的防控策略与
　　　　主要防控措施…………… 161
第十章　慢性非传染性疾病防控…… 163
　第一节　体重控制的健康教育
　　　　　与干预…………………… 163
　　一、超重或肥胖的标准…………… 163
　　二、超重和肥胖对健康的
　　　　主要危害………………… 163
　　三、体重控制的策略与措施……… 164
　第二节　血脂异常的健康教育
　　　　　与干预…………………… 165
　　一、血脂异常的标准……………… 165
　　二、血脂异常对健康的
　　　　主要危害………………… 165
　　三、血脂异常的防控策略与
　　　　干预措施………………… 166
　第三节　高血压病健康教育
　　　　　与干预…………………… 166

　　一、高血压病的概念……………… 166
　　二、高血压病对健康的危害……… 167
　　三、高血压病的防控策略与
　　　　干预措施………………… 167
　第四节　糖尿病的健康教育与
　　　　　干预……………………… 168
　　一、糖尿病的概念………………… 168
　　二、糖尿病对健康的主要危害…… 169
　　三、糖尿病的防控策略与干预
　　　　措施……………………… 169
　第五节　恶性肿瘤的健康教育
　　　　　与干预…………………… 171
　　一、恶性肿瘤的概念……………… 171
　　二、恶性肿瘤对健康的
　　　　主要危害………………… 172
　　三、恶性肿瘤的防控策略与
　　　　干预措施………………… 172
　第六节　艾滋病的健康教育
　　　　　与干预…………………… 174
　　一、艾滋病的流行趋势…………… 174
　　二、艾滋病健康教育的目标
　　　　与内容…………………… 175
　　三、艾滋病健康教育与健康
　　　　促进实施原则…………… 176
　　四、艾滋病健康教育与健康
　　　　促进计划设计与实施…… 177
　第七节　慢性病的自我管理与
　　　　　长期照料………………… 177
　　一、慢性病自我管理的概念……… 177
　　二、慢性病自我管理的
　　　　主要内容………………… 178
　　三、慢性病长期照料的概念……… 179
　　四、慢性病长期照料对象与
　　　　服务内容………………… 180

实习训练篇

项目一　健康教育知、信、行（KAP）问卷的制作与应用……………… 183

项目二　专题小组讨论……………………… 191
项目三　健康教育与健康促进课题
　　　　计划设计训练…………………… 196
项目四　健康教育演讲技巧训练………… 199
项目五　青少年吸烟行为矫治健康
　　　　教育训练………………………… 215
项目六　慢性病自我管理知识培训……… 217
参考文献……………………………………… 220

绪 论

> **学习目标**
> 1. 掌握健康、健康教育、健康促进的概念与研究特点。
> 2. 熟悉健康影响因素、健康教育分类原则和健康促进基本策略,健康、健康教育和健康促进的相互关系。
> 3. 了解国内外健康教育发展现况,我国健康教育的发展机遇与前景,健康教育面临的问题与挑战。

在人类社会进步和发展的历程中,健康(health)这一热门话题始终以内涵丰富、主题突出、亘古不衰的特色,贯穿于人类社会发展的全过程,成为维系社会和谐、稳定的一条支撑线。尤其是进入20世纪70年代后,由健康话题演变而来的健康教育与健康促进学科得到迅猛发展,逐步成为预防医学的重要组成部分,正在为有效提高和促进人类健康水平发挥日益重要的作用。

一、健康的概念及其影响因素

健康作为人生的第一需要和一切价值的源泉,早已成为个人发展的依托平台,社会进步的基本保证,民族兴旺的最大财富。因此,追求尽可能高的健康水平,是全球范围内一项重要的社会性目标。如我国《宪法》明确规定:"维护全体公民的健康,提高各族人民的健康水平是社会主义建设的重要任务之一。"2009年颁发的《中共中央国务院关于深化医药卫生体制改革的意见》(国家新医改方案)则进一步强调:"医药卫生事业关系亿万人民的健康,关系千家万户的幸福,是重大民生问题。深化医药卫生体制改革,加快医药卫生事业发展,适应人民群众日益增长的医药卫生需求,不断提高人民群众健康素质,是贯彻落实科学发展观、促进经济社会全面协调可持续发展的必然要求,是维护社会公平正义、提高人民生活质量的重要举措,是全面建设小康社会和构建社会主义和谐社会的一项重大任务。"

(一) 健康的概念

实际上,健康是人类生命存在的正常状态,具有相对性、发展性和动态性等特点。从而促使人们对健康的认识,伴随社会的发展与进步而不断深化,形成明显的阶段性。如受传统观念和文化习俗的长期影响,人们从生物医学角度出发,单纯认为健康就是"无病、无伤、无残"。随着研究的深入和社会的进步,人们对健康的认识,从单纯的生物角度,逐步发散、扩展到心理、社会层面,从而明显提高了健康概念的科学性。最为突出的是,世界卫生组织(WHO)1948年在其《组织法》中对健康所下的定义,科学地指出:"健康不仅仅是没有疾病和不虚弱,而是身体、心理和社会适应上的一种完好状态。"这个定义作为人类对健康理性认识的一次飞跃,直接从三维健康角度,把健康的内涵拓展到一个全新的认知层面,使健康被人们逐步认定为经济发展、社会进步、民族兴旺的首要资源和消除贫困的首要战略,形成了"社会的发展以人为本,人的发展以健康为本"的共识,促使增强体质、促进健康这一主题，日益成为国家、单位和个人生存需要的基本要旨。受上述三维健康观的影响，我国社会医学工作者把健康分为以下三个层次：

第一层次（一级健康）是满足生存条件，具体内容有：①无疾病、体弱和饥寒表现，身体健康，精力充沛，具有防治各种健康障碍的基本知识，能满足基本的卫生要求；②能运用科学的预防方法，预防一些可控性疾病和灾害；③对各种健康障碍能及时采取合理、有效的治疗、康复措施。

第二层次（二级健康）为满意度条件，具体包括：①一定的职业与收入，可满足健康所需的经济要求；②能在日常生活中享用最新的科技成果；③可自由自在地生活。

第三层次（三级健康）为最高层次的健康，主要项目为：①能为社会作贡献，生活富有意义；②通过适当训练，可掌握高深的理论知识和娴熟的实用技术，并能根据需要灵活应用。

随着人们对健康认识的不断提升，在三维健康观的基础上，WHO 于 1989 年又一次对健康的概念进行了深化，提出了"机体-心理-社会-自然-生态-健康"的整体健康观，认为健康由生理健康（physical health）、心理健康（psychological health）、社会适应健康（good social adaptation）和道德健康（moral health）四个部分组成。这个新的健康概念有力补充和发展了原有健康概念的基本内涵，既强调了人的自然属性，又涉猎了人的社会属性，引导人们摆脱了过去对健康的片面认识，对促进人类的健康产生了巨大而深远的影响。现将健康的四个组成部分分述如下：

1. 生理健康（躯体健康） 生理健康是指人的身体结构和功能正常，具有良好的免疫力和生活自理能力。它是人们正常生活和工作的基本保障，常以体形匀称、体重适中、眼睛明亮、反应灵敏、睡眠良好、头发有光泽、肌肉皮肤有弹性等外在表现，生动反映着人的生理健康水准。

2. 心理健康 心理健康是指人的精神、情绪和意识方面的良好状态。它与生理健康同样重要，因为良好的心态可促使机体分泌更多的有益激素来增强免疫力，维持机体的生理健康。通常，心理健康有广义和狭义之分，狭义的心理健康是指无心理障碍等心理问题的状态；广义的心理健康则指心理调节能力、发展心理效能能力正常以及智力发育良好、意志坚强不屈、情绪稳定乐观、精力充沛旺盛、行为规范协调、应变能力较强等状态。通常，心理健康的人能正确认识自己，主动适应环境，人际关系协调，乐于承担责任，经常保持充沛的精力，及时依据变化来调整自己的心态，从容不迫地应对日常生活和工作的压力，使自己的心理年龄与生理年龄同步。

3. 道德健康 健康新概念把道德纳入健康范畴内，认为道德健康是健康新概念中一个不可缺少的重要内容。它的正式纳入使健康概念的内涵更加丰满、完善。因为实践表明，只有道德健康的人，才能按照社会道德行为规范来约束、支配自己的言行，并使自己具有辨别真与假、美与丑、善与恶、荣与辱的是非观和能力。

4. 社会适应健康 社会适应健康是指人们的社会行为和社会适应方面的健康。它可促成社会完全安宁状态（social wellbeing）。一般，社会安宁由下列五个方面组成：

（1）完成学习和本职工作任务的积极性、主动性、能力与水平，从本职工作和获取知识中得到的满足程度，与同事、同学之间的相互关照度。

（2）与家庭成员的接触，参与家庭活动的热情和次数，与家庭成员及亲属的亲密程度，夫妻间的性爱程度等。

(3) 朋友之间的交往、活动程度。具体包括相互寻求援助、交流思想；乐意彼此合作，共同攻关；倾诉亲密感情，坦白各自隐私等。

(4) 参加或从属社会的有关协会、社会组织、政治和公民组织、宗教团体、体育、娱乐俱乐部等情况。

(5) 参加礼仪活动、体育活动、音乐演奏、戏剧表演、舞蹈、游戏等活动的情况；参观公园、动物园、美术馆、展览馆等场所的情况。

事实上，社会安宁的获得和保持迫切需要实践者在日常生活中经常与所有年龄的人交往，主动利用各种社会、娱乐和消遣活动的机会，自觉关心和爱护他人，直接为他人付出时间、财富和经验，给他们带来幸福、安宁和康乐。要学会从他人身上感到责任，在社团中发挥社会作用。

此外，为指导、帮助人们掌握个人健康的衡量方法，WHO还专门为健康确定了下列10条衡量标准：

(1) 精力充沛，能从容不迫地承担日常生活和繁重的工作任务，并不感到过分紧张和疲劳。

(2) 处事乐观，态度积极，事无大小，乐于承担责任。

(3) 善于休息，睡眠良好。

(4) 应变能力强，能适应外界环境中的各种变化。

(5) 能抵制一般性感冒和传染病。

(6) 体重适当，身材发育匀称，站立时，头、肩、臂的位置协调。

(7) 眼睛明亮，反应敏捷，眼睛不容易发炎。

(8) 牙齿清洁，无龋齿，不疼痛，牙龈颜色正常，无出血现象。

(9) 头发有光泽，无头屑。

(10) 肌肉丰满，皮肤有弹性。

事实上，按照上述10条健康标准衡量，只有15%的人达标，另有15%的人有病，大约70%的人处于既无疾病，又不完全健康的中间状态。处于这种状态的机体，确无明显的疾病状态，但活力降低，适应能力不同程度减退，相继出现乏力、头晕、头痛、耳鸣、气短、心悸、烦躁等表现。通常，我们称这种中间状态为亚健康（sub-health）状态。

总而言之，WHO确定的新健康观是一个全面、完整的社会发展型健康观，其核心思想是"人人为健康，健康为人人"，强调任何集体、个人的不道德、不卫生行为以及对自然生态环境的破坏和污染既危害自己的身心健康，也危害他人的身心健康。所以，我们要追求的健康是一个机体正常、心理健康、与社会环境和谐的高水平健康状态。

(二) 健康的影响因素

实际上，影响人类健康的因素有多种。目前，得到国内外学术界公认的影响因素主要有以下四种：

1. 行为与生活方式因素　行为与生活方式因素是指人们自身的不良行为和生活方式。由于它们会以潜袭性、累积性和广泛性等特点，直接或间接危害个人、群体和社会的健康，因而对人类健康具有举足轻重的作用。通常，不良行为与生活方式内容繁多，范围广泛，主要包括吸烟、酗酒、不合理饮食、久坐不锻炼、药物依赖、性乱、吸毒以及驾车和乘飞机不系安全带等。据有关卫生统计资料表明：每年全球因不良行为和生活方式造成的死亡高达60%以上，其中发达国家占70%～80%，发展中国家占40%～50%。为此，国际心脏保健会议早在1992年维多利亚心脏保健宣言中指出：健康的四大基石是合理膳食、适量运动、戒烟限酒、心理平衡。说明行为与生活方式因素在维护人类健康中的重要性，从而使行为干预成为健康促进的一个最强有力的措施。

2. 环境因素　环境因素是指以人为主体的外部客观事物的总和，包括自然环境和社会环境。其中自然环境是人类赖以生存的物质基础。很明显，自然环境污染必然会对机体健康产生危害，其危害机制一般具有浓度低、效应慢、周期长、范围大、人数多、后果重、机制复杂、多因素协同作用等特点。

社会环境包括政治环境、经济环境、文化环境、教育环境、人际环境、工作环境、家庭环境等。事实证明，健康可促进社会发展，社会发展可提高健康水平。健康与社会发展这种双向作用，具体表现为社会环境可直接或间接影响和制约疾病的发生与转化。

3. 生物学因素　生物学因素主要有病原微生物、遗传、生长发育、衰老等。随着人们对疾病认识的不断深化，生物性致病因素的范围逐步扩大，从20世纪初病原微生物被认定是传染病和感染性疾病的致病因素起，遗传因素现已被认为是高血压、糖尿病等慢性病的促发因素。此外，寿命长短、发育畸形等也与遗传因素有关。

4. 卫生服务因素　卫生服务是指卫生机构和卫生人员为防治疾病、增进健康，运用卫生资源和各种手段，有的放矢地向个人、群体和社会提供必要的卫生服务过程。通常，健全的医疗卫生机构、完备的卫生服务网络、适量的卫生经济投入、合理的卫生资源配置等是有效促进社区人群健康的基本要素。相反，上述基本要素存在缺陷，就难以提高社区人群的健康水平。

二、健康教育概述

当前，健康教育学科在全球迅猛发展，它的内涵、属性、特征、知识结构和研究领域正处在不断更新、发展和完善的过程中。因此，我们应结合这种发展，按动态学习的要求，分阶段认真学好、用活有关健康教育新知识。

（一）健康教育的概念

健康教育（health education）是指通过信息传播和行为干预，帮助个人和群体掌握卫生保健知识，树立健康观念，自愿接受和养成健康行为和生活方式的教育过程。它是一个有计划、有组织和有系统的教育活动，其实质是一种干预（intervention），目的在于消除或减轻影响健康的危险因素，预防疾病，促进健康，提高人群生活质量。

健康教育以促进个人或群体改变不良行为和生活方式为切入点，主动将行为改变、习惯养成和生活方式进步确立为工作的重要目标。

力求通过传播、教育和干预等活动，着重使个人或群体掌握卫生保健知识，提高相应的认知水平，树立追求健康的理念，自觉结合各种客观的促成因素，主动改善自己的行为与生活方式。显然，健康教育架起了"健康知识与健康行为之间的桥梁"。

健康教育与传统意义上的卫生宣传的区别在于：卫生宣传是指单向的卫生知识传播，它以宣传对象广泛化、不注重反馈信息和行为改变效果、"过分渲染"的色彩较重等为特点，侧重于改变人们的知识结构和态度；而健康教育则具有对象明确、以双向传播为主、注重反馈行为改变的效果等特点，它更是卫生宣传在内容上的深化、范围上的拓展和功能上的增强。因此，在了解两者区别的基础上，我们应进一步加强卫生宣传的功能，合理地把其作为健康教育的重要措施，充分发挥其传播卫生知识的作用。同时，注重发挥健康教育的干预功能，直接为人们提供行为改变必需的知识、技术与服务，使人们面临促进健康、预防疾病、治疗、康复等不同层次健康问题时，在知情同意的前提下，有能力作出正确的行为抉择。

(二) 健康教育研究领域

健康教育的研究领域十分广泛，主要涉及以下三个方面：

1. 按目标人群或场所分 ①城市社区健康教育；②农村社区健康教育；③学校健康教育；④患者健康教育；⑤职业人群健康教育；⑥消费者健康教育；⑦与卫生有关行业（如饮食行业、食品卫生等）的健康教育。

2. 按教育目的或内容分 ①疾病防治健康教育；②环境保护健康教育；③心理卫生教育；④人生三阶段的健康教育；⑤安全教育；⑥营养健康教育；⑦生殖健康教育（包括性病、艾滋病、安全性行为等）；⑧控制吸烟、酗酒和滥用药物（吸毒）的教育；⑨死亡教育。

3. 按业务技术或责任分 ①健康教育的计划设计；②健康教育的行政管理；③健康教育的组织实施；④健康教育的人才培训；⑤健康教育的评价；⑥健康教育材料的制作与开发；⑦社区开发的组织。

(三) 健康教育的社会作用与主要任务

1. 健康教育的社会作用

(1) 实现初级卫生保健的关键：在《阿拉木图宣言》中，健康教育不仅被列为初级卫生保健任务之首，而且被明确指出是所有卫生问题、预防方法和控制措施中最为重要的举措。1983年第36届世界卫生大会和WHO委员会第68次会议，根据初级卫生保健原则重新确定了健康教育的作用，强调健康教育是策略而不是工具。1985年第42届世界卫生大会通过了关于健康教育和公共信息的决议，再次强调《阿拉木图宣言》的重要性，紧急呼吁把健康教育作为初级卫生保健的内容。实践表明，健康教育是完成初级卫生保健各项任务的基础和先导。健康教育通过开发、动员、组织与协调，可改进、完善初级卫生保健最根本的条件（如领导重视、群众参与、部门协作等），推动初级卫生保健任务的完成。所以，健康教育是实现初级卫生保健目标的关键。

(2) 促进卫生事业发展的战略举措：当前，我国和发达国家的疾病谱、死亡谱已发生了根本改变，传染性疾病和营养不良早已不是主要死因，而被冠心病、肿瘤、脑卒中等慢性非传染性疾病所替代。多年研究证实，这些慢性疾病的危险因素是不良行为和生活方式，只能依靠社会性措施来妥善减轻和解决。因此，健康教育的核心是促使人们建立新的行为和生活方式，尽可能减低危险因素，预防各种"生活方式病"。如一些发达国家通过近20年对健康教育的尽力推行，每年吸烟率以1%～1.5%的速度下降；冠心病与脑血管病死亡率分别下降了1/3和1/2。说明把健康教育放在各项措施的核心地位具有战略意义，也符合卫生保健事业发展的必然趋势，值得我们不懈努力，落实到位。

(3) 具有投入少、产出高、效益大的保健效能：从成本-效益角度看，健康教育引导、帮助人们自愿放弃不良行为和生活方式，通过减少自身制造的危险来追求健康的确是一项具有投入少、产出高、效益大等效能的保健措施。尽管健康教育需要适量的资源保障，但这点资源投入与高昂的医疗费用相比，两者差距太大。事实上，有效的健康教育可更好地预防疾病，进而节省大量的社会财富，创造巨大的经济效益。如美国疾病控制中心（CDC）的研究表明，美国每年用于提高临床医疗技术的投入高达百亿甚至千亿美元，但却难以使全美人口平均期望寿命延长1年；而全美男性公民如不吸烟，不过量饮酒，坚持合理饮食和体育锻炼，人均期望寿命可延长 10 年。

（4）提高广大群众自我保健意识的重要渠道：自我保健是指人们为维护和增进健康，及时发现、预防和治疗疾病，自己采取的卫生行为和作出的与健康有关的决定。自我保健包括个人、家庭、同事、邻里、团体和单位开展的以自助（含互助）为特征的保健活动。它能发挥自身的健康潜能和个人主观能动作用，增强人们的健康责任感。实践表明，自我保健意识和能力不是自发产生和拥有的，只有通过健康教育才能树立和掌握。因此，应努力增强健康教育的自觉性和主动性，引导、帮助人们实行躯体上的自我保护，心理上的自我调节，行为与生活方式上的自我控制，人际关系上的自我调整，提高整体医学文化水平和人口健康质量。

2. 健康教育的主要任务

（1）主动争取并促进领导和决策层提高认识，更新观念，适时制订各项促进健康的政策，对人们的健康需求和开展的健康活动给予政策上的支持。

（2）自觉促进个人、家庭和社区增强预防疾病、促进健康、提高生活质量的责任感和自信心。注重发展个人自控能力，积极引导、帮助人们改变不良生活方式和行为习惯，减少或排除各种影响健康的危险因素，正确选择有利于健康的行为和生活方式，提高自身健康水平，并努力增强社区自助能力，实现社区资源使用的公平性和合理性。

（3）坚持以广泛联盟和支持系统为基础，积极与相关部门、单位协作，创造有益于健康的良好生活环境和工作环境，尽可能把社区、学校、工厂、医院等建成如 WHO 倡导的"健康促进社区"、"健康促进学校"、"健康促进工厂"、"健康促进医院"等。

（4）踊跃配合医疗卫生体制改革，不断转变医疗卫生部门的观念与职能，努力促成基层医疗卫生部门强化社区卫生服务能力，主动为城乡基层提供优质实用的社区卫生服务。

（5）教育、鼓励每位公民进行明智、有效的健康实践。尤其要把广大农民作为健康教育实践的重点，正确引导、帮助他们破除迷信，摒弃陋习，养成良好的卫生习惯，选择文明、健康、科学的生活方式，培养良好的心理素质，有效提高全民的健康素质和科学文化水平。

（6）主动承担国家新医改方案（2009 年颁发）提出的建设我国四位一体的基本医疗卫生制度的历史重任，积极发挥健康教育进一步为我国卫生事业的可持续发展指明了方向，确立了目标，凝聚了合力，有利于我们遵从导向，规范运作，稳步实现建设覆盖城乡居民的公共卫生服务体系、医疗服务体系、医疗保障体系、药品供应保障体系，提高广大人民群众健康水平的发展目标。

（四）健康教育面临的挑战与展望

当前，随着经济社会的迅猛发展和人们卫生保健需求的显著增大，尽管健康教育的社会地位日益提高，其社会作用也明显增强，但健康教育却面临着许多严峻的挑战和难得的发展机遇。为此，必须提高对以下问题的认识，并付诸实践。

1. 迎接人口老龄化和心理卫生问题带来的健康挑战

（1）人口老龄化引发的健康挑战：人口老龄化已成为全球面临的主要公共卫生问题，发达国家和发展中国家都将面临或已经面临这种挑战。如法国、德国和瑞典 80 岁以上人口占老年人口的 25%；2000 年中国第 5 次人口普查结果显示，北京、上海、天津、江苏、浙江等地已进入老年社会。中国老年人数以每年 30% 的速度递增，老年人口从 7% 发展到 14%，中国人口老龄化速度之快，人数之多，均居世界首位。人口老龄化将给社会带来一系列深刻的影响，其中最突出的问题是医疗保健。老年人疾病的发生不仅与机体适应能力、防御能力下降以及因诸多不稳定因素导致不健康的心理状态有关，而且也与老年人的不良生活方式有关。因此，对老年人疾病发生的认识及防治均需相应调整和变革，充分发挥健康教育的引导、说服功能，帮助广大老年人正确认识社会因素、心理因素在引发老年疾病中的重要作用，逐步从重视药物治疗转向到预防、保健和非药物治疗，从单纯的技术服务转向到社会服务；自觉重视自我保健，增强自我保健能力，把健康与生命主动权牢牢掌握在自己手中，走延年益寿的健康之路。

（2）心理卫生问题引发的健康挑战：心理卫生是指一种个体内部、个体与环境之间的平衡状态，是躯体健康的基础。心理卫生发展水平又是国家的"橱窗"，是衡量社会稳定和文化程度的主要指标之一。当前，正处在社会转型期的中国，心理问题日显突出，加上地震、冰冻、干旱、洪水等自然灾害，人为事故，交通意外等创伤性事件频发，构成了一个应激后心理、生理、行为障碍的巨大群体。因此，心理卫生问题不仅是一个重大的公共卫生问题，而且还是一个较为突出的社会问题。然而我国心理卫生工作的总体发展水平不高，不能适应经济社会的发展需要，难以满足人民群众对心理卫生服务的迫切需求。心理健康教育作为健康教育的重要组成部分，尚处在十分薄弱的运作状态。具体表现为：

1) 对心理卫生和精神病症特点与影响因素缺乏应有的了解，难以形成有效的干预措施。
2) 还普遍存在忽视心理卫生需求和歧视精神患者的现象。
3) 心理卫生知识的普及力度、广度和覆盖面明显不足。
4) 健康教育工作队伍缺乏心理卫生保健所需的态度、技术和知识。与WHO西太区制订的把心理卫生纳入公共卫生范畴，使心理卫生与初级卫生保健和社区卫生服务相结合，将心理卫生促进融入健康教育的要求相距较大。

为此，我们应及时转变思维，更新观念，积极掌握心理卫生相关知识，规范开展心理健康教育，尽可能达到WHO西太区提出的心理卫生区域战略的实施要求，用良好的心理健康教育成效，赢取心理卫生问题引发的健康挑战的新胜利。

2. 借助工作模式转变动力促进健康教育社会化　　当前，健康教育工作模式已逐步从大众宣传型转化为教育型乃至促进型，但因我国地域广阔，经济、卫生发展不平衡，一些地区的健康教育工作模式至今仍停滞在单一的大众宣传型状态。于是，存在如缺乏对目标人群有针对性的信息传播和对某一疾病或健康问题的行为危险因素的干预，对健康教育是当前解决疾病预防、卫生问题的最优途径认识不足，部分健康教育机构定位不准等问题，使健康教育的业务发展受到阻滞。

国家发展计划委员会、卫生部、教育部、财政部、国家中医药管理局等10个部委于1999年7月联合下发的《关于发展城市社区卫生服务的若干意见》，提出社区卫生服务应具备"六位一体"的功能。"六位"是指健康教育与健康促进、社区预防、社区保健、常见病和慢性病治疗、社区康复、计划生育技术指导；"一体"是指在社区卫生服务中心（站）提供上述综合、连续的优质服务。显然，社区卫生服务是改革城乡卫生体系的重要举措，健康教育专业机构应与各相关机构紧密结合，共同开展健康教育与健康促进工作，必须把其理论与方法同医、防、保、康、计生技术指导相互渗透、融合，使从事上述各项业务工作人员树立健康教育理念，掌握在各自岗位上展开健康教育的方法与技巧，不断扩大健康教育队伍，利用健康教育工作模式转变动力，促进健康教育工作的社会化，真正发挥健康教育与健康促进在医疗卫生体制改革，控制医疗费用上涨中的社会功能，体现它在提高人们健康水平上的社会价值与社会效益。

3. 依靠科技进步来培养高素质专业人才 健康教育由于受其工作效果显现长期性、效果/效益评价困难性和以往"卫生宣传型"模式的影响，导致部分人认为健康教育不是一个专业，不需要专业技术，什么人都可以做。这些错误观念与认识严重妨碍了我国健康教育专业队伍的建设与培养。为了加强我国健康教育与健康促进事业的发展，必须依靠科技进步培养高素质专业人才。通常，健康教育专业人员应当具备什么样的执业要求呢？WHO 提出的"五星级医生"标准可作为参照目标：①保健提供者，为服务对象提供优质、全面、连续和个体化保健；②决策者，选择高效可行的技术，并能强化可提供的保健；③沟通者，通过有效的解释和倡导，能促进健康的生活方式；④社区领导者，赢得服务对象的信任，能使个体与社区的卫生需求一致，开创有利于社区的活动；⑤管理者，能与卫生保健系统以外的个体和组织和谐地工作，适当使用可得到的健康资料，满足社区需求。其次，根据专业特点，健康教育专业人员应掌握健康教育的诊断、计划、实施、监测及评价、媒介的运用、人际传播和行为干预等理论知识和操作技能。熟悉根据伦理学和循证医学原理，开展符合伦理的、有证据的健康促进理论与实践的工作研究。三是加强健康教育专业人才的多元化培养，除要强化高等医学院校的医学、公卫、妇幼、护理等专业的健康教育教学外，也要注重对在卫生监督、疾病控制、医院管理、爱国卫生、科技教育、妇幼卫生和社区卫生服务等工作岗位上工作的医疗人员，其他卫生人员和社区工作者的继续教育，有的放矢地培养他们健康教育的知识、能力和方法，造就一支素质高、质量优、数量足的健康教育专业人才队伍，更好地树立健康教育的地位和形象，不断推进我国健康教育与健康促进事业的可持续发展。

三、健康促进概述

改革开放以来，随着人们对健康的日趋重视，极大地推动了我国健康促进的超速发展。健康促进理论与实践的发展可概述如下：

（一）健康促进的概念

WHO 对健康促进（health promotion）所作的概念为："健康促进是促使人们维护和提高他们自身健康的过程，是协调人类与环境的战略，它规定个人与社会对健康各自所负的责任。"就这个概念而言，健康促进无疑对人类健康和公共卫生工作具有战略意义，正如著名健康教育学家格林所说："健康促进是指一切能促使行为和生活条件向有益于健康改变的教育和环境支持的综合体。"其含义可归纳为"健康教育＋环境支持"。实际上，健康促进的作用意义远远超出健康教育，它要求通过调动社会、政治和经济的广泛力量，改变影响人们健康的社会和物质环境条件，从而促进人们维护和提高他们自身健康的过程。

通常，人们对健康促进的认知，历来存在广义理解和狭义理解两种。广义理解认为健康促进是当前防治疾病、增进健康的总体战略。狭义理解认为健康促进是一种具体的工作策略或领域。实践表明，广义理解和狭义理解都有实用意义。如我国 20 世纪 50 年代在全国范围内开展的以"爱国卫生运动"为代表的健康干预活动，就是一次联系当时国情而从事的非常成功的健康促进实践。这次实践迅速、大幅度地提高了中华民族的健康水平和人民的期望寿命。

（二）健康促进的活动领域

在健康促进工作过程中，实践者务必考虑健康促进涉及的五个活动领域。1986 年，首届国际健康促进大会通过的《渥太华宣言》（Ottawa Charter for Health Promotion）指出：健康促进是一个综合的社会政治过程，它既包含加强个人素质和能力的行动，又包括改变社会、自然环境和经济条件,从而减少它们对大众及个人健康的不良影响。这个宣言将下列五方面活动列为优先领域,提倡在这些优先领域综合开展工作,以获取健康促进的更好成效。健康促进的五个活动领域为:

1. 建立促进健康的公共政策 推动促进健康的有关公共政策制定与颁发是健康促进实践者的基本职责。由于促进健康的政策、法规、财政、税收和组织改变等公共政策往往具有内容多样、关系互补的特点,因此,将这些健康问题放到各级领导机构与职能部门的议事日程上就可使决策层了解到他们的决策对人群健康所产生的影响,进而能负责地合理制订各项促进健康的公共政策,引导、推动健康促进工作规范有序开展。

2. 创造健康支持环境 在健康促进实践中,要严格按健康教育与健康促进计划,主动营造健康支持环境,努力创造安全、舒适、满意、愉悦的工作和生活条件,想方设法减少病因和疾病危险因素,尽可能降低疾病对人们健康的威胁,为稳步落实健康教育与健康促进计划、推进健康促进工作、提升人们的健康水平奠定坚实的运作基础。

3. 加强社区行动 针对社区是健康教育与健康促进工程运作主战场的实际,健康促进实践者应踊跃参与、支持、引导和强化社区行动,经常提供各种健康教育与健康促进知识和信息的学习机会,正确指导、帮助社区群众增长新知,拓宽眼界,更新观念,学会方法。并充分发动、整合社区力量,合理利用社区资源,形成灵活多样的工作机制,不断增强社区自我帮助、社会支持和解决健康问题的能力。

4. 发展个人技能 通过构建学习平台,优化各种教育条件,有的放矢地帮助人们增强作出健康选择的能力,自觉改善健康相关行为和生活方式,支持个人和社会的发展。医院、预防医学机构和其他社会机构均有责任为个人技能的发展提供帮助,进而促使人们更有效地维护自身健康和生存环境。

5. 调整卫生服务方向 健康促进可视为对生物-心理-社会医学模式的进一步表述,临床医学和预防医学都应以健康促进战略思想为指导,卫生部门则应在临床医疗服务的基础上,有针对性地增加预防和健康促进等服务内容;卫生研究和专业教育培训也需把人的总需求调整为服务对象,以实现健康促进的战略目标。

(三)健康促进的基本策略

《渥太华宣言》在确定了健康促进五个活动领域的同时,指明了健康促进的三项基本策略,具体内容如下:

1. 倡导(advocacy) 倡导是健康促进的一个基本策略,要求实践者大力倡导政策支持、社会各界对健康措施的认同和卫生部门调整服务方向,有效激发社会关注与群众参与,积极创造有利于健康的社会经济、文化与环境条件。

2. 赋权(empowerment) 与社会参与(social participation)一样,赋权也是健康促进的核心策略,其目的在于帮助群众具备正确的观念、科学的知识和可行的技能,既激发他们完全健康的潜力,又获得控制那些影响自身健康的决策和行动能力,进而保障人人享有卫生保健与资源的平等机会,并使社区的集体行动能在更大程度上影响和控制社区健康和生活质量的相关因素。

3. 协调(mediation) 在健康促进实践中,协调是一种探讨、协商和议定不同个人、社区、卫生机构、社会经济部门、政府和非政府组织等在健康促进中的利益和行动的基本策略。它以此为基础组成强大的联盟和社会支持系统,共同努力实现健康目标。

事实上,从医学角度来推动健康促进战略,必须依靠健康教育的具体活动。因此,"健康教育"与"健康促进"紧密结合，不可分割，常被共同提及。所以，我们应重视这两个学科知识的学习、应用和创新，努力促进健康教育与健康促进工程的规范建设和可持续发展。

（三）健康教育与健康促进的关系

健康教育是指通过有计划、有组织、成系统的卫生科学知识和全民健身方法的宣传教育，促使人们自愿地采纳有利于健康的行为和生活方式，以消除或降低疾病的危险因素，增强机体体质，达到促进健康、预防疾病、加速康复、提高生活质量的目的。它是一项旨在解决全民主要卫生、体质问题的长期策略。借助教育载体，经常向人民群众宣传介绍和推广普及认识健康以及与疾病的自然、社会心理因素和保健观念、方法和技能，潜移默化地影响人们的有关行为和生活方式，唤起、激励他们对个体卫生与社会卫生的自觉性和责任感，踊跃投入以"群众参与"为中心的卫生保健活动，牢固树立和灵活应用健康观念来处理个人、家庭和社会生活，继而促进和优化人们的健康素质，实现身体上、精神上和社会适应上的完美状态。显而易见，健康教育的核心问题是促使个体和群体改变不健康的行为和生活方式，尤其是组织行为的改变。其实质是一种干预措施，目前的发展趋势是通过行政干预，促进健康教育达到预期的目标。

综上所述，可见健康教育与健康促进的关系在于：健康教育是健康促进的基础，健康促进又是健康教育在社会环境层面上的发展。当前，伴随"大卫生"观念树立而形成的"健康教育"，正依据疾病谱和医学模式的转变，把卫生知识的传播拓展到更深、更广、更全的层面。这种健康教育不仅要让人们知晓、掌握卫生知识，更要帮助人们学会干预自身不良的生活方式和行为习惯，逐步建立科学文明的生活方式。

根据 WHO 对健康促进的定义，健康促进的含义比健康教育更为广泛，它具体包括健康教育及能够促进行为、环境改变的组织、政策、经济支持等各项策略。其宗旨是改善社区、家庭和个人的健康状态，提高整个人群的健康水平。基本内容涉及：卫生政策与机构的改革与调整、卫生立法工作、疾病与健康监测系统的建立、社会的积极参与、基本医疗卫生服务、人群中的健康教育与健康指导、咨询工作等。健康教育是健康促进的一个重要组成部分，两者在实际工作中不可分割。由于当今许多危害人类健康的疾病无不与行为、生活方式有关，所以，健康促进迫切需要健康教育引导人们努力改变不卫生行为和建立健康的生活方式，依靠健康教育促变换新的基础作用，实现自身的可持续发展。

与健康教育相比，健康促进更强调政策和环境的支持，着重要求增强个人与社会的参与意识，有效提高各自的参与水平。显然，健康促进既包括了健康教育行为干预的内容，又侧重于制订能促使人们行为改变和保持组织、政策、经济等环境支持的相关政策。因而健康促进是一种更广泛、更强有力地促进人们改变不利于健康行为的策略。如近年各地陆续建立的无烟办公室、无烟车厢、无烟餐厅等，就是推行健康促进策略、创造支持性环境、帮助吸烟者树立戒烟决心、掌握有效戒烟方法、实现戒烟目标的生动实例。

随着现代社会的不断进步和飞速发展，以脑血管病、恶性肿瘤、心脏病、慢性阻塞性肺疾病为主的慢性非传染性疾病，逐步演变成为人类疾病谱的主角，正严重威胁着人们的健康，而这些慢性病均与不良行为和生活方式密切相关。因此，我们要严格按照健康教育与健康促进的实施要求，更加关注和促成日常生活行为，尤其是物质滥用与药瘾（包括烟草和酒精）、饮食不当、久坐工作行为以及与情绪有关行为的转变和社区生活条件的改善，密切了解影响这些行为与生活条件的政策执行情况，适时转变上述不良行为，有效改善社区生活条件，不断获取健康教育与健康促进项目实施的佳绩。

总的说来，正确理解健康教育与健康促进的内涵、在全民倡导摒弃不良的行为习惯、建立文明卫生的生活方式是一项庞大、复杂的系统工程，对其规范有序地启动、运作和阶段性总结，既需要卫生系统大力开展健康教育，又需要社会各界协同推进健康促进，巧妙借助健康教育与健康促进的全民保健力量，达到优化人们生活质量、提高人们健康水平之目的。

四、我国健康教育与健康促进的发展机遇和展望

随着我国社会主义现代化建设的迅猛发展和人民生活水平的逐步提高，人们渴望获得适用可行的卫生保健知识，用以指导自己重视健康的实际行动，直接为推进健康教育与健康促进工程奠定了良好的认知基础。

1. 健康教育受到高度重视　健康教育作为我国精神文明建设的组成部分，历来受到党中央、国务院的高度重视。《中共中央、国务院关于卫生改革与发展的决定》明确指出："健康教育是公民素质教育的重要内容，要十分重视健康教育。"2009年4月，在国家新医改方案中又进一步要求："全面加强公共卫生服务体系建设。建立健全疾病预防控制、健康教育、卫生监督、妇幼保健、精神卫生、应急救治、采供血和计划生育等专业公共卫生服务网络，完善以基层医疗卫生服务网络为基础的医疗服务体系的公共卫生服务功能，建立分工明确、信息互通、资源共享、协调互动的公共卫生服务体系，提高公共卫生服务和突发公共卫生事件应急处置能力，促进城乡居民逐步享有均等化的基本公共卫生服务。"同时，具体强调要"加强健康促进与教育。医疗卫生机构及机关、学校、社区、企业等要大力开展健康教育，充分利用各种媒体，加强健康、医药卫生知识的传播，倡导健康文明的生活方式，促进公众合理营养，提高群众的健康意识和自我保健能力。"充分说明健康教育对普及与人民生活相关的科学知识，倡导科学文明、健康实用的生活方式和防病方法具有重要的意义和作用。尤其是部分群众近年来，盲目信佛，沉迷烧香，热衷于封建迷信活动；他们放弃健身，不讲科学，给个人、家庭、社会造成了不良影响，带来了巨大损失。面对这种局面，健康教育在维护和提升人们健康水平的先导、基础作用就更为凸显，迫切需要我们高度重视和大力加强健康教育，充分发挥它的正面教育、引导作用，以帮助部分群众讲科学，求健身的实际效果，逐步扭转被动，更新旧貌，开创引导、帮助人民群众建立文明健康行为和生活方式的新局面。

2. 健康教育的市场需求巨大　当前，随着我国人民生活水平的日益提高，广大群众对健康的重视程度不断提高，他们渴求掌握各种卫生保健知识，盼望得到有效实用的健身指导，逐步建立文明健康的行为和生活方式。于是，形成了一个人们对健康教育的巨大需求和潜在市场，值得我们认真探索、开发和应用。实际上，只要在健康教育实践中，能合理应用健康教育传播学、市场学方法，按需优质制作适量简便、实用、群众喜爱的教育材料，就可受到群众认可，以千家万户通用读物的方式，将各种卫生保健知识传播给广大群众，以满足他们的求知需求。同时，联系健康教育实际，积极拓宽服务范围，巧妙开发如市场需求评估、咨询热线设置、卫生保健刊物、用书及其相关产品推出、互联网远程教育与咨询开通等多种有偿服务，努力满足健康教育市场的巨大需求，稳步提高健康教育的应用水平。

3. 健康教育与健康的相互关系已被理清　经过长期的分析、研究和实践，人们已逐步理清了健康教育与健康的相互关系，认为两者的关系在于：健康教育是一种创造、整合和应用人类卫生保健知识和才能的基地，它可持续地为人们的健康输送知识、技能和方法等方面的营养。人们通过参加健康教育活动，常可依靠这个基地获取有关卫生保健知识与技巧，掌

握适用可行的自我保健知识、技能和方法，有效提高自己的生活质量和健康水平，主动让自己享有卫生保健，把自己的健康牢牢抓在手中，进而用健康的体魄去努力工作，回报社会。

4. 健康教育需要逐步向健康促进发展　当前，全球健康发展的大趋势是：健康的概念早已冲破狭义的认知束缚，从原来的疾病、致病因素、个人健康的微观知识点扩展延伸到经济、社会、人口、环境发展的宏观认知面。很明显，人们已站在可持续发展的战略高度上来研讨健康问题。健康不再单纯是个人的事情，而是涉及人类生存、社会发展以及经济、政治、文化、环境等人类生活诸方面问题的大事，也是涉及人人享有平等机会，同步获取健康知识权利的实事。因此，健康教育与健康促进应在现代社会的大体系下同步发展，推行健康教育与健康促进工程应得到有关政策、环境的支持，在督促社区作出承诺，采取行动的前提下，注重把这项工程建设纳入社区发展规划，增加卫生服务职能，适时动员、协调社区各部门、各阶层人士参与，有效增强社区健康意识，正确处理社区卫生与经济发展的关系，形成一种可持续发展的运作机制，努力使这项工程在规范建设的实践中不断提高水平，取得进步和促成发展，逐步成为经济建设和社会发展的强大支撑点和强劲主动力。

小结

本绪论的教学重点是有关健康、健康教育、健康促进的基本概念、研究领域、主要任务、特点比较和健康促进基本策略。教学难点是如何正确认知、把握和应用健康教育和健康促进之间的相互关系，以推动健康教育向健康促进稳步发展。

思考题

1. 什么叫健康、健康教育、健康促进？试比较它们各自的研究内容、基本特点和主要作用。
2. 健康影响因素、健康教育分类原则有哪些？
3. 健康教育有哪些主要任务？我们应当怎样圆满完成？
4. 比较健康教育与卫生宣传的区别。
5. 简述健康促进的活动领域与基本策略。
6. 比较健康、健康教育和健康促进之间的相互关系。
7. 国内外健康教育的发展现况是什么？
8. 我国健康教育有哪些发展机遇与前景？
9. 当前健康教育面临哪些问题与挑战？应当怎样妥善解决？

（怀化医学高等专科学校　李晓阳）

基础理论篇

第一章 健康教育与健康促进工程的规范运作

学习目标

1. 掌握健康教育与健康促进工程计划设计的概念、原则和基本程序，健康教育与健康促进工程计划评价的概念、类别和内容。

2. 熟悉健康教育与健康促进工程计划设计的目的和意义，健康教育与健康促进工程计划实施方案和实施时间表，健康教育与健康促进工程计划评价方案。

3. 了解健康教育与健康促进工程计划的制订与出台，健康教育与健康促进工程计划实施的机构组建、人员培训、质量控制、所需设备与资料，健康教育与健康促进工程计划实施评价结果的影响因素。

第一节 工程计划的设计

健康教育与健康促进作为一项复杂的社会系统工程（以下简称工程），通常以涉及促进健康、预防疾病、控制对健康产生影响的各种危险因素以及有关政策和组织机构等众多领域的知识体系，通过应用各种综合教育手段和传播方式，主动、持续地向人们提供生理、心理和社会适应能力训练等全方位服务，自然把促进作用惠及目标人群从胚胎形成到衰老、死亡的生命全过程。因此，开展每项工程活动之前，都必须按高效有序的要求，进行科学、周密、严谨的计划设计。

一、计划设计的概念、目的和意义

实际上，健康教育与健康促进工程计划的设计是计划管理过程的一个重要环节。通常，计划是一种借助预测和研究手段，对未来事物作出的正确判断和决策。它是科学管理的体现，有利于选择优先项目，提高资源利用率，明确目标和作用方向，指导、协调各有关部门和有关人员的共同行动。它既是实现计划目标的协调纲领，又是通过修正、调整质量控制标准和效果评价依据而成为实现计划目标的行动纲领。计划设计则是一个组织机构依据实际情况，通过科学的预测与决策，提出在未来一定时期内所要达到的目标和实现这一目标的方法、途径等所有活动（即包括计划、实施、评价等三大环节）的全过程。就本章而言，就是要通过研究与目标人群相关的健康问题，形成这类问题的理论假设，继而提出解决这类问题的目标、步骤、方法和策略。这样，不仅为计划实施奠定了运作基础，而且为科学评价实施结果提供了量化指标。显然，计划设计的目的是客观依据社会需求和实际条件，从一系列可行的策略和措施中选准最优举措，制订明确的计划目标和具体的量化指标，为管理人员提供一个详细完整、具体可行的实施方案。其意义在于强调工程实施的科学性、有效性、优先性、一致性和协作性，克服日常工作中的盲目性、无序性和主观性，以达到及时纠正偏差、规范顺利达标之目的。

二、计划设计的原则

（一）目标原则

目标原则强调为确保计划活动能紧扣目标开展，计划设计务必始终坚持正确的目标导向，以保障计划目标的成功实现。因此，为更好地体现工程计划整体性、可行性和特殊性，力求以最小或最少的投入取得最大的产出效益，工程计划应有明确的总体目标（远期目标）和切实可行的具体目标（近期目标）。这些目标必须回答"针对谁？要实现什么变化？在多长时间内实现这种变化？在什么范围内实现这种变化？变化程度有多大？如何测量这种变化？"等问题，直接以鲜明的导向性为今后的具体行动给予指导。

（二）前瞻性原则

学会预测未来，把握未来，是所有计划制订者务必掌握的一项基本功。制订工程计划时，制订者应充分考虑工程建设的可持续发展和实践要求，想方设法使工程计划具有明显的先进性、超前性和未来性，能充分发挥该计划的规划、激励和指导作用，力求通过更好地优化资源，全力获取以最小成本达到最大产出效益的计划实施效果。

（三）整体性原则

工程计划制订者要根据健康教育与健康促进是整个卫生事业发展系统中的一个子系统的现实，应牢固树立整体发展意识，真正明确卫生保健的总体目标是"人人享有卫生保健"，自觉在工程计划制订过程中，确保所制订的工程计划能遵从卫生保健总体目标，为这个总体目标的实现提供全程优质服务。

（四）重点突出原则

重点突出原则是进行工程计划设计时必须坚持的一项原则，因为这项原则可防止面面俱到、包罗万象、干预分散等问题造成有限资源浪费的弊病，进而有效克服如"预防艾滋病健康教育与健康促进计划"、"预防未成年人吸烟健康教育与健康促进计划"等单一项目挤占有限资源、时间和精力的不良倾向，以便突出重点，确保有限资源集中使用，圆满实现工程计划的预期目标。

（五）参与性原则

参与性原则是保障计划项目成功的一个重要原则。因为我们制订的计划目标只有紧密结合目标人群所关心的实际问题，才能激发群众的兴趣，得到群众的支持，才能吸引群众广泛参与，顺利收到预期的效果。为此，要鼓励社区的干部、群众早期参与计划的制订和实施，尤其要参与社区的需求分析，以便准确制订计划目标和优先项目，进而确保计划项目实施的成功。

（六）从实际出发的原则

制订工程计划应坚持联系实际、一切从实际出发的原则，在自觉借鉴历史的经验和教训、开展周密细致的调查研究基础上，清晰、动态地掌握目标人群的健康问题、思想观念、知识水平、经济状况、生活习惯、风俗民情等多种客观资料，提出符合实际、切实可行的活动计划，严格按计划规范实施，分类指导，促成达标。

（七）弹性原则

为确保工程计划的顺利实施，应在制订计划时尽可能设想该计划实施时会出现的各种问题，预先制订可妥善解决这些问题的应变对策。但弹性不是随意性，决不能随意更改计划，只有经过科学的评价和反馈，发现所实行的计划存在需修改的客观指征，制订者又认为确有必要修改时，才能由制订者对计划进行适当的修改。

三、计划的制订

（一）计划设计的基本程序

在健康教育与健康促进的工作实践中，目前在国内外所推行的工作模式主要有：

1. 联合国儿童基金会提出的计划设计步骤　联合国儿童基金会提出的计划设计共有9个步骤。通常，可依据计划设计的内容，把这9个步骤分成以下2个阶段。

（1）计划前研究阶段　指计划在正式设计前的准备工作阶段，主要有下列3个步骤，其核心是进行需求评估。

1) 问题与政策分析。

2) 形势分析。

3) 目标人群分析。

（2）对计划活动的研究　指围绕计划本身的具体内容进行研究设计的活动，主要有下列6个步骤，其核心是确立对策。

1) 制定目标。

2) 确定教育策略（干预策略）。

3) 材料制作与预实验。

4) 人员培训计划。

5) 活动与日程管理。

6) 监测与评价。

2. PRECEDE-PROCEED 模式　PRECEDE-PROCEED 模式因目前最具有权威性，在国内外应用最广。该模式由美国著名的健康教育学家劳伦斯·格林（Lawrence W. Green）主创，我国于20世纪80年代末引入 PRECEDE 模式，对指导和推动我国的健康教育发挥了突破性的作用。随后格林教授根据健康促进的推行与发展的需要，进一步扩展和完善了 PRECEDE 模式，继而逐步形成了 PRECEDE-PROCEED 模式。这个模式的特点在于：

（1）从结果入手，用演绎方法进行推理思考。要求从最终的结果追溯到最初的起因，如对一个研究项目，应先问"为什么"要开展这个项目，接着再问"如何去开展"该项目，以避免研究者用主观猜测来代替一系列需求诊断。

（2）认真考虑影响健康的多重因素，尤其是影响行为与环境的社会因素。

实际上，PRECEDE-PROCEED 模式是一个可为计划设计、实施和评价提供连续步骤的模式。其中 PRECEDE 着重应用于需求评估（即诊断），要求在教育或环境诊断中应用倾向因素、促成因素和强化因素。PROCEED 侧重应用于实施过程和评价过程，要求在实施教育和环境干预中运用政策、法规和组织手段。

根据 PRECEDE-PROCEED 模式的程序，可将计划分为社会诊断、流行病学诊断、行为与环境诊断、教育与组织诊断、管理与政策诊断和评价阶段 6 个基本步骤（图 1-1）。除评价阶段外，其他 5 个步骤作为社区需求评估的内容，是确定健康教育与健康促进策略的客观依据，对借助评估了解社区需要解决的优先问题具有重要的作用。

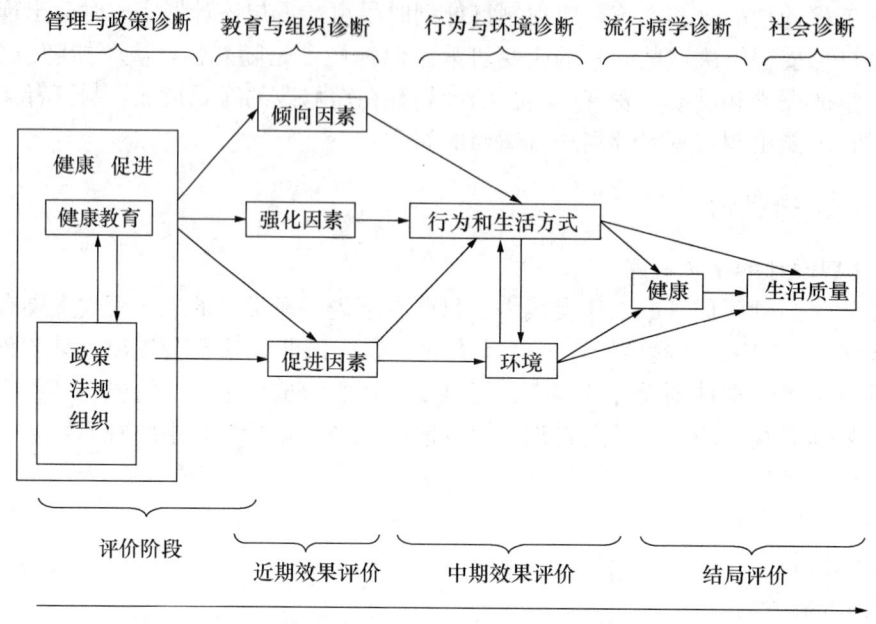

图 1-1　PRECEDE-PROCEED 模式

3. 社区健康计划策略　社区健康计划策略（PATCH）是 20 世纪 80 年代中期由美国疾病控制中心和州或地区卫生保健部门与社区合作共同建立的一种以社区为基础的计划模式。它具有一套可供多个社区共同计划、实施、评价健康促进和预防疾病项目的工作程序。由于这套程序合理地汲取了 PRECEDE-PROCEED 模式的框架内涵，可帮助社区建立健康促进组织，动态收集、利用当地有关数据，确定需优先解决的健康问题，设计、评价干预项目。因而被普遍认为是一种有效的健康计划模式，正得到美国和一些国家的认可和采用。

PATCH 程序分为 5 个阶段，各阶段的主要内容可简述如下：

（1）社区动员阶段　社区动员阶段是整个计划项目过程的初级阶段，也是事关项目能否成功的一个关键环节。在这一阶段工作，要求项目组人员深入了解社区目标人群和社区人口学概况，合理构建社区小组、项目工作组、指导委员会等 PATCH 组织，建立各部门间的对话机制、合作伙伴关系和多学科联盟，建成有效的信息传递系统；进而加强计划项目的宣传、发动，力争获得社区领导的支持和目标人群的理解，充分动员各种社区资源，有效推进计划项目的规范实施。

（2）收集、组织资料阶段　收集、组织资料阶段实质上是社区诊断阶段。它要求项目组人员调查收集和统计分析有关社区的疾病、死亡与行为情况的定量、定性数据（其中行为数据将用于下一阶段），进而为本社区现存主要健康问题及其影响因素的确定提供客观依据。同时，要想方设法让全社区真正了解数据分析的结果。

（3）主要健康问题的选择阶段　由于不良生活方式和行为是引起人类疾病、死亡、残疾的危险因素，故处于本阶段的项目组人员应进一步分析在社区诊断阶段所获得的有关行为数据，及时为确定社区健康的主要问题提供科学依据。

(4) 综合干预计划的制订阶段　项目组人员在本阶段应充分利用第二、三阶段所提供的信息，选择设计和实施干预计划。本着要重点解决目标人群不良行为方式的宗旨，应事先考察评估社区的资源、政策和环境，以避免重复建设。同时，要适时设计一套健康促进的综合策略，制订相应的干预目标和干预计划（包括干预措施、时间进度、工作计划等），并努力使目标人群全程参与干预计划的制订和实施。

(5) PATCH项目的评价阶段　PATCH项目的主要组成部分是评价工作。评价的目的在于：一是为了更好地监测和评估PATCH各阶段工作的进展；二是有利于适时、中肯评价干预措施的效果。为此，项目组人员要制订相应的评价标准，力争通过评价信息反馈来增强社区今后的参与意识，帮助项目组人员改进工作计划，提高工作效益。

(二) 计划的制订

尽管在制订健康教育与健康促进计划时，可因内容的不同而有所差异，但其基本步骤却基本相同。于是，人们在实践中逐步形成了健康教育与健康促进计划制订的思维逻辑和系统工作方法。概括起来主要有以下7个步骤（图1-2）：①健康需求评估，②计划实施机构/组织能力评估，③制订计划目标和指标，④确定教育干预策略，⑤安排项目活动日程，⑥制订监测与评价方案，⑦项目预算。

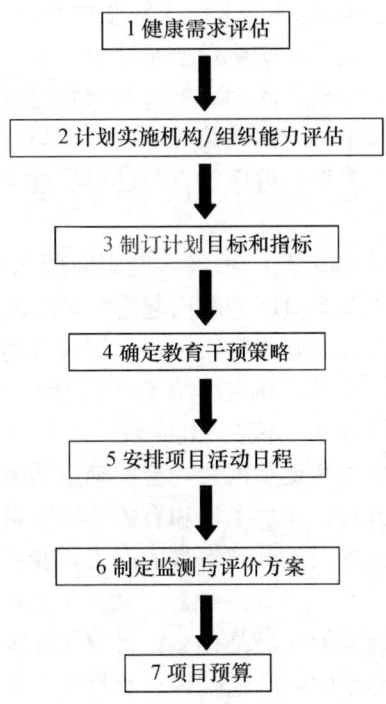

图1-2　制订健康教育与健康促进计划的基本步骤

四、社区需求评估

制订健康教育与健康促进计划，务必首先考虑目标人群的健康需求，应在社区群众的广泛参与下，采取社区需求评估手段，准确了解他们的健康需求信息，找准有关优先问题，及时予以妥善解决。

社会诊断　社会诊断的重点内容主要是社区人群的人口学特征以及他们的生产、生活环境及其生活质量,以正确了解社会问题和健康问题的相关性。通常采用召开座谈会、集体访谈、个人访谈、问卷调查等社会学调查方法,以及利用卫生部门提供的死亡率、疾病监控数据和妇幼保健记录等资料开展这项工作。

1. 社会环境

(1) 经济环境:社区国民人均生产总值、人均年收入水平;社区人群精神状态,对社会问题的关注度和参与水平;人口增长率;就业、教育、交通、住房状况等。

(2) 政策环境:社区是否制订了与项目计划实施相配套的政策、制度和规则;有关领导的承诺情况;社区现有的政策状况;组织和网络建立现况等。

(3) 文化环境:社区人群的文化程度、所崇尚的理念和信仰;宗教背景;与健康行为有关的特殊风俗习惯等。

(4) 资源现况:社区可利用的卫生资源和非卫生资源状况;是否实行预算制;能参与健康教育与健康促进工作的卫生人员数量以及他们的年龄、性别、职称、学历构成等。

(5) 卫生服务系统特征:卫生机构的数量与特征;健康教育与健康促进工作是否纳入社区卫生发展规划、有无具体的实施单位;社区卫生服务系统有无健康教育专门机构;社区卫生服务的覆盖面是否考虑了危险因素和高危人群;社区人群对卫生服务的利用现况等。

2. 人群生活质量　人群生活质量是社区需求评估的重点之一。因为生活质量与健康具有双向影响的因果关系。通常,健康影响生活质量,反过来,生活质量又影响健康。两者的这种因果关系深受社会政策、卫生政策和健康教育与健康促进工作的影响。生活质量问题可导致健康问题,只有依靠社会政策、卫生政策和健康教育与健康促进工作,才能提高生活质量,妥善解决健康问题。因此,要抓好健康教育与健康促进工作,务必在卫生和社会两个领域狠下工夫。

3. 流行病学诊断　流行病学诊断是一种确定健康问题在目标人群中的重要方法。其主要任务是客观确定目标人群的主要健康问题和引起这些健康问题的行为因素与环境因素。具体要求是研究目标人群的躯体健康、心理健康和社会健康等问题,以及与之对应的各种危险因素的发生率、分布、频率、强度等。国外学者则提出死亡率(death rate)、发病率(disease rate)、伤残率(disability rate)、不适(discomfort)、不满意(dissatisfaction) "5D" 指标。显然,国内外学者提出的这些致病因素均旨在确定健康问题的重要性,揭示健康问题随着年龄、性别、种族、生活方式、住房条件和有关环境因素变化而变化的规律,力求找到健康教育与健康促进项目的干预重点。从基本目的而言,就是要流行病学诊断最终回答以下问题:

(1) 威胁社区人群生命与健康的疾病是什么?目前在社区中现有哪些健康问题?

(2) 影响社区现存疾病或健康问题的危险因素有哪些?其中最重要的危险因素是什么?

(3) 社区中哪些人群是这些疾病或健康问题的受害者?他们的年龄、性别、种族、职业有什么特征?

(4) 这些疾病或健康问题在地区、季节和持续时间上的特点是什么?有何规律可循?

(5) 对哪些疾病或健康问题进行干预最敏感、可能获得的预期干预效果最好?

综上所述,可见社会诊断和流行病学诊断是社区需求评估的主要手段,我们应熟练把握,规范运作,通过合理确定社区的主要健康问题,正确诊断这些健康问题的行为因素和非行为因素,选准、确定优先项目,完成社区需求评估任务。

五、确定优先项目

实际上,利用社区需求评估可发现社区需求不仅具有多层次、全方位、广角度的特点,而且这些需求相互关联,彼此渗透,往往满足一项优先需求,可同时解决多个问题。因此,我们确定优先项目应紧紧围绕把有限资源用到社区群众最关切、干预最有效项目上的目标,合理确定以健康问题和行为问题为主要内涵的干预项目。

(一) 确定优先干预的健康问题

应严格按所确定的优先干预项目,能最大限度反映群众的需求与愿望,对促进健康和预防疾病最有效的要求,开展下列确定工作:

1. 所定疾病对人群健康威胁的严重性
(1) 本疾病发病率高,受危害人群的比例大。
(2) 本疾病致残、致死率高。
(3) 与本疾病相关的危险因素分布广。
(4) 本疾病的危险因素与疾病的结局关系密切。

2. 所定危险因素的可干预性
(1) 本因素是所定疾病明确的相关因素。
(2) 本因素的客观指标明确,能长期进行随访观察,其消长情况可定量评价。
(3) 本因素有明确的健康效益,是预防措施之一。
(4) 对本因素的干预措施操作简便易行,容易被干预人群接受。

3. 按成本-效益估测 运用成本-效益估测办法对本因素的干预进行估测,证实能用最低成本达到最大的效果和最高的社会效益。

(二) 确定优先干预的行为因素

由于健康教育旨在干预后的行为改变,当优先干预的健康问题及其危险因素确定后,则应严格按照有关要求区别分析所定的健康问题及其危险因素。

1. 对引发健康问题行为因素的归类区别分析 当一个健康问题确定后,对其引发因素的类别必须进行分析,以区别其是否为行为因素。如引发单纯性肥胖的行为因素是摄入过多和缺乏体育活动;引发高血压病的行为因素是酗酒、高盐饮食,而非行为因素则是糖尿病与遗传倾向。

2. 对引发健康问题行为因素的重要性区别分析 确定健康问题行为因素的重要性,要按以下两条原则进行。一是行为与健康问题的相关程度,两者有无明确的因果关系;二是行为是否经常发生。如果行为与健康的关系不密切,或仅是间接关系,且很少出现,则可认为是不重要行为,反之即为重要行为。如吸烟对心血管疾病有极强的相关性,加上吸烟者为数众多,因而可认为吸烟是心血管疾病的重要危险行为。而诊治心血管疾病不检查血压,这种行为与心血管疾病的一级预防关系不密切,故与吸烟相比,不检查血压可认为是不重要行为。

3. 对引发健康问题行为因素的可变性区别分析 可变性行为是指通过健康教育干预,可发生定向改变的行为。根据这种行为定向改变的难易程度,可分高可变性行为和低可变性行为两种。一般,高可变性行为是:①正处在初步形成或发展之中;②与传统生活方式或文化传统关系不大;③为社会不赞成的行为;④已有在其他计划中成功改变的实例。低可变性行为是:①有长久的形成时间;②早已在传统生活方式和传统文化中深深扎根;③以往没有成功改变的实例。

六、确定计划目标

作为计划实施和效果评价的客观依据，确立明确的目标是健康教育与健康促进计划制订的重要环节，务必切实抓好。

（一）总体目标

总体目标是计划预定的最终结果，也是计划从宏观层面提出的一个总体努力方向。尽管计划制订者不一定看到这个目标的实现，但它可用很强的导向性激励实践者不懈进取，奋力达标。如"造就不吸烟的新一代"就是我国青少年控烟计划的总体目标。

（二）具体目标

具体目标是为实现总体目标而专门设计的量化指标，它的基本要求可由SMART 5个英文字母来生动概括。即S-special（具体的）、M-measurable（可测量的）、A-achieveable（可完成的）、R-reliable（可信的）、T-timebound（有时间性的）。通常，计划目标必须回答4个"W"和2个"H"。

Who——对谁？

What——实现什么变化？

When——在多长时间内实现这种变化？

Where——在什么范围内实现这种变化？

How much——变化程度有多大？

How to measure——如何测量这种变化？

例1：某市城中社区通过实施控烟计划1年后，全区60%的中学、2年后85%的中学建立健全了有关学校控烟的规章制度。

例2：某市城中社区青少年通过实施控烟计划1年后，使15～22岁青少年的吸烟率从计划执行前的55%下降至35%，两年后下降至25%。

从上述实例可见，首先回答了对谁？某市城中社区中学、15～22岁青少年；其次，叙述有什么变化？建立、健全有关学校控烟的规章制度，吸烟率下降；三是在多长时间内实现变化？执行计划后的1年、2年；四是在什么范围内实现这种变化？某市城中社区；五是变化程度有多大？例1第一年60%，第二年85%；例2第一年下降20%，第二年10%；但例中没有介绍如何测量这种变化的问题，可在有关章节学习。

七、制订干预策略

健康教育与健康促进的目标是制订干预策略，创造支持性环境，促使目标人群改变行为。而人群任一行为的改变均受来自内外多种因素的影响。因此，只有在全面分析这些影响因素的基础上，才能制订出恰当可行的干预策略。

（一）影响健康行为的因素分析

影响健康行为因素通常分倾向因素、促成因素和强化因素3类，制订干预策略，务必认真分析这3类因素。

1. 倾向因素 倾向因素（动因因素、前置因素）是产生某种行为的动机、愿望或是诱发某种行为的因素。它先于行为，包括知识、态度、信念、价值观和个人技巧等内涵。一般，开展健康教育应依从健康教育知、信、行的理论流程，引导、帮助目标人群学习知识，转变态度，树立信念，端正价值观，合理引发健康行为。

2. 促成因素　促成因素（实现因素）主要是指促使某种行为动机或愿望得到实现的必需技术和资源条件，包括医务人员、医疗费用、保健设施、个人保健技术、交通工具等。此外，还应包括法律政策、行政重视、支持力度。因为在健康教育实践中，只强调目标人群的主观倾向因素，忽视客观条件创造和行为、环境改变的目标，是始终难以实现的。

3. 强化因素　强化因素（加强因素）是激励行为维持、发展或减弱的因素。主要来源于社会支持、领导表扬、亲人劝告、同伴影响和对行为后果的感受等，常与对个体行为有直接影响的人（如有关医生、保健者、教师、父母、领导、朋友等）密切相关。

事实表明，上述3类因素都具有正负面双重影响。为此，我们在从事健康教育与健康促进工作时，应正确分析和把握它们的影响类别和特点，力求既能发挥其正面影响的积极作用，又可在其负面影响范围内确定干预重点，继而获得良好的干预效果。

（二）干预计划的制订

1. 确定目标人群（干预对象）　目标人群可分为以下3类：

（1）一级目标人群：是希望实施计划所建议的健康行为的目标人群。如婴幼儿保健教育计划，一级目标人群是母亲、祖母、外祖母、其他婴幼儿实际的监护人等。

（2）二级目标人群：能激发教育和加强一级目标人群行为和信念的人，对一级目标人群具有重要的影响。如卫生保健人员、有关领导、朋友等。

（3）三级目标人群：为决策者、经济资助者、其他对计划成功有重要影响的人等。

2. 确定干预内容　按照计划教育目标和理论流程分析的要求确定干预内容，使其具有知识、态度、信念、价值观等共性，以便正确引导目标人群在改变某一行为时，先有知识、态度、信念、价值观的转变，再改变行为。

3. 确定干预策略

（1）健康教育策略：由于健康教育内容广泛，场地各异，目标人群的社会特征、心理特征、健康状况各不相同，因而使健康教育策略具有多样性。常用策略有：

1）信息交流类：①人际传播途径：讲课、小组讨论、个别咨询等；②大众传播途径：以电子媒介为载体的电视讲座、广播讲座、公益广告、录像带、录音带、光碟等；以印刷媒介为载体的各种文字资料、健康日历、挂图等。

2）技能培训类：如技能培训、观摩学习、示范学校、示范家庭等。

3）组织方法类：如社区开发、社会运动等。

（2）政策策略：分正向政策和负向政策2类。正向政策为鼓励健康行为的政策，如在工作期间安排体育锻炼时间、鼓励工作人员参加体育锻炼。负向政策为控制不健康行为的政策，如在公共场所禁止吸烟、出台鼓励禁烟和惩罚吸烟的规定等。

（3）环境策略：指努力使社会、生活和工作环境得到改善的策略，如在公共场所不设售烟点、商店提供低脂食品等。

（4）资源策略：指社区中各种可用于健康教育与健康促进工作的有形和无形的资源、方法和途径。

4. 确定干预场所　实践表明，确定干预场所是实施干预策略的迫切需要，干预场所的合理确定是保障健康教育与健康促进项目规范实施的有效途径，我们应严格按要求精心确定好以下干预场所：

（1）教育机构：指大学、中学（含职业学校）、小学、幼儿园等各级各类从事教育的场所，它们是开展健康教育与健康促进的理想平台。由于这些场所的教育对象在年龄范围、社会阅历、群体生活方面同质性和可塑性强，与家庭和社会的关系密切，因而健康教育与健康促进的工作效果易受社会人群的认同、赞赏和推广。

（2）卫生机构：指卫生保健机构、医院、诊所、社区卫生服务中心、康复机构等，是有针对性地开展健康教育与健康促进工作的重要场所。由于这些机构的卫生人才和施教对象集中，加上患者来院就医时渴求健康知识，因而能较好地让患者接受健康教育和卫生咨询。

（3）工作场所：指目标人群中的工作人员主要的工作环境和劳动场所。尽管他们的资历、分工、社会背景等各不相同，但他们是有组织、有领导和有工作目标的人群，因而在工作场所开展健康教育与健康促进工作具有便于组织、有利推行的特点。

（4）公共场所：指商场、街道、公园、车站、机场、港口等公共场所。由于这些场所背景复杂、人群流动性大，历来具有社会性、公益性和服务性等特点，故适宜开展一些普及性干预项目。

（5）居民家庭：由于家庭成员之间关系特殊，便于相互沟通信息，彼此影响观念和行为，因而是健康教育与健康促进工作深化的场所。只有这项工作实现家庭化，才能确保其效果显著和可持续发展。

第二节　工程计划的实施

健康教育与健康促进工程计划的实施，是指按计划设计所规定的步骤和方法来开展具体活动的复杂过程。这个过程可归纳为计划实施的 SCOPE 模式，具体包括：制订实施工作时间表（schedule）、控制实施质量（control of quality）、建立实施组织机构（organization）、组织和培训实施工作人员（person）、配备所需设备与健康教育资料（equipment and material）五个与实施过程密切相关的环节。

一、制订实施工作时间表

（一）时间表的制订意义

为了加强整个实施过程的计划性，确保按时完成各阶段的实施工作，首先要适时制订一个科学的时间进度表。这个时间进度表作为总实施计划的核心，不仅是实现实施工作目标管理的依据，而且是一个用来对照检查各项实施工作进度的对照表。当时间进度表制订出来并经批准后，各项实施工作都应以该时间表为指导，严格按规范运作要求，逐步达成阶段目标和总体目标。

（二）时间表的制订与基本内容

实际上，实施工作时间表是一个以时间为主线而排列出各项实施工作的内容、具体负责人、检测指标、经费预算、特殊需求等项目内涵的综合执行表（表1-1）。具体制订时应列出下列实施工作的基本内容：

1. 活动内容　列出各项较大的主要内容，如"成立领导小组"、"培训实施工作人员"等。具体、较小的活动不必列出。

2. 负责人员　确定每项活动的具体负责人。

3. 检测指标　指用于检测实施工作是否完成的实用指标。如以某市卫生局文件来检测一项实施工作的开展情况，相应的检测指标应为成立领导小组的文件、本项目实施工作方案、任务分解表、中期检查结果、实施工作总结等。

4. 经费预算　对整体计划和每项活动所需经费所作的估算。也是计划实施的另一个重点，能为各项活动提供适量、够用的工作经费，进而保障计划实施活动规范有序开展。

5. 特殊需求　指为完成一项实施工作所需要的特定设备、资料、场地和外请人员等，如摄影、电教器材、健康教育资料、教师、教室、服务人员、车辆等。

表 1-1　综合实施计划表

| 实施时间（2009年11月—2010年9月） | | | | | | | | | | | 工作内容 | 负责人 | 检测指标 | 预算（元） | 设备材料 |
11	12	1	2	3	4	5	6	7	8	9					
※	※										村医培训5期	××	总结和名单	30 000	教材260本
※	※	※	※	※	※	※	※				大众传播	××	活动记录	600	
		※	※	※	※	※	※	※			人际传播	××	活动记录	25 000	
※				※			※			※	检测	××	检测报告	2200	汽车1辆
					※						中期效果评估	××	评估报告	4000	汽车1辆
									※	※	终期效果评估	××	评估报告	8000	汽车3辆
										※	总结报告	××	报告材料	500	

二、控制实施质量

事实表明，在实施健康教育与健康促进计划的过程中，运用过程评估和即时效应评估手段与方法，动态监测、评估实施过程，控制实施质量，是计划顺利实施的有效途径，更是获得预期效果的可靠保障。因此，在实施工作中应高度重视实施质量的控制，要在从计划实施之日起，及时建立起运作有效的实施质量监测与控制体系。

（一）实施质量监测的五项工作

1. 监测实施工作的进程　实施工作进程状况是实施质量的一个重要组成部分。要抓好实施质量的动态控制，务必督促各分项目负责人严格按有关管理要求，果断采取按时聆听工作进展汇报、检查项目完成执行率、开会收集有关进度信息等监测举措，及时了解自己负责的实施工作项目是否按进度时间表规定的时间正在进行或已完成任务。如实施工作未进行或未完成，要尽快弄清成因，对因作出进度调整，全力保证实施工作始终按照预定计划有序运行。

2. 监测实施活动的内容　计划实施是将计划中的各项活动（包括组织活动、传播活动、教育活动、干预活动等）付诸实现的过程。因而对这些实施活动的内容进行监测，主要是检查实际开展的活动在组织准备、活动内容、参加人员等方面做得怎样，是否符合计划要求等，这是一项切不可忽视的质量控制工作。如监测一项培训活动内容时，主要是检查培训内容、开设课程、教学时数、所用教材、授课教师、学员数量与质量等观测点是否符合计划要求。当一项实际开展的活动与计划不一致，必然会出现或减少活动的数量，或降低活动的质量，或缩小活动覆盖面，或参与的目标人群未达到计划要求等。这样，都会影响实施质量，甚至无法完成原定的计划，难以取得预期的效果。

3. 监测实施活动的开展状况　监测实施活动的开展状况，主要有实施人员工作状况、目标人群参与状况、相关部门配合状况三方面内容。

（1）对实施人员工作状况的监测：主要了解实施人员是否按计划上岗，是否按要求接受培训，是否掌握了必备的知识与技能，他们的工作态度、积极性和出勤率的现况。

（2）对目标人群参与状况的监测：主要是看目标人群对实施活动的态度和参与率。如某项健康教育活动计划，要求接受该项教育的目标人群是80%的新婚至35岁妇女，经监测发现，参与该项活动的目标妇女只有60%，那么，该项活动的有效水平（EL）按公式：EL＝(60/80)×100%测算为75%。由于目标人群的参与程度反映了实施人员的发动成效。因此，每项实施工作都应充分发动目标人群，尽可能提高该人群的参与程度。

（3）对相关部门配合状况的监测：主要了解与实施活动相关的各个部门能否严格按相互协作要求，达成共识，促进合作，相互配合，协调行动，大力支持实施活动，按需提供各种帮助，引导部门共创双赢，不断深化合作关系，有效提高实施活动的开展水平。

4. 监测目标人群的知、信、行水准　健康教育干预活动的主要目的是提高目标人群在保护健康和预防危害方面的知、信、行水准，尽可能减少危险因素尤其是行为危险因素对健康的损害作用。很明显，动态监测目标人群在以上两方面的知、信、行水准和有关危险因素可强化实施活动的针对性，调整有关干预方法，有效提高实施活动质量。

5. 监测实施活动的经费开支　注重监测实施活动的经费开支，对及时调整分项预算、合理控制整体预算、确保计划的顺利实施具有重要的作用。为此，要切实抓好实施活动经费开支的监测工作。

通常，经费开支的监测涉及两方面工作：一是审计实施活动的实际开支与预算的符合程度；二是分析经费开支与预算之间出现差距的原因。监测评估预算和实施活动的质量，并在分析清楚产生差距原因的前提下，及时作出正确的调整，促进计划顺利实施。

（二）控制实施质量的主要方法

1. 记录与报告方法　实施记录（实施日记）是客观反映一个项目计划的实施过程、实施内容、实施方法和实施现场情况的原始资料，它对项目负责人掌握实施过程和控制实施质量具有十分重要的意义。因此，应严格要求各分项目和各部分工作负责人切实做好计划实施的全程记录工作，即时记录下实施工作中的重要信息，如某项活动发生的时间、地点、参加人员、现场情况、经费使用、参与人员的活动表现和对活动的意见等。

建立健全定期或不定期的报告制度，是项目计划领导小组和实施负责人动态掌握实施情况、监控实施质量的保障。为此，应根据项目实施范围大小、时间长短、参与人数多少等情况，按需建立报告制度。由于记录是报告的基础和依据，故应坚持以记录为依据来做书面报告或口头报告。

2. 现场考察和参与方法　为了更好地监测实施过程和控制实施质量，项目负责人应多参与实施活动和多对实施活动现场进行考察。要在亲身参与和考察中了解实施工作现况，掌握工作现场第一手资料，并以这些资料为依据来指导实施工作，通过及时发现问题和解决问题提高实施工作质量。

参与实施活动和现场考察都应列入实施时间表，严格按计划进行。监测活动的开展，既可以是监测小组的集体行为，也可以是管理人员或工作人员的单独活动。都要求监测人员做好监测记录，以便用于书写报告和专题讨论。

3. 审计方法　由于审计是财务监测的主要手段，因而在健康教育与健康促进计划实施过程中，应主动应用审计方法，对一些大项目的经费开支情况进行分项目审计、阶段性和总体审计，力求达到监测经费的管理和使用的审计目的，并能用审计结果来指导经费管理与分配，调整预算，提高经费的使用质量；也可用于向资助人报告经费使用情况，以便在经费不足时能争取得到适量补充。

4. 调查方法　调查是获取资料、监测实施过程和控制实施质量的一种常用方法，常分定量调查、半定量调查和定性调查三种。

因定量调查需要较多的人力、物力和时间，因而在实施过程的监测活动中较少使用，只用于基线调查和效果评价。半定量调查和定性调查常用于实施过程中的质量监测。

三、建立实施组织机构

建立项目实施领导机构和执行机构是项目顺利实施的基本保证，直接关系着一个计划推行的成败。因此，务必高度重视实施组织机构的规范建设。

（一）领导机构

实施工作领导机构的合理组建是实施项目顺利运作的基础。通常，这个领导机构应根据计划所涉及的范围、层面、部门和要求来确定。从涉及范围来看，小型项目只涉及一个单位或一个社区；中型项目可扩大至一个或几个县区；大型项目则扩展至全省，甚至几个或多个省、市、区。从涉及层面和部门而言，大多实施工作领导机构应由原有行政机构（如卫生局、教育局等）兼任，大型项目则需另行组建。参与成员应是与该项目实施直接相关的部门领导和主持实施工作的业务负责人。从项目实施要求来讲，领导机构应认真履行职责，严格审核实施计划和预算，听取实施负责人的项目进展汇报，协调有关部门工作，提供必要政策支持，研究处理实施中的实际问题等；领导机构成员应具有决策能力，抱有成功信心，支持实施计划，熟悉项目内容，对项目实施有较强的执行力和较高的办事效率。总之，建立一个富有决策力、执行力和影响力，团结协作，敢攻难关，善于办事，效益显著的领导机构，是项目成功实施的关键。

（二）执行机构

执行机构是指具体负责运行计划、开展活动的机构。它的确定与组建往往取决于计划项目申请单位和经费来源。一般设置在某一相关业务单位内，有关实施工作任务由该单位某个部门来具体承担。如在某省开展预防性病、艾滋病的健康教育计划，执行机构常设置在省疾病预防控制中心；如在某县执行一项儿童营养不良健康教育计划，其执行机构一般设在县妇幼保健所。实施人员主要由该部门或单位的专业人员组成，其数量与专业组成需按计划内容确定，既要适应工作需要，又要保持相对稳定，尤其是在实施期较长的项目，更要保障主要实施人员的全过程参与，以便为其完成实施任务创造条件。

执行机构的主要职责：一是分解计划项目中每项活动，把项目的意图付诸实践，开展活动，实现预定的实施目标；二是负责地向领导机构及时汇报工作进展情况，认真听取和虚心接受领导机构的改进意见和要求。

（三）组织间的协作

健康教育与健康促进项目实施是一项社会工程，迫切需要我们运用社会动员和行政干预的功能，协调有关部门的关系，实现多个部门的密切合作。计划项目顺利实施的标志之一是社会有关组织、机构、团体均被充分发动、参与到项目实施中来，并与项目执行部门相互协作，紧密配合。因此，在建立实施组织机构的过程中，要达成共识，集中精力，在融洽有关组织之间的协作关系上狠下功夫，真正促成多部门的联合，为计划项目的成功实施提供可靠保障。

（四）政策支持

政策是指政府部门就某些方面的内容制定发布的相关条例、方针或规章制度。事实表明，凡颁布、实行了有利于项目实施政策的地区，都对当地实施工作具有很大的正面影响。因为这类支持性政策，可动员当地经费、人力、物力、信息等资源投入，影响当地群众的参与态度，实现了多部门分工协作的良好格局，营造了有利于项目实施的适宜环境。同时，实施领导机构可趁机借助多种途径影响当地政府，促使各项支持性政策制定、颁布和执行。

四、计划实施人员的培训

健康教育与健康促进项目的实施亟须适宜人员的参与。这种适宜人员只有通过培训途径获得。所谓培训是指为达到健康教育目标，按有关培训方案建立、维持一支能力强、素质好和技能熟的实施人员队伍的活动。它对计划项目的成功实施尤为重要。

（一）培训的规程

1. 培训目的　培训作为成功实施计划项目的一个重要内容，其目的在于：通过培训使实施人员熟悉项目管理程序，掌握相关的知识与技能，学会新的工作方法，保障计划项目的规范实施和完成质量。

2. 培训计划　制订培训计划是培训工作的基础，应由项目负责人按需具体实施。制订计划时，要求制订者事先了解所定计划的工作内容、项目目标、培训对象、培训要求、培训方法等要素，以便顺利完成培训计划的制订任务，确保培训工作顺利进行。

通常，培训计划的内容应有时间、地点、课程、教师等基本项目，必须有培训对象基本情况及其需求分析、培训目标、评价方法、测试问卷（含培训前后两种）、选定教材、所需教具、经费预算和后勤服务等必需项目。授课计划由各门课程的授课教师制订，应包括教学目的、授课内容、教学时间、教学方法等。

3. 培训组织　培训组织指培训班的组织工作，主要分教学和后勤两部分。教学方面应注意的问题是教学安排，应根据培训任务和培训对象情况，尽可能在恰当的时间内安排培训班，如校医培训班宜安排在寒、暑假，乡村医生培训班应安排在农闲季节。

4. 培训评价　培训评价是培训工作不可缺少的一个主要环节。主要包括对培训效果、授课教师、所用教材、组织工作、后勤服务和培训远期效果的评价。事实上，对培训班进行过程和效果评价，有利于总结经验、找准不足、指导今后的培训活动。培训评价工作应由培训活动负责人事先确定评价工作责任人，并在培训活动全过程中开展动态检查评估工作。

（二）培训的内容

1. 管理知识　实际上，管理工作渗透在每个计划项目的实施过程之中。实施人员需要学习、掌握有关管理规章知识，如制订年度计划、作出年度和阶段性总结、书写工作报告等；同时，要懂得计划的分解落实、资源的筹集与分配、人员的招聘、组织和调配、工作进展的监测、物资的管理、与领导部门、协作单位协调联络等。

2. 专业知识　根据计划内容的不同，实施人员需要掌握的专业知识有很大的差异。基本内容除有关健康信息外，还应包括调查方法、行为干预方法、传播知识与技巧、数据收集处理办法、报告书写方法等。

专用内容和程度依实施人员所处的工作层面不同而异。如在省级机构工作的实施人员需要掌握调查问卷的设计知识；在县级及其以下机构工作的实施人员只需懂得问卷的使用、询问、填写即可。承担培训任务的实施人员应掌握培训方法。此外，要注重学习、掌握、应用近年从国外引进、采用的、且经实践证明有重要实用价值的健康教育与健康促进新知识、新方法,如成人培训方法、定性研究方法、批量保证抽样方法、传播材料预试验方法等。

3. 专业技能　专业技能是实施人员务必勤学练好的基本功,只有熟练掌握与实施内容相关的专业技能,才能适应工作需要,承担实施任务,确保以优质的实绩达成有关实施工作目标。如在生命知识的健康教育实践中,实施人员应事先掌握的专业技能是使用血压计、配制糖盐水、测量婴幼儿体重以及应用幻灯机、投影机、放像机、录音机等音像设备等。

(三) 培训的方法

健康教育与健康促进计划实施的培训目的是为了更好地开展某项工作,完成有关特定任务。培训对象是有工作经验的成年人,常采用参与式教学方法。这种方法要求教师能调动学员的学习积极性,鼓励学员踊跃参与课堂讨论、回答提问、角色扮演、模拟实训等教学活动,以帮助学员理解与记忆,分享学员的知识和经验,有效增强他们解决实际问题的能力。参与式教学方法主要有:

1. "头脑风暴"法　教师在不预先通知,使学员毫无准备的情况下提出问题,并要求学员一听到问题后,立即经头脑"风暴"式紧张思考来快速回答问题的教学方法,即为"头脑风暴"法。这种教法能集中学员注意力,促使他们开动脑筋,学会思考,积极参与教学活动。

2. 小组讨论法　教师把刚讲授的内容归纳为几个题目,再以题目为分组依据,把学员分成若干小组,以一组一题的方式将所有题目分给各组。指定一名组长,要求组长主持小组成员围绕题目进行讨论,并综合小组的讨论意见,随后在总结会上向全班介绍评论结果。显然,小组讨论法可促进学员人人参与,有利于他们相互切磋,交流经验,沟通信息,共同提高。

3. 角色扮演法　教师根据授课内容,选择 1~3 名学员在课堂上表演一个短则 1~2 分钟、长则 5~6 分钟的情节,角色对白的语言可由教师预先设计,也可由教师规定情景让所选学员临场发挥。角色扮演法生动活泼,互动有趣,可保持学员的学习热情。通过角色扮演,在场师生可观察扮演者对教学内容的理解。表演一结束,立即组织讨论,学员可自由发言,即兴评价,及时指出表演者对内容理解的差距和表演的不足,进而增长新知,真正学到课堂教学不能传播的知识和技能。

4. 案例分析法　教师交给学员一个实际案例,要求学员围绕案例中的某些内容、问题进行分析、讨论,从中得出结论。案例分析法可提高学员的学习主动性和分析能力,也有利于学员之间的相互交流。学员们在教师的指导下,可从实际案例分析中增强解决实际问题的能力。

五、实施所需设备的配置与健康教育资料

(一) 实施所需设备物件的配置

开展实施工作需要物质条件的保证,因为物质条件是实施人员和机构达到实施效果的硬件保障,我们务必事先把这些设备、物件配置齐全,以确保实施规范有序开展。

1. 设备物件的类别

(1) 音像设备类:摄像机、录像机、编辑机、照相机、录音机等。

(2) 印刷设备类:复印机、速印机、胶印机等。

(3) 办公设备类:电话机、传真机、计算机、打印机、订书机、笔记本、纸张、曲别针等。

(4) 医疗器材类：血压计、体重计、温度计、心电图机、尿糖试纸、量杯、量尺等。

(5) 教学设备类：多媒体投影机、普通投影仪、幻灯机、黑（白）板等。

(6) 交通工具类：公务车、越野车、摩托车、自行车等。

2. 设备物件的来源　实施工作所需的设备物件有的直接来源于执行机构，有的使用项目经费购置，有的从合作单位借用，有的甚至从有关单位租用等；总之，为完成实施任务，所需的设备物件应通过社会发动，积极开展多部门协作，实现从多种渠道获取的目标。

3. 设备物件的使用与管理　在实施工作过程中，应安排专人管理所需的设备物件，尤其是摄影机、速印机、传真机、车辆等特殊设备，更要加强专人管理，以防损坏。同时，要强化这些设备使用人员的技术培训，使他们掌握这些设备规范应用和保养的技术与方法，进而延长其使用寿命。此外，对有些大型项目引进的较多新设备，要及时对这些新设备的使用人员和管理人员实行"上岗资格认证"培训，只准培训合格者使用、管理这些新设备。并切实做好各分项目设备的协调管理工作，以防闲置和浪费，想方设法促使所需设备物件在各分项目中轮回使用，充分发挥各件设备对实施工作的促进作用。

（二）健康教育材料

规范使用健康教育与健康促进传播材料是获取良好传播效果的必要手段。如何选择和制作优质适宜的传播材料则是传播活动的一个关键。为了抓好这个关键工作，确保科学制作和正确使用传播材料，有效提高传播活动效果，应遵循以下程序制作材料。

1. 分析需求和确定信息　调查目标人群的健康信息需求并对结果进行分析，是传播材料制作计划前的一项基础性工作，务必切实做好。因为它可帮助我们了解目标人群的健康需求，掌握目标人群需要哪些卫生保健知识和信息，继而确定应当传播的信息内容。如要提高母乳喂养率，应先弄清楚目标人群是不了解母乳喂养的优点，还是没认识到人工喂养的弊端等认知问题，才能确定传播有关母乳喂养的信息内容。

2. 制订材料制作计划　当目标人群的实际需求调查清楚后，分管的专业人员与材料制作人员一道，根据信息内容、其他条件和制作方法来具体制订材料制作计划。该计划应包括制订材料的种类、数量、使用范围、发放途径、应用方法、经费预算、时间安排、评价方法和承办人员等内容。

3. 形成材料初稿　材料初稿由专业人员与材料制作人员根据确定的信息内容、表现形式和制作计划，在一定期限内设计完成。印刷材料的初稿含文字稿和画稿；录像带初稿应先写出文字稿，再画出重点画面的"情节板"；录音带初稿也需有文字稿。在初稿完成过程中，健康教育专业人员一定要与文编、美术、摄像、摄影等人员相结合，专业人员要负责把好信息关，依据目标人群的文化程度和接受能力，决定信息复杂程度和信息量，并考虑目标人群的爱好和民俗民风，向材料制作人员提出艺术表现方面的意见。由于形成材料初稿是健康教育的一个关键步骤，我们应在充分了解目标人群、清楚认准传播目标和安排材料制作专业人员的基础上，形成一个高质量的初稿，直接为健康教育奠定坚实的运作基础。

4. 预试验　预试验是材料设计人员（含健康教育专业人员）按预试验计划要求，将健康教育材料初稿试用于部分目标人群的试验过程。其目的在于了解目标人群是否理解初稿所传播的信息，是否喜欢材料表现形式，以及有何评论意见等内容。

预试验计划应预先确定对材料内容和表现形式需询问的问题、所定的地点和预试验对象；并事先对参加预试验人员进行培训，以帮助他们明确任务，合理分工，力求熟练地开展预试验。

预试验次数一般为 2~3 次，每次预试验要求对目标人群逐个进行，分别征询和详细记录他们对材料文字和画面的意见，并在预试验结束后，立即对所有意见进行综合分析，从中提炼合适的代表性意见予以修改。

5. 生产发放与使用　制订、实施健康教育材料发放和使用计划可促使这种材料发挥最大的作用。具体来说，当健康教育材料样稿经过预试验和修改定稿后，要责成生产单位尽快安排生产。同时确定适宜的发放渠道，以保障健康教育材料能顺利到达使用单位或个人手中。还应预先确定健康教育材料的使用方法，进而指导、帮助目标人群正确应用健康教育材料，尽可能获取良好的自我保健效益。

6. 评价　评价是一种采取定性或定量方法，对材料的制作过程、制作质量、分发与使用状况、传播效果进行鉴别比较的活动。这种活动有利于总结经验，找准不足，指导其他材料制作。评价范围可涉及设计人员、预试验人员、制作人员、使用人员、传播对象等。为保证评价结果的公正性，与材料制作有直接关系的专业人员，不能成为评价人员并参与对材料的评价。

第三节　工程计划的评价

计划评价是具体评估计划设计规定的目标是否达到及其达到的程度，它贯穿于整个计划实施的始终。计划评价不仅能了解实施项目的实际效果，更能全面监测、控制、最大限度地保障计划的先进性和实施质量。目前，推行严密的计划评价已成为衡量一项计划是否成功、是否科学的重要标志。

一、评价的概述

评价是指客观实际与预期目标所进行的比较。计划评价是一个系统地收集、分析、表达资料的过程。其旨在确定健康教育与健康促进计划的价值，帮助我们在健康教育与健康促进中的决策，并及时了解计划实施的质量与效果，从而成为促使计划实现预期目标的关键。

（一）评价的基本性质

1. 评价的主要作用是判定　评价作为管理的重要组成部分，始终贯穿于健康教育与健康促进项目的全过程。在这一过程中，评价的主要作用是判定干预后的健康教育与健康促进项目能否实现目标，达到预期效果。此外，评价的另一作用是在计划设计和计划实施期间，判断计划的科学性、可行性和适宜性，评估计划实施的进度与质量。

2. 评价的基本原理是比较　评价的实质是不断比较计划项目的客观结果与预期目标、实际实施情况与干预活动计划等结果，以求找出现存差异，分析清楚原因，适时修正计划，完善执行举措，促使计划项目获得更好的实施效果。

3. 评价的前提是确定价值标准　评价作为一种对特定目标的价值认识，是评价者利用评估时机，用自己的价值标准来比较、认识被评事实，直接反映评价者的价值取向。实际上，这种价值取向既可是一种公认标准，又可是自身的基线水准，也可是其他人成功的事实。

4. 评价的重要手段是测量　测量是指按一定的规则把一个值分配给一个对象或事件。只有通过对评价指标定量、定性测量，才能得出准确的评价结论。显然，要达到这个要求，应事先建立一套科学可行的评价指标体系、各项指标的测量标准与方法以及完善的信息系统收集、分析和表达机制。

（二）评价的目的与意义

1. 评价的目的

（1）确定健康教育与健康促进计划的合理性和先进性。

（2）确定计划的执行情况。具体包括干预活动的数量与质量，以确定目标人群是否适合干预活动，各项活动是否按计划进行，以及资源的利用现状。

（3）确定健康教育与健康促进计划是否达到预期目标，有无可持续性。

（4）项目的产出是否受混杂因素的影响，影响程度有多大。

（5）及时把项目结果向投资者和公众说明，以求扩大项目影响，改善公共关系，进而获得目标人群、社区、投资者更有力的支持和更广泛的合作。

（6）认真总结健康教育与健康促进计划实施的成功经验和不足，主动提出下一步的工作目标和发展方向。

2. 评价的意义

（1）评价是健康教育与健康促进计划获得成功的必要保障。因为在计划制订过程中，需要评估目标人群的健康状况、健康教育需求和现有资源状况，以确定适宜的干预内容与方法；在计划实施过程中，需要评价项目的实施情况，以保证计划实施的进度和质量。因此，要使计划获得成功，离不开评价的有效保障作用。

（2）评价可科学说明健康教育与健康促进计划的价值。健康教育与健康促进旨在通过有针对性的干预措施，逐步改变人们的健康行为，进而提高人群的健康水平。然而，在计划实施过程中，人们的健康行为与状况深受多种因素影响。只有通过评价，才能科学说明实施项目对健康行为与健康状况的影响，进而证实该项目的应用价值和实际贡献。

（3）尽管计划是健康教育与健康促进项目实施的行动纲领，但却不是僵死的教条。应动态根据项目实施的需求来修正和完善计划，使之更适合目标人群的健康需求。由于评价是一种提供决策依据的管理工具，故只有应用评价手段，才能使决策者获得有关项目实施需要改进的信息，以达到修正和完善计划之目的。

（4）依托评价活动，既可提高健康教育专业人员的理论与实践水平，使他们能更好地结合实践，不断改进、完善健康教育与健康促进项目，使其内涵更加丰富、完整；又可科学地向公众、社区阐述评价结果，扩大项目的社会影响，以求争取更广泛有力的支持。

二、计划评价类别与内容

通常，完整的计划评价分为形成评价、过程评价、效果评价和总结评价四个类型。

（一）形成评价

形成评价是在计划实施前或实施早期对计划内容所作的评估，亦称诊断评价和需求评估。它是健康教育项目实施中一个十分重要的环节。其目的是使计划更科学、完善，符合目标人群的实际情况。同时，在计划实施过程中应及时获取反馈信息，纠正偏差，进一步保障计划实施的成功。

1. 形成评价的内容

（1）项目目标是否符合目标人群的特点，如健康状况、卫生保健知识水平与态度、健康相关行为、健康教育服务的可及性。

（2）了解干预策略、活动的可行性，目标人群对各种措施的看法，如目标人群的文化程度、媒体可及性、传播材料发放系统等。

（3）了解教育资料发放系统，包括生产、贮存、批发、零售以及免费发放渠道。传播材料、测量工具等是否经过预试验与完善。

（4）问卷项目是否通过预调查与修改。

（5）收集反馈信息，根据计划实施早期阶段出现的新情况、新问题，对计划进行适度调整。

2. 形成评价的方法与指标　形成评价的方法主要有文献、档案、资料回顾、专家咨询、专题小组讨论、目标人群调查、现场考察、试点研究等。形成评价的指标包括计划的科学性、政策的支持性、技术的适宜性、目标人群对健康教育策略和活动的接受程度等。

总之，形成评价能评估计划目标是否明确合理、指标是否恰当、资源的种类与数量以及资料收集方法是否可行等。于是，可把形成评价看成是对项目实施的精心准备，它能为项目的正确实施和获得良好效果奠定厚实的运作基础。所以，高质量的形成评价可最大限度地降低项目失败的风险，增加成功的机会。

（二）过程评价

过程评价是指在计划实施过程中对计划各项工作的进展进行监测，以保障计划的各项活动能按预定的规程发展的跟踪过程。它是一种起始于健康教育计划实施之初，贯穿于计划实施全过程的评估，通过评价计划的设计、组成、实施过程、管理、人员工作情况等要素，目的在于控制计划的质量，故又有质量控制之称。它不仅可为解释计划的结果提供丰富信息，而且可有效监督和保障计划的顺利实施，进而促进计划目标的成功实现。

1. 过程评价的内容　确保项目按计划执行，促使计划目标真正实现是过程评价的目的，因而其内容主要涉及项目计划执行的三个层面。

（1）针对个体的评价内容　主要包括：①参与健康教育与健康促进项目的个体有哪些？②在项目中运用了哪些干预策略与活动？③这些活动是否按计划进行？计划是否做过调整？为何调整？是怎样调整的？④目标人群对干预活动的反应如何？是否满意并接受这些活动？你是用什么方法了解目标人群反应的？⑤目标人群对干预活动的参与情况如何？⑥项目资源的消耗是否与预计相一致？不一致的原因是什么？⑦对上述各方面的改进建议。

（2）针对组织的评价内容　主要包括：①项目涉及了哪些组织？②各组织间是如何沟通的？他们参与项目的程度和决策力量如何？③是否需要对参与的组织进行调整？该如何调整？④是否建立了完整的信息反馈机制？项目档案、资料的完整性、准确性如何？

（3）针对政策和环境的评价内容　主要包括：①项目涉及了哪一层的政府？具体与政府的哪些部门有关？②在项目执行过程中有无政策、环境方面的变化？这些变化对项目有什么样的影响？③在项目进展方面是否与决策者保持良好沟通？

2. 过程评价指标

（1）项目活动执行率

项目活动执行率＝某时间段已执行项目活动数/某时间段应执行项目活动数×100%

（2）干预活动覆盖率

干预活动覆盖率＝参与某种干预活动人数/目标人群总人数×100%

（3）干预活动暴露率

干预活动暴露率＝实际参与项目干预活动人数/应参与该干预活动人数×100%

（4）干预活动有效指数（EI）

EI＝干预活动暴露率/预期达到的参与百分比×100%

(5) 目标人群满意度　目标人群对健康教育项目实施情况的满意度从以下四个方面评估：

1) 对干预活动内容的满意度，如培训内容是否符合自身需要，干预活动是否对自身和社区人群健康的改善有帮助等。

2) 对干预形式的满意度，包括对已执行活动形式的满意程度、对未来活动的建议等。

3) 对干预活动组织的满意度，如干预活动从时间安排上是否方便目标人群参与，设施是否充足，材料发放途径是否合适，服务价格是否可以接受等。

4) 对人际关系的满意度，如对项目工作人员态度、责任心与热情、可接近性的满意度，与其他参与者相处的满意度，参与干预活动心情是否舒畅等。

(6) 资源使用进度指标

1) 活动费用使用率

活动费用使用率＝某项干预活动实际费用/该项干预活动的预算费用×100%

2) 年度费用使用率

年度费用使用率＝某年度项目活动实际费用/该年度项目活动的预算费用×100%

3) 年度费用进度比

年度费用进度比＝年度费用使用率/年度活动执行率

3. 过程评价方法　过程评价方法可分为查阅档案资料、目标人群调查和现场观察三类。如通过查阅档案资料可获得项目活动进度、目标人群参与情况、费用使用情况等信息；通过目标人群定性、定量调查可获得目标人群参与情况、满意度等信息；通过现场观察可获得干预活动执行情况、目标人群参与情况、满意度等信息。

(三) 效果评价

效果评价是指对健康教育干预项目导致目标人群健康相关行为及其影响因素变化的评估。分近期、中期和远期效果评价，其中，远期效果评价又称结局评价。

1. 效应评价内容与指标

(1) 效应评价内容：效应评价又称近期和中期效果评价，评价的重点是计划或计划某一方面对参与者知识、态度、行为的直接影响。

1) 倾向因素：在项目执行前后，目标人群的卫生保健知识、健康价值观、对健康相关行为的态度、对疾病易感性和严重性的信念、采纳促进健康行为的动机、行为意向以及自我效能等发生的变化。

2) 促成因素：目标人群为实现促进健康行为所需要的个人保健技能、环境条件、卫生保健资源、服务、技术等方面的变化。

3) 强化因素：与目标人群关系密切的人、公众等对目标人群采纳促进健康行为的支持程度、个人感受等在项目实施前后的变化。如领导与关键人物的思想观念是否得到转变？是否制定有利于健康的政策、法律？行政对健康教育的干预程度与干预效果怎样？

4) 健康相关行为：项目实施前后目标人群的健康相关行为发生了怎样的改变？有益健康的行为是否得到增加？有损健康的行为是否得到控制？如是否对疾病较早进行诊断？人群的吸烟率是否下降？环境状况是否得到改善？各种变化在人群中是如何分布的？

(2) 效应评价指标：

效应评价是健康教育计划评价的重要内容。常用的评价指标有：

1) 卫生知识均分＝受调查者知识得分之和/被调查者总人数
2) 卫生知识合格率＝卫生知识达到合格标准人数/被调查者总人数×100％
3) 卫生知识知晓率（正确率）＝知晓（正确回答）某卫生知识的人数/被调查者总人数×100％
4) 卫生知识总知晓率（正确率）＝被调查者总知晓（正确回答）卫生知识题数/（被调查者人数×每人回答问题数）×100％
5) 信念持有率＝持有某种信念的人数/被调查者总人数×100％
6) 行为流行率＝有特定行为的人数/被调查者总人数×100％
7) 行为改变率＝在一定时期内改变某特定行为的人数/观察期开始时有该行为的人数×100％
8) 安全用水普及率＝某地使用安全饮用水户数/当地总户数×100％

2. 结局评价　结局评价也称远期效果评价，是一种着眼于健康教育与健康促进项目实施后导致目标人群健康状况与生活质量变化的评估。

（1）健康状况

1) 生理和心理健康指标：如身高、体重、体质指数、血压、血脂、血红蛋白等生理指标在干预后的变化；心理健康指标如人格、情绪等方面的变化。
2) 疾病与死亡指标：如疾病发病率、患病率、死亡率、婴儿死亡率、5岁以下儿童死亡率、孕产妇死亡率、平均期望寿命、减寿人年数（PYLL）等在项目实施后的变化。

（2）生活质量

生活质量可应用以下工具测量：

1) 生活质量指数（PQLI）

$$PQLI＝（婴儿死亡率指数＋1岁平均寿命指数＋识字率指数）/3×100\%$$

其中，婴儿死亡率指数＝（229－婴儿死亡率）/2.22；1岁平均寿命指数＝（1岁平均寿命－38）/0.39；识字率指数＝识字率×100％。

2) 美国社会健康协会指数（ASHA）

$$ASHA＝（就业率×识字率×平均寿命/70×人均国民生产总值增长率）/人口出生率×婴儿死亡率×100\%$$

3) 日常活动（ADL）量表
4) 生活满意度指数量表（LSI）　对健康促进项目的评价，因其评价指标体系内容更广泛，除上述指标外，还可应用以下指标：

1) 社区行动与影响：社区参与程度、社区能力发展程度、社会规范和公众舆论等。
2) 健康政策：政策条文与法律法规等的出台、财政资源配置等。
3) 环境条件：卫生服务提供情况、卫生设施、自然环境条件等。

（四）总结评价

总结评价是指形成评价、过程评价、效应评价和结局评价的综合，以及对方面资料所做的总结性概括，能全面反映健康教育与健康促进项目的成功与不足，为今后的计划制订和项目决策提供可靠依据。

（五）常用评价方法

健康教育评价的常用方法有：

（1）观察法：直接观察、评价健康教育各项干预活动。

（2）会议交流法：定期召开计划管理人员、执行人员会议，交流、讨论各方面的信息，研究处理有关问题，阶段性评价计划的执行情况。

（3）调查法：对计划实施情况可采用快速评估方法进行定性调查、评估；也可采用抽样法对目标人群的有关情况进行定量调查。

（4）追踪调查法：指以工作日志形式对各项干预活动进行调查，主要跟踪记录活动的日期、内容、目的要求、活动地点、持续时间、活动组织者、目标人群参与等。

三、计划项目的评价方案

对健康教育与健康促进计划项目的评价方案有多种，应根据评价目的和项目情况（如项目周期、资源、技术等）来选用适宜方案。为了有利于对各种方案的理解与记忆，常采用以下符号来表示各方案中的因子。

R（random）：随机化，指采取随机抽样的方法确定干预组和（或）对照组。

E（experiment）：指接受健康教育与健康促进干预的人群，称为干预组或实验组。

C（control）：指在健康教育与健康促进项目中不对其进行干预，用做参照的人群，称对照组。

O（observation）：指观察、调查、测量等收集资料的过程。

X：代表健康教育项目的干预措施。

（一）不设对照组的前后测试

不设对照组的前后测试是评价方案中最简单的一种。通过比较目标人群在项目实施前后有关指标的变化情况，以求客观反映项目的效应与结局，一般以 EOXO 来表示。较适用于周期较短或资源有限的健康教育与健康促进计划的评价。

该评价方案的优点是方案设计与实际操作相对简单，可节省评价所需的人力、物力资源。缺点在于易受干预、自然环境变化、目标人群成熟程度的影响，而本评价方案对这些因素的影响却无法控制，难以对实施效果作出准确的认定。

（二）简单时间系列设计

简单时间系列设计以 EOOO…XOOO… 表示，即不设对照组，在对目标人群进行多次观察后，实施干预，干预过程结束后再进行多次观察。其优点为：可探讨目标人群在干预前、后健康相关行为和各项指标的变化规律，有可能揭示干预与行为改变之间的计量反应关系。

由于该评价方案评估效果至少需 50 个时间点，因而实施难度较大，不容易获得可靠的多点观察结果，可能会因失访、拒访等妨碍收集资料的真实性与稳定性，而无法达到预期的目标。此外，由于观察点多，观察周期长，评价所需的人力、物力、财力资源较大。

（三）非等同比较组设计

非等同比较组设计是一种类实验设计。要求设立与接受干预的目标人群（干预组）相匹配的对照组，通过对干预组、对照组在项目实施前后变化的比较，来评价健康教育与健康促进项目的效应和结局。常用 EOXO 表示。

该评价方案的优点为：通过与对照组的比较，有效消除了一些混杂因素，如时间因素、测量与观察因素等对项目结果和结局的影响，从而更科学、准确地确定健康教育与健康促进项目干预对人群卫生保健知识、行为、健康状况和生活质量的作用。由于本方案的精确性深受对照组选择的影响。为此，对照组应选择主要特征十分接近的干预组，通过确保两组的可比性，有效消除选择因素对项目效果准确性的不利影响。此外，注重保持对照组与干预组在观察时间、观察内容、观察方法上的一致性,以提高项目效果的准确度。

(四) 复合时间系列设计

复合时间系列设计在设计思想上融合了简单时间系列设计和非等同比较组设计的特点,既设立对照组,又进行多点观察,可用 EOOO…XOOO…表示。该方案同时兼有简单时间系列设计和非等同比较组设计的优势,但也存在观察点较多、资源消耗增大和对照组研究对象失访的可能性增加等不足。

(五) 实验研究设计

实验研究设计方案将研究对象随机分为干预组和对照组,从而保证了两组之间的齐同性,避免了选择因素对结果真实性的影响,克服了历史因素、测量、观察因素和回归因素的副作用,但该方案的随机性难以实现,在健康教育与健康促进项目中不易操作。

四、评价结果影响因素

评价结果的影响因素常见有以下五种:

(一) 时间因素

时间因素是指在健康教育与健康促进项目执行和评价期间出现的、可能对目标人群健康相关行为甚至健康状况产生具有重大影响的因素,故又称历史因素,如发生自然灾害、重大生活条件改变、与健康相关的公共政策出台等。尽管时间因素不属于干预活动,但可积极或消极地影响目标人群的行为和健康状况,进而加强或减弱健康教育与健康促进项目导致的效果。

(二) 测试或观察因素

通常,评价项目的实施结果应从测试(观察)者、测量工具、目标人群三个方面来测量与观察其真实性、准确性。

1. 测试者因素

(1) 暗示效应:暗示效应是指目标人群受测试(观察)者态度与言行的暗示,能按测试(观察)者的希望进行知识、态度、行为表现的现象。这些表现尽管是从当时的目标人群测定的,但却是接受暗示的结果,而不是健康教育干预所致。

(2) 测试(观察)者成熟性:伴随健康教育与健康促进项目的实施,测试(观察)者对项目活动的测试会日趋熟练,继而出现测量偏倚问题,表现为用同样的工具测量同样的内容,早晚期的测试结果各不相同。

(3) 评定错误:健康教育与健康促进项目一旦实施,测试(观察)者的主观愿望是项目取得预期效果,实现预定目标。正是这种主观愿望可能造成测试(观察)者放松评价标准,以致所测结果偏离真实底线,出现评定错误。

2. 测量工具因素 在健康教育与健康促进项目中,测试(观察)者所用的测量工具主要包括问卷、仪器、试剂等,这些测量工具的有效性和准确性会直接影响项目结果评价的准确程度。故在测量之前,应坚持选择适宜的测量工具和应用方法,尤其要检验测量工具的可靠性,才能保障所测量的结果真实有效。

3. 测量对象

(1) 测量对象成熟性:因目标人群随项目的实施而不断成熟,这样,测量对象就会更加了解、关注项目内容,可能使测量结果比项目干预的真实结果好。

(2) 霍桑效应:霍桑效应是指人们得知自己正在被研究或观察而表现出异乎寻常的现

象。在健康教育与健康促进项目评价中，霍桑效应可能会影响项目结果的客观评价。

（三）回归因素

回归因素是指因偶然因素引起个别测试对象的某特征水平过高或过低，随后又回复到实际水平的现象。针对回归因素不易被识别的实际，可采用重复测量的方法来减少回归因素对项目结果的影响。

（四）选择因素

选择因素是指一种在选择对照组时引起偏差，形成选择偏倚的现象。由于设立对照组的目的旨在克服时间因素、测量因素、回归因素对项目效果的影响，如果所选择的对照组主要特征与干预组特征不一致，就会因出现选择偏差而不能发挥对照组的作用。

（五）失访因素

失访因素是指在健康教育与健康促进项目实施或评价过程中，目标人群由于受各种原因影响而不能被干预或评价的现象。一般，会对评价结果产生影响的因素有目标人群失访比例高（＞10%），出现非随机失访（即只是有某种特征的人失访）等。为此，应努力减少失访，认真比较应答者和失访者的主要特征，对非随机失访进行鉴别，以判断因失访可能造成的偏倚或偏倚程度。

本章的教学重点是健康教育与健康促进工程计划的设计概念、原则和基本程序，以及健康教育与健康促进工程计划的评价概念、类别和内容；教学难点是健康教育与健康促进工程计划如何按 SCOPE 模式的要求严格进行规范实施。

思考题

1. 什么是健康教育与健康促进工程的计划设计？它的原则和基本程序有哪些？
2. 说出健康教育与健康促进工程计划设计的目的和意义。
3. 健康教育与健康促进工程计划是怎样制订的？
4. 简述健康教育与健康促进工程计划实施方案和实施时间表。
5. 健康教育与健康促进工程计划实施是如何进行机构组建、人员培训、质量控制和所需设备与资料准备的？
6. 什么是健康教育与健康促进工程的计划评价？其类别和内容分别是哪些？
7. 简述健康教育与健康促进工程计划评价方案。
8. 健康教育与健康促进工程计划实施评价结果的影响因素有哪些？

（怀化医学高等专科学校　李晓阳）

第二章 健康相关行为与健康心理基础

> **学习目标**
> 1. 掌握行为、健康相关行为的概念、类别和特点，群体行为的干预机制和个体行为的矫正方法，健康心理的概念与标准。
> 2. 熟悉健康相关行为的改变理论，情绪、人格、人际关系等常见心理卫生方面问题，心理健康教育内容与心理健康促进途径，心理健康咨询的方式与原则。
> 3. 了解影响人类行为形成和发展的因素，促进健康行为和危害健康行为的分类。

第一节 人类行为概述

应用行为科学的理论和方法研究人类行为与健康、疾病的关系，是稳步推进健康教育与健康促进工程的一个重要举措。

一、行为的概念与特点

（一）行为的概念

行为（behavior）是有机体在内外界环境刺激下所引起的反应，包括内在的生理和心理变化。根据这个定义，美国心理学家伍德沃斯（Woodworth，1869—1962）提出了著名的 S-O-R 行为表示式。

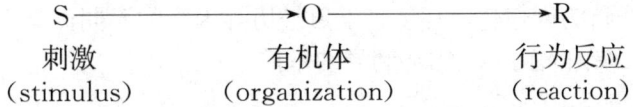

$$S \longrightarrow O \longrightarrow R$$

刺激　　　有机体　　　行为反应
（stimulus）（organization）（reaction）

其中：S 代表内外环境中的刺激源；O 代表有机体，即行为主体——人；R 代表人的行为反应。

美国社会心理学家库克·卢因（Kurt Lewin）则提出人类行为是人与环境交互作用的函数，是人的内在因素和环境影响共同作用的结果。$B = f(P \cdot E)$，其中 B 代表行为，P 代表个人（person），E 代表环境（environment）。

人类行为是人类为了维持自身生存和种族延续，在适应复杂多变的环境时所作出的反应。这种反应不是一种活动或变化，它至少表示三种含义：一是表示一个活动过程，二是表示某人当时的状态，三是表示该人具有的某种行为特征。如某个人接过别人所敬的香烟开始吸烟时，这个行为除表示他是吸烟者外，还表示他正处在吸烟状态中，吸烟是他的生活习惯，也表示他具备吸烟者常有的行为特征。

（二）行为构成要素

人类行为由行为主体、行为客体、行为环境、行为手段和行为结果五个基本要素构成。

1. 行为主体　人。

2. 行为客体　人的行为所指向的目标。
3. 行为环境　行为主体与行为客体发生联系的客观环境。
4. 行为手段　行为主体作用于行为客体时所使用的方法和应用的工具。
5. 行为结果　行为主体预想的行为与实际完成的行为之间相符的程度。

(三) 行为的分类

人类行为可分为本能行为和社会行为两大类。

1. **本能行为**　由人类的生物性所决定，通过遗传先天获得，而非后天习得。本能行为包括：个体生存本能，如摄食和睡眠；种族保存本能，如繁殖和养育后代；自我防御本能，如对外来侵害的反抗和躲避。人的本能行为受到社会、文化和心理等诸多因素的影响和制约。如人有性冲动的本能，但发生性行为必须受到社会道德、法律和舆论的约束。

2. **社会行为**　社会行为是人在社会化过程中为了自身生存和发展而形成的一系列行为。它由人的社会性所决定，其根本动力是社会心理因素的影响和驱动。社会化过程是指个体学习社会文化和行为方式，使自身行为接受制约和改造，以适应社会环境的过程。这个过程要求人们通过不断学习、模仿、接受教育和与人交往，逐步促使自己的行为得到社会承认，符合道德规范，具有社会价值，能与周围环境适应，最终使自然人转变成社会人。社会行为包括职业技能、社会角色行为、娱乐行为等类型。

(四) 行为的特点

1. **目的性**　目的性是人类行为区别于动物行为的重要标志。人的绝大多数行为都具有明显的目的性和计划性。这种目的性使人类既能适应环境，又能按照自己的愿望去改造环境。因此，人类行为的目的性是开展健康教育的前提，它可帮助人们改善行为，向促进健康方向转变。

2. **可塑性**　人类行为的可塑性是指人通过不断学习而发展变化的特性。通常，人的年纪越小，行为的可塑性越大。健康教育者应充分利用这种特性，抓好人的社会化关键期教育，帮助人们改变不良行为，养成健康文明的行为习惯。

3. **差异性**　人类行为因遗传、环境、学习经历等因素的不同而具有较大差异性。因此，实施健康教育务必采取因人而异、因势利导的举措。

二、人类行为的影响因素

在人类行为形成和发展的过程中，遗传因素、环境因素和学习因素发挥着重要的作用。

1. **遗传因素**　大量动物实验和人类学研究发现，遗传因素对人类行为有重要的影响。人类基因的稳定性可使人类继承在长期进化过程中所获得的行为优势；人类基因的突变、选择和整合又使人类行为不断更新发展，形成丰富多彩的特色；人类基因的复杂决定了人类行为的复杂性和多样性。除影响行为外，人类基因还能决定人的行为特征和行为倾向。如同卵双胞胎行为特征和行为倾向的相似正是遗传物质影响的结果。

2. **环境因素**　人类行为是环境刺激作用于机体的产物。因此，环境因素对人类行为的形成和发展具有重要的影响。实际上，环境对于人类行为的影响有大小、强弱之分，如图2-1以分层方式将影响行为的环境因素分为3层，不同层次的因素影响行为的范围和力度相应不同。一般，处于内层的因素，如性别、年龄、知识、技术等主要影响个体，并决定个体接受环境作用的程度，个体对这些因素的控制能力也较大；而生态环境、风俗习惯、卫生服务、社会经济、法律制度等外层因素，则会在更大范围内影响群体的行为，个体对这些因素的控制能力非常有限。在环境对人的行为产生影响的同时，人可通过积极建设有利环境、改造不利环境的行为，充分发挥对环境的反作用，以缩小环境对人类行为的负性影响。

3. 学习因素　学习是人类行为形成和发展过程中必不可少的要素，人类行为尤其是社会行为，必须通过学习来形成和发展。通常，学习分模仿、系统教育和强化教育三个层次。高层次的学习过程较为复杂，主要是在教育者的启发下，使学习者全面理解和认识目标行为，实现主动学习，并使这种行为得到不断强化和巩固。学习因素对个体工作和生活技能的形成与发展以及改变危害健康行为起着非常重要的作用。

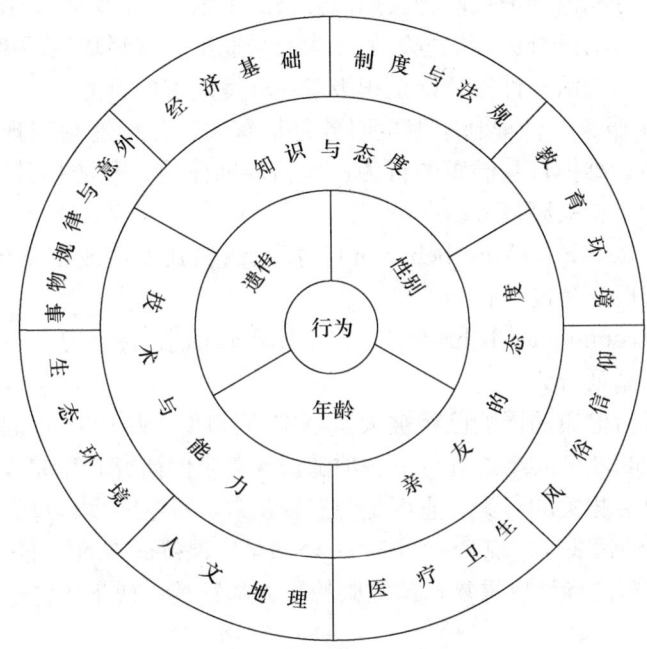

图 2-1　行为的环境影响因素示意图

第二节　健康相关行为

健康相关行为（health related behavior）是指个体或群体的与健康或疾病有关联的行为。通常，按照行为对行为者自身和他人健康状况的影响，可把健康相关行为分为促进健康行为和危害健康行为两大类。

一、促进健康行为

促进健康行为（health promoted behavior）是指个体或群体的有利于自身和他人健康的行为。其主要特点有：①有利性：行为表现有益于自身、他人和整个社会的健康，如不吸烟、不酗酒等；②规律性：行为表现有规律可循，无偶然性，如定时定量进餐；③和谐性：个体行为能根据环境调整，使其与所处的环境和谐；④一致性：个体外显行为与内在心理情绪一致，无矛盾；⑤适宜性：行为强度适宜，能理性控制，无明显冲动表现。

（二）促进健康行为的类型：

1. 日常健康行为　日常健康行为是指日常生活中有益于健康的基本行为，如合理营养、充足睡眠、适量运动、积极休息与饭前便后洗手等。

2. 戒除不良嗜好　不良嗜好是指对危害健康的个人爱好，如吸烟、酗酒与滥用药品等。因此，戒烟、戒酗酒、戒药物滥用、戒上网成瘾等都是戒除不良嗜好的行为。

3. 预警行为　预警行为是指对可能发生的危害健康事件采取预防措施以防止事故发生，并能在事故发生后的正确处理行为。如驾车使用安全带，溺水、车祸、火灾等意外事故发生后的自救和他救行为。

4. 避免环境危害行为　避免环境危害行为是指避免暴露于自然环境和社会环境中的有害健康的危险因素，分积极和消极两种。如离开被二手烟污染的环境、在有污染的环境中工作时穿戴防护用具，为消极避免环境危害的行为。采取措施减轻环境污染、积极应对那些引起人们心理应激的紧张生活事件等，则是积极避免环境危害的行为。

5. 合理利用卫生服务　合理利用卫生服务是指有效、合理地利用现有的卫生保健服务资源，实现三级预防，维护自身健康的行为，包括定期体检、预防接种、患病后及时就诊、遵从医嘱、配合治疗、积极康复等。

（1）求医行为（health-seeking behavior）：指人们感到不适或察觉到自己患有疾病时，主动寻求科学可靠的医疗帮助的行为。

（2）遵医行为（compliance behavior）：指个体在确诊患有疾病后，积极遵从医嘱检查、用药，配合治疗的一系列行为。

行为和生活方式对健康的影响已经被大量事实所证明。从1967年起，美国学者布莱斯勒（Breslow）等对6828名成年人进行了一项随访5年半的研究，结果发现7项与人们的期望寿命和良好健康显著相关的行为。它们是：三餐正常，不吃零食；每天吃早餐；每周2～3次的适量运动；适当的睡眠（每晚7～8小时）；不吸烟；保持适当的体重；不饮或少量饮酒。

WHO前总干事布伦特兰也重复强调健康的4大基石是：戒烟限酒、合理营养、适量运动、心理平衡。

二、危害健康行为

危害健康行为（health-risky behavior）是指个体或群体的不利于自身和他人健康的行为。其主要特点为：①危害性：行为对自己、他人和社会健康产生直接或间接的危害；②稳定性：行为的发生无偶然性，有一定的作用强度和持续时间；③习得性：行为是个体在后天的生活经历中学会的，故有"自我制造的危险因素"之称。

（一）危害健康行为的分类

1. 不良生活方式　生活方式（life style）是指日常活动和职业活动中的行为习惯及其特征，其中习惯是持续的定式化行为。不良生活方式则是一组习以为常的、对健康有害的行为习惯，如吸烟、酗酒、缺乏体育锻炼、不良饮食习惯（高盐高脂饮食、偏食、挑食、好吃零食与烟熏火烤食品、进食过快、过热、过硬、过酸等）。不良生活方式与肥胖、心血管系统疾病、早衰、癌症等的发生密切相关。因此，不良生活方式比其他行为对健康的危害更大。

2. 致病性行为模式　致病性行为模式是导致特异性疾病发生的行为模式，国内外研究较多的是A型行为模式和C型行为模式。A型行为模式是一种与冠心病密切相关的行为模式，表现为争强好胜，工作节奏快，有时间紧迫感；警戒性和敌对意识较强，勇于接受挑战并主动出击，但一旦受挫就不耐烦。具有A型行为者冠心病的发生率、复发率和死亡率均显著高于非A型行为者。C型行为模式是一种与肿瘤发生有关的行为模式，其核心行为表现是情绪过分压抑和自我克制,爱生闷气,表面隐忍而内在情绪起伏大。研究表明,C 型行为者宫颈癌、胃癌、结肠癌、肝癌、恶性黑色素瘤的发生率是其他人的 3 倍左右。

3. 不良疾病行为　不良疾病行为是指个体在从感知自身有病到疾病康复的全过程中所表现出的不利于健康的行为。常表现为:疑病、瞒病、恐病、讳疾忌医、不及时就诊、不遵从医嘱、求神拜佛、自暴自弃等。

4. 违规行为　违规行为是指违反法律法规、道德规范的危害健康行为,如吸毒、性乱等。违规行为既直接危害行为者的个人健康,又严重影响社会健康与正常的社会秩序。如吸毒可直接产生成瘾行为,导致吸毒者身体极度衰竭,静脉注射毒品还可感染乙型肝炎和艾滋病;此外,混乱的性行为可导致意外怀孕、感染性传播疾病和艾滋病。

(二) 不良行为生活方式影响健康的特点

1. 潜伏期长　不良生活方式形成后,要经过相当长的时间才能以明显的致病作用对健康产生影响。这个特点使人们难以早期发现、理解不良生活方式与疾病的关系,加上行为的习惯性,改变起来难度很大。但根据其潜伏期长的特点,可使我们有充足的时间进行干预,以防范或减少不良生活方式对健康的危害。

2. 特异性差　与致病行为模式的特异性不同,不良生活方式与疾病之间没有明确的对应关系。一种不良生活方式与多种疾病或健康问题有关,而一种疾病或健康问题又与多种不良生活方式有关。例如,吸烟与肺癌、冠心病、高血压等多种疾病有关;而高血压又与吸烟、高盐饮食、缺乏锻炼等多种不良生活方式有关。

3. 协同作用强　当多种不良生活方式并存时,往往能协同作用,互相强化。这种协同作用产生的危害明显强于每种不良生活方式单独的危害作用。

4. 变易性大　不良生活方式对健康的危害大小、发生时间的早晚存在着明显的个体差异。如同样是吸烟,有的人会发生肺癌,有的人却不引起肺癌。此外,即便是同时开始不良生活方式,且作用量与作用时间相同,所产生的结果也互有差异,难以相同。

5. 广泛存在　由于不良生活方式广泛存在于人们的日常生活中,故具有不良生活方式的人很多,可对健康产生广泛的危害。

第三节　健康相关行为改变理论与干预原则

一、指导改善健康相关行为的常用理论

与人类其他行为一样,健康相关行为作为一种复杂的活动,深受遗传、心理、自然和社会环境等多种因素的影响。因此,健康相关行为的改变是一个相当复杂的过程。为有效地改变人类的健康相关行为,各国学者、专家提出多种改变行为的理论模式,以期改变人们的健康相关行为,促进人类健康。这些理论模式主要有:

(一) 认知理论

认知 (cognition) 是指人们获得和利用信息的活动过程。包括接收到外界信息的刺激;对接收到的信息作出解释;对信息作出反应,采取适当行动。认知理论 (cognitive theory) 认为只有在人们感知信息,认同信息内容、产生行为意愿,并具有行为所需技能后行为才能得以实现。

知、信、行是知识、信念和行为的简称,健康教育的知、信、行 (knowledge, attitude，belief and practice，KABP 或 KAP）模式实质上是认知理论在健康教育中的应用。知、信、行理论认为：卫生保健知识和信息是建立积极、正确的信念与态度，进而改变健康相关行为的基础，而信念和态度则是行为改变的动力。只有当人们了解了有关健康知识，建立起积极、正确的信念与态度，才有可能主动地形成有益于健康的行为，改变危害健康的行为。

如吸烟是一种存在多年、并形成了一定行为定式的危害健康行为。要让吸烟者戒烟，改变吸烟行为，首先就要让吸烟者了解吸烟对健康的危害、戒烟的益处以及如何戒烟的知识，逐步帮助吸烟者奠定戒烟基础。只有这样，吸烟者才会形成吸烟有害健康的信念，对戒烟持积极态度，并相信自己有能力戒烟，进而依靠戒烟的知识动力真正做到戒烟。

"知信行"理论可以简单地以图 2-2 表示：

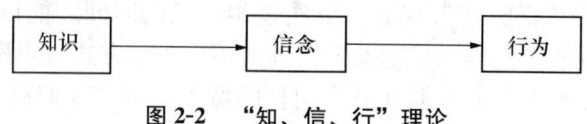

图 2-2 "知、信、行"理论

实际上，要使知识转化为行为，需有一个漫长而复杂的过程。在这个过程中，很多因素均可影响从知识到行为的顺利转化，任何一个因素都可能导致行为的形成或改变的失败。

由图 2-2 可见，知识、信念与态度是行为产生的必要条件，但有了前者并不一定导致后者。在促使人们健康行为的形成、改变危害健康行为的实践中，只有全面掌握知、信、行转变的复杂过程，才能及时、有效地消除或减弱不利影响，促进形成有利环境，进而达到改变行为之目的。

（二）健康信念模式

健康信念模式（health belief model，HBM）由美国社会心理学家于 20 世纪 50—60 年代提出，用于解释人们的预防保健行为，特别是分析哪些因素影响人们遵从医学建议的行为。这个理论强调接受信息、改变行为的过程感知（perception）在决策中的重要性，因而是一个运用社会心理学方法解释健康相关行为的理论模式（图 2-3）。该理论认为信念是人们采纳促进健康行为的基础，如果人们具有与疾病、健康相关的信念，他们就会采纳健康行为，改变危险行为。

在健康信念模式中，是否采纳促进健康行为与下列因素有关：

1. 感知疾病的威胁 对疾病威胁的感知（perceived threat of disease）由对疾病易感性的感知和对疾病严重性的感知构成。对疾病易感性和严重性的感知程度高，即对疾病威胁的感知程度高，是促使人们产生行为动机的直接原因。

（1）感知疾病的易感性（perceived susceptibility of disease）：指个体对自身患某种疾病或出现某种健康问题的可能性的判断，包括对医生判断的接受程度和自身对疾病发生、复发可能性的判断等。人们越是感到自己患某疾病的可能性大，越有可能采取行动避免疾病的发生。

（2）感知疾病的严重性（perceived severity of disease）：指个体对罹患某种疾病严重性的看法。疾病的严重性既包括疾病对躯体健康的不良影响，如疾病会导致疼痛、伤残和死亡等；还包括疾病引起的心理、社会后果，如疾病会影响工作、家庭生活、人际关系等。人们往往会采纳健康行为，防止严重健康问题的发生。

2. 感知健康行为的益处和障碍 感知健康行为的益处（perceived benefits of health ac-

tion）是指个体对采纳行为后能带来益处的主观判断，包括保护和改善健康状况的益处和其他实际收益。通常，人们认识到采纳健康行为的益处或认为益处很多，则更有可能采纳该行为。

感知健康行为的障碍（perceived barriers of health action）是指个体对采纳健康行为会面临障碍的主观判断，包括行为的复杂性、所需时间、经济负担等。如感觉障碍多，就会阻碍个体采纳健康行为。

因此，个体对健康行为益处的感知越强，采纳健康行为的障碍就越小，个体采纳健康行为的可能性越大。

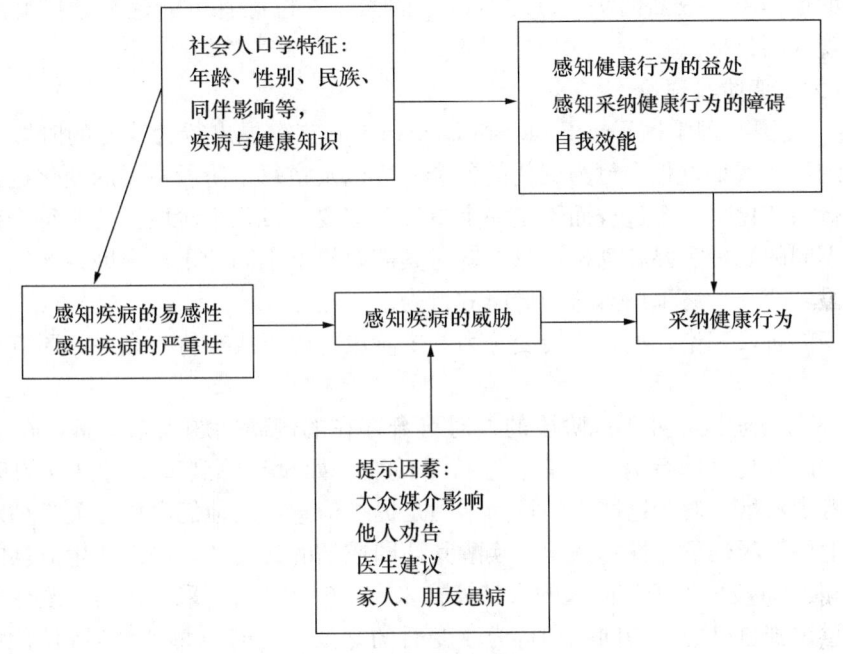

图 2-3　健康信念模式

（引自：Irwin M. Rosenstock，Historical Origins of the Health Belief Model，Health Education Monographs，2（4），1974）

3. 自我效能　自我效能（self-efficacy）是个体对自己能力的评价和判断，即是否相信自己有能力控制内、外因素而成功采纳健康行为，并取得期望结果。自我效能高的人更有可能采纳所建议的促进健康行为。

4. 提示因素　提示因素（cues to action）是指诱发健康行为发生的因素，如大众媒介的疾病预防与控制栏目、医生建议采纳的健康行为、家人或朋友患有此种疾病等，都有可能作为提示因素，诱发个体采纳健康行为。提示因素越多，个体采纳健康行为的可能性越大。

5. 社会人口学因素　社会人口学因素包括年龄、性别、民族、人格特点、社会阶层、同伴影响以及个体所具有的疾病与健康知识等。具有卫生保健知识的人更容易采纳健康行为，不同年龄、性别、个性特征的人采纳健康行为的可能性相应不同。

综上所述，健康信念模式在采取促进健康行为、放弃危害健康行为的实践中遵循以下步骤：

（1）充分让人们对其危害健康行为感到害怕。

（2）使人们坚信：一旦放弃这种危害健康行为、采取相应的促进健康行为会得到有价值的后果，同时也清醒地认识到行为改变过程中可能出现的困难。

（3）正确教育、引导人们更新知识，转变理念，增强改变行为的信心。

现以酗酒引起酒精性肝硬化为例，介绍健康信念模式的作用。某人55岁，近期查体发现患有肝硬化，没有肝炎病史，由长期酗酒引起，医生建议他要控制每日饮酒量甚至戒酒。他认识到自己长期酗酒会引起肝硬化（感知疾病的易感性），肝硬化严重的可以发展为肝癌，甚至肝性脑病导致死亡（感知疾病的严重性）。他相信戒酒对控制肝硬化有好处（感知健康行为的益处），同时他觉得改掉多年来养成的习惯太难了（感知健康行为的障碍），但是他相信自己通过努力可以逐渐改掉酗酒的坏习惯（自我效能）。在这种情况下，医生的建议（提示因素）帮助他作出了戒酒的决定。综合以上因素，这位患者可能逐渐改掉酗酒的不良习惯，真正实现戒酒目标。

（三）行为改变阶段理论

1982年，美国心理学家Prochaska和Diclemente首次提出行为改变的阶段理论，描述和解释了吸烟者在戒烟过程中行为变化的各个阶段以及在每个阶段主要的变化过程。该理论认为，人的行为变化是一个过程而不是一个事件，需要经过几个阶段。处于每个行为改变阶段的人都有不同的心理需要和动机，只有针对其需要提供不同的干预帮助，才能促使教育对象向下一阶段转变，最终采纳有益于健康的行为。

行为改变的阶段理论，把行为转变分为5个阶段，对于成瘾行为来说，还有第6个阶段即终止阶段。

1. **无转变打算阶段** 处于此阶段的人对自身存在的健康问题尚未了解，在最近6个月内，没有考虑改变自己的行为，或有意坚持不改变。如没有感到吸烟对自身的健康造成危害，而从未考虑戒烟。对于这些人的行为干预是提供信息，向他们宣传有关吸烟危害健康的知识，提高他们对吸烟危害性的认识，唤醒其认同戒烟的必要性，进而产生戒烟的愿望。

2. **打算转变阶段** 处于该阶段的人打算在未来（6个月内）采取行动，改变危害健康行为。他们已意识到自己的行为问题和行为改变后的好处，同时也感到会遇到的困难和阻碍。于是在改变行为的好处和困难中权衡，处于犹豫不决的矛盾心态。如认识到吸烟对健康的危害，又感到戒烟太难而犹豫不决。针对处于这一阶段人群的特点，行为干预要进一步提高他们的认知，调动其改变行为的积极性。

3. **转变准备阶段** 进入转变准备阶段的人将于未来30天内改变行为。他们对行为改变的态度积极，并作出改变行为的承诺。如以戒烟为例，准备戒烟者向亲属、朋友宣布自己要戒烟，并咨询有关戒烟事宜，购买可帮助戒烟的书籍，制订戒烟时间表等。因此，应给他们提供科学的戒烟方法和抵抗社会压力的环境支持，鼓励他们尝试戒烟。

4. **转变行为阶段** 处于这个阶段的人，在过去的6个月中目标行为已有所改变，但不是所有的行动都可以看成行为改变。因为行为改变必须符合专家判断的已达到足以降低疾病风险的标准。如就吸烟而言，减少吸烟量不属于转变行为，真正戒烟才是转变吸烟的行为。因此，对于已经开始戒烟的人们，要鼓励、帮助他们克服戒烟的困难和阻碍，不断提供环境支持，以帮助他们达到戒烟、转变吸烟行为之目的。

5. **维持阶段** 在该阶段的人已维持新行为状态长达6个月以上，已达到预期目的。此时，行为干预的重点是巩固成果，防止复发。因此，需要不断强化有关教育、心理和环境的支持。

6. **终止阶段** 终止阶段往往是成瘾性行为转变特有的阶段。在这个阶段中，行为转变者对维持行为改变有高度的自信心,不会受到诱惑。尽管有过沮丧、无聊、孤独、愤怒的情绪,但能坚持下去,以确保不让以往的行为习惯复发。研究表明,大约20%的人能够达到这个阶段,经过这个阶段便不会再复发。

总之,处在不同阶段以及从前一个阶段过渡到下一个阶段的人,都会发生不同的心理变化。如从无转变打算到打算转变阶段,主要是重新认识原有的危害健康行为,并产生焦虑、恐惧情绪。同时,在提高了对周围提倡的促进健康行为认识的基础上,意识到应改变自己的危害健康行为;从打算转变阶段到准备转变阶段,主要经历自我再评价,意识到自己应抛弃危害健康行为;从准备转变阶段到转变阶段,要通过自我解放,树立改变行为的信念,作出改变行为的承诺;当转变行动一旦开始,要及时建立社会支持网络、社会风气变化等多种支持机制,来促使行动进行下去。

开展行为干预首先要确定目标人群所处的阶段,然后有针对性地采取干预措施,力争取得预期的效果。表2-1中以戒烟为例,提出了针对不同阶段使用的干预策略。

表 2-1 戒烟干预在不同阶段使用的干预策略

变化阶段	干预策略
无转变打算阶段	普及吸烟对健康危害的知识,让人们对吸烟行为感到恐惧、焦虑、担心等,意识到在自己周围环境中,吸烟已经成为一种危害健康行为
打算转变阶段	刺激人们尽快行动,让他们充分认识吸烟的坏处,应该改变这种行为
转变准备阶段	要求人们做出承诺,使他们的行动得到监督
转变行为阶段	了解戒烟有哪些困难和阻碍,如何克服
维持阶段	建立社会支持网络,取得家庭成员、同事和朋友的支持;对家庭、工作场所的戒烟行为给予奖励,或举办戒烟竞赛,形成一种以不吸烟为荣的社会风气
终止阶段	较长期的随访,当戒烟者遇到其他生活问题时给予他们支持,帮助防止反复

(四) 群体动力论

群体动力论 (group dynamics) 借用了力学原理来解释群体对群体中个体的影响,进而揭示群体行为的特点。社会心理学家 Kurt Lewin 认为,人们结成群体后,个体间会不断相互作用、相互适应,从而形成群体压力、群体规范、群体凝聚力等,既影响和规范群体中个体的行为,也最终影响群体行为。群体动力论的要素包括:

1. **群体规范** 群体规范是指群体形成的、群体成员需要遵守的行为准则,可以是明文规定的守则、规范,也可是不成文的、约定俗成的概念框架。群体规范可以约束群体中的个体行为,也有助于形成群体凝聚力。

2. **群体凝聚力** 群体凝聚力是指群体对其成员的吸引力和群体成员间的相互吸引力。群体凝聚力与群体规范有关,并受其他人文因素的影响。在凝聚力大的群体中,个体的集体意识强,人际关系良好,产生的群体行为强度大。

3. **群体士气** 在行为科学中,群体士气是群体中个体对群体的满足感、自豪感、归属感等的统称。在士气高的群体中,个体对群体的满意度高,更能自觉遵守群体规范。

4. **群体压力** 群体压力是指群体中形成的一种氛围,使个体不得不按照群体规范行事,与群体中的绝大多数保持一致。

(五) 组织变化阶段理论

组织变化阶段理论 (stage theory of organization change) 关注的核心是组织在变化过

程中必须经历的阶段以及各阶段影响变化的因素和措施。该理论也由 Lewin 于 1951 年最早提出，经随后近 30 年的不断丰富和完善，形成了 Beyer 等描述的 7 个阶段模式：

1. 认识到组织中存在的问题，并意识到组织行为已不能满足组织发展的需要。
2. 提出解决问题的策略和方法。
3. 评估各种策略、方法的可行性、预期结果、成本与效益等。
4. 在明确实施哪些行为改变才能更好地满足组织的需要基础上，进行决策。
5. 开始尝试组织行为的变化。
6. 行为改变全面铺开，并为这种组织的改变配置资源。
7. 将变化以组织运行机制的方式确定下来，以求实现变化的可持续性。

二、健康相关行为的干预与转变主要步骤

改变个体和群体的健康相关行为是健康行为学重要的目的之一。对个体和群体不利于健康的行为实施干预与矫正，也是健康教育与促进中的重要手段。

（一）健康相关行为转变的主要步骤

1. 教育者和受教育者对促进健康行为、危害健康行为有明确的认识，能真正认清哪些行为有益于健康，哪些行为有害于健康。
2. 教育者和受教育者了解健康行为对健康有哪些好处，益处有多大；危险行为对健康有哪些害处，危害程度如何。
3. 教育者提倡、鼓励人们采纳健康行为、改变危险行为；受教育者有采纳健康行为、改变危险行为的愿望，并决心采取行动。
4. 教育者帮助受教育者掌握行为改变的方法；受教育者目标明确，能按照行为改变的方法去做。
5. 教育者加强对健康行为的强化和督促；受教育者巩固和发展有益于健康的行为。

三、群体行为干预与个体行为矫正

（一）群体行为干预

在促使某一特定人群形成健康行为、改变危险行为的过程中，常用群体行为综合干预手段，其干预机制为：

1. **政策倡导** 政策、法规、制度等是群体行为的根本原则与依据，因此对群体行为的改变有重要影响。为此，需要利用文件报告、数据分析、典型案例、媒体呼吁等策略和活动积极影响决策者，以制订有益于健康的公共政策，并使群体行为干预得到组织、资源、舆论等方面的支持。

2. **目标人群行为干预** 改变群体行为需要从群体中的每个个体和整个群体两方面入手，尤其应充分利用群体有群体目标、组织、规范等独特优势。通常采用的人群干预方法有：

（1）信息传播：利用大众媒体、培训与讲座、分发宣传材料等方法，向目标人群传播有关疾病与健康、如何改变行为等信息，为行为转变奠定基础。

（2）心理支持与压力：群体成员之间往往具有亲密关系，每个成员有群体归属感和集体荣誉感。在这样的群体环境中，率先改变行为的个体可成为群体中的骨干，起到示范与带动他人共同行动的作用。此外，由于归属感和集体荣誉感的存在，群体成员常会受到群体规范的制约，形成群体压力。这种支持与压力的联合作用能有效地促使群体中的个体形成健康行为，改变危险行为。

(3) 竞争与评价：在群体间引入竞争与评价机制，利用群体凝聚力，激发群体的强大力量，促使群体成员健康行为的形成与巩固。评价可以总结成功经验，发现现存问题，从而激励行为干预成效好的群体，督促行为干预有差距的群体，发扬优势，弥补不足，共同达到增进健康的干预目的。

3. 环境改善

(1) 改善环境条件：在行为干预中，改善环境条件是必须考虑的一个因素。如果没有环境条件的支持，人们就是作出了改变行为的决定，也会因环境条件的制约而无法实施。如我国已经制定了对职业健康危害进行防护的相关法规，当职业人群认识了工作性质，并愿意采取行动保护自身健康时，如果缺乏相应的防护设施，就无法实现人群的健康行为。

(2) 增大社会支持力度：实施行为干预要通过社会舆论的大力倡导，逐步形成关注健康、接受促进健康行为的群体氛围和社会支持力度，为行为干预创造良好的社会环境。

(二) 个体行为矫正

行为矫正（behavior modification）是指按照一定的期望，在一定条件下采取特定的措施，促使矫正对象改变自身特定行为的行为改变过程。行为矫正过程的核心问题是针对矫正对象的具体行为来选择矫正技术。迄今，在健康教育领域运用较为广泛的行为矫正技术有以下4类：

1. 脱敏疗法　脱敏疗法又可分为系统脱敏疗法、接触脱敏疗法和自身脱敏疗法等。主要用于消除个体因对某种因素过于敏感而产生的不良行为表现，如恐惧症、焦虑症和紧张症等。该方法以认知原理为基础，在矫正中有目的、循序渐进地主动提供这一刺激因素，适时修正个体对刺激因素的错误认知，再通过反复操作、强化，可达到消除这种过于敏感行为的目的。

2. 示范疗法　将所要形成的健康行为或所要改变的危险行为分解成不同阶段或不同表现，设计相应的模拟场景，让行为矫正对象扮演其中角色或观察角色行为，身临其境模仿角色的示范，从中得到启发，促进态度和行为转变。

3. 厌恶疗法　厌恶疗法的基本做法是每当矫正对象出现目标行为或出现该行为的欲望冲动时，就给予矫正对象一个能引起负性心理效应的厌恶刺激。反复作用后，在矫正对象的内心就会建立起该行为与恶性刺激之间的条件反射，引起内心的由衷厌恶，直至消除该行为。常用于矫正各种成瘾行为（如吸烟、酗酒、吸毒）、强迫症、恐惧症、异常癖好等。厌恶疗法使用时：一要注意持续性，否则无法建立条件反射；二要注意强度的适宜性，使用不当可能引发新的紧张刺激；三要注意矫正原理的保密性，以防矫正对象产生对抗心理，无法实施行为矫正。

4. 强化疗法　强化疗法是一种在行为发生后通过正强化或负强化来矫正行为的方法，是目前最有前途的个体行为矫正手段。当矫正对象表现出有益于健康的行为时，对矫正对象施以正强化，以肯定和巩固其健康行为。正强化的形式有口头表扬、货币奖励、物质奖励等。反之，当矫正对象表现出危害健康的行为时，对其施以负强化，如批评、惩罚等，使矫正对象由于逃避负强化而放弃不利于健康的行为。

第四节　健康心理与心理卫生维护方法

社会变革引起人际关系、生活节奏的改变，心理压力、心理危机问题成为困扰人们精神的桎梏。维护心理健康是广大人民群众日常生活的需要，健康心理问题已成为专业工作者包括健康教育与健康促进工作者的重要研究领域。

一、健康心理概念与标准

（一）健康心理的概念

心理健康（mental health）是指个体在自身和环境许可的条件下所能达到的最佳心理状态。所谓最佳心理状态并非是一种绝对理想的状态，而是一种在适应不断变化的环境中所能达到的最佳状态。因此，心理健康又被认为是一种与个人的心理承受能力和对环境的适应能力相关的心理状态。

心理健康是人体健康必不可少的组成部分。心理健康与生理健康密切相关，可对生理健康产生重要影响，即心理变化会引发生理变化，最终导致心身疾病（psychosomatic disorder），即由心理因素引起的躯体疾病。当个体处于心理健康状态时，不仅自我感觉良好，而且能与周围人群和谐相处，密切交往，有利于实现自身的价值。

健康心理（health psychology）是健康教育与健康促进的一个基础学科和重要组成部分。健康心理主张运用心理学与健康促进的手段，维护和增进人们的心理健康，提高人们的适应能力和创新能力。

（二）健康心理的标准

心理健康的判断不像生理健康那样具备客观的、可测量的生物学指标，而只能笼统地用正常或异常来表示。实际上，由于心理健康是一个连续的状态，并受到文化和社会背景的影响。心理健康状况的正常和异常至今没有明确的界限。心理学家们对心理健康的标准提出了各自不同的看法。较有代表性的、可操作性较强的是美国心理学家马斯洛（A. H. Maslow，1908—1970）提出的。他认为，判断一个人心理健康应具备以下 10 条标准：

1. 具有充分的适应能力。
2. 充分了解自己，并能恰当评价自己的能力。
3. 具有切合实际的生活目标。
4. 能与周围的环境保持良好的接触。
5. 具有独立、完整与和谐的人格。
6. 具有从经验中学习的能力。
7. 能保持良好的人际关系。
8. 能适度地发泄和控制自己的情绪。
9. 在不违背集体意志的前提下，有限度地发挥自己的个性。
10. 在不违背社会规范的情况下，个人基本需求能恰当满足。

此外，我国的心理学家还从适应能力、耐受力、控制力、意识水平、社会交往能力、康复力、愉快胜于痛苦的道德感等方面阐述了心理健康的标准。归纳起来，以下五个方面最为重要：智力正常、情绪良好、人际和谐、社会适应、人格完整。

二、情绪与健康

人在生活中，随时都会发生喜怒哀乐等情绪的起伏变化，人的一切活动无不打上情绪的印迹。人需要积极的、快乐的情绪，它是获得健康、幸福与成功的动力，使人充满生机；人也会体验焦虑、痛苦等消极的情绪，它使人心灰意冷，沮丧消沉，若不妥善处理，可严重危害身心健康。人的一生，就是这样游弋在情绪海洋中，在色彩斑斓的情绪世界里领略人生五味。

1. 情绪的基本概念　情绪（emotion）是人对客观事物的一种态度体验，是个体与环境意义事件之间关系的反映。情绪产生的源泉是客观现实。它常伴随感觉而发生，如触景生情；又常与记忆思维相连，如谈虎色变。

情绪具有两极性，人的需要得到满足或基本满足，便产生积极肯定的情绪体验，如愉快、高兴、欢乐等；人的需要得不到满足，或与他本人的需要刚好相反，便会引起消极或否定的情绪体验，如愤怒、哀怒、忧郁等。

2. 不良情绪的危害　人在恐惧时，可使意识变得狭窄，判断力、理解力降低，甚至理智和自制力丧失，造成正常行为瓦解。流行病学研究指出，紧张的生活事件如战争、空袭、迁居到不同社会文化和地理环境中、生活方式和社会地位的改变等，高血压、溃疡病等心身疾病的发病率明显增加。有的研究报告丧偶6个月的妇女，其冠心病的发病率为正常妇女的1.6倍。动物实验也十分支持不良情绪的致病作用。把两只同窝生的羊羔放在相同的水分、阳光、食物的条件下生活，但在其中的一只羊羔旁拴着一只狼，让它总见狼，结果这只羊羔在恐惧中，不思饮食，逐渐消瘦而死，而另一只羊羔则健康成长。

3. 健康情绪的培养　情绪与人体健康有着极其重要的关系。努力培养乐观情绪是保持健康的重要方面。

(1) 培养幽默感：幽默感是有助于一个人适应社会的工具。当一个人发现不协调现象时，既要能客观地面对现实，同时又要不使自己陷于激动的状态，最好的办法是以幽默的态度应付，往往可以使一个本来紧张的情况变得比较轻松，使一个窘迫的场面在笑声中消逝。

(2) 增加愉快生活的体验：每一个人的生活中包含有各种喜怒哀乐的生活体验，对于一个心理健康的人，多回忆正面的愉快的生活经验，有助于克服不良情绪状态。

(3) 使情绪获得适当表现的机会：人在情绪不安与焦虑时，不妨找好朋友说说，找心理医生咨询，甚至可以一个人面对墙壁，倾吐胸中的郁闷，把想说的说出来，心情就会平静许多。

(4) 善于从光明一面观察事物：任何一个事件，如果能从不同的角度去观察，就会给人以不同的印象，很多表面看上去是引人生气、极其悲伤的事件，如果从另外的角度去看，可以发现一些正面积极的意义，如"塞翁失马，焉知非福"。

三、人格与健康

人格（personality）是心理特征的整合统一体，是一个相对稳定的结构组织，在不同的时空背景下影响人的外显和内隐行为模式的心理特征。人格是人的心理行为基础，是影响人的心身健康的关键性因素之一。

1. 人格的特征

(1) 整体性：人格标志一个人表现在行为模式中的心理特性的整合体，它是一种心理组织，构建成一个人内在的心理特征结构。

(2) 稳定性：由许多个性特征组成的人格结构是相对稳定的，在行为中经常地、一贯地予以表现。这种稳定性具有跨时空的性质，同时又有不断发展的特征。

(3) 独特性：由于人格结构组合的多样性，构成了不同人之间的个体差异性。尽管不同人可以有某些相同的个别特征，但他们的整体人格不会完全相同。

(4) 适应性：是人格的"支撑"行为，它驱使人趋向或回避某种行动，寻找或躲开某些刺激。人格是构成人的内在驱动力的一个方面。这种驱动力反映着人格对人的生活活动具有适应性的品质。

(5) 社会性：人格是在个体生活过程中形成的，它在极大程度上受社会文化、教育教养内容和方式的塑造，然而它以个体的神经生理特点为基础。

2. 人格特征与疾病　美国的 Friedman 从 1960 年开始，对 3000 多名中年雇员进行了长达 8 年半的研究随访，最后发现冠心病的发病率在 A 型行为的人是 B 型行为的人的两倍。

英国学者 Creer 以及后来的德国学者 Baltrush 经过长期研究发现，癌症患者具有某些人格特征——C 型行为模式。

人格是一个人心身健康或疾病的重要心理基础。人格特征影响了一个人得病的概率、患病的种类、病程的长短、愈后的效果等。可以说，人格是压力与健康两者之间的中介变量。

Kobasa 于 1979 年提出了"个性坚韧性"的概念。他指出，同样处于压力事件下，有的人安然无恙，有的人却积忧成疾，原因在于他们有不同的人格结构。那些对于发生在生活事件中有着控制感的人比无能为力的人，那些能置身于各种活动领域的人比那些隔绝于世的人，那些把变化视为挑战的人比那些视为威胁的人，更能保持心身协调和健康。这三方面构成了"坚韧性"的人格特征。

3. 健全人格的塑造　人格健全是心理健康的集中体现。培养健全人格是促进个体心理健康的有效途径，主要应从以下几个方面进行：

(1) 注重发挥人格发展中的生物、心理和社会诸因素的作用，努力创造人格健全发展的内外条件。根据人格的形成和发展受多因素制约的实际，认清和把握人格发展的前提是遗传因素；人格发展的内在动力是个体的内部矛盾；人格发展的决定作用是社会生活条件；人格发展的主要途径是社会实践；监督矫正人格发展的是个体自我意识。

(2) 重视早期生活经验，奠定人格发展的良好基础。人格作为一个人整个生活经历的积淀和反映，其早期生活经历在人格形成中是最先发挥作用和起主要作用的因素。因此，人格塑造要从小抓起。

(3) 保持人格发展的内在协调性、平衡性和可塑性。依据人格不断变化的特性，要努力避免某些人格特征发展过分或发展不足的弊病，以防扭曲人格结构，甚至导致人格发展畸形的问题。

(4) 加强人格与环境的协调性培养。在与环境相互作用过程中，要能动地适应环境，发展人格。既不能压抑或扭曲人格，又不能与环境产生严重的冲突。应使所培养的健康人格不仅内部表现统一、协调，而且内外表现也平衡和谐。

四、人际关系与健康

1. 人际关系概述　人际关系（interpersonal relation）是指在社会生活实践中，个体所形成的对其他个体的一种心理倾向及其相应的行为。它主要由交往者的行为举止、沟通情绪和认识状态所组成。实际上反映了人与人之间的心理距离。因为人与人之间的亲近或疏远、友好或敌对、合作或竞争等关系，都是这种心理距离的表现形式。建立人际关系的基础是人与人之间的交往，这种交往具有合力功能、互补功能、激励作用和沟通感情等属性。

2. 影响人际关系的因素

(1) 空间距离：人与人之间在空间距离上越近，接触机会越多，人际关系越容易亲密。

(2) 交往频率：在单位时间内人与人之间的交往次数越多，越容易产生相同的语言和感受，所形成的人际关系越亲密。

(3) 个人品质：具有待人热情、助人为乐等良好品质的人，容易与他人形成亲密关系。

(4) 相似因素：交往者双方对某些事物的兴趣、态度和价值观或社会地位、经济条件、受教育程度越相似，人际关系越容易亲密。

(5) 需要互补：两个在某些方面完全不同甚至对立的人，可以因相互需要而形成亲密关系。

3. 人际关系心理障碍　人际关系的心理障碍是指在人际交流过程中出现的不良心理状态。它明显影响人际关系，使人际交往变得不愉快，很困难。通常，常见的人际关系心理障碍有：

(1) 羞怯心理：与人交往时很不自在，过多地约束自己的行为，以致无法顺利地表达自己的思想和感情。

(2) 自卑心理：与人交往时缺乏自信，感到自己不行，缺乏与人交往的勇气。

(3) 自傲心理：与人交往时过高估计自己，盛气凌人，自以为是，常使对方感到难堪和紧张，直接影响相互的交往。

(4) 嫉妒心理：表现为对他人的成功和长处不服气，心怀不满，在交往时采取讽刺、挖苦口气，热嘲冷讽，妨碍交往。

(5) 猜疑心理：对他人的言行敏感、多疑、不信任，容易引起心理隔阂，难以正常交往。

(6) 敌意心理：表现为讨厌他人，仇视他人，不愿与人接触，逃避与人交往，甚至对他人采取攻击行为。因而是一种较为严重的人际交往障碍。

(7) 孤僻心理：表现为有的人孤独自傲，不愿与人交往；有的人孤芳自赏，不屑与人为伍；有的人脾气古怪，无法与之接近等。

(8) 强迫心理：把自己的观念强加于对方，使对方感到自己的权利被侵犯，从而使交往无法进行。

4. 人际交往原则　改善人际关系、增进人际交往不仅对心理健康影响重大，而且是一个人生存和发展的必要条件。在人际交往中，应坚持以下原则：

(1) 平等原则：每个人都有自尊和被人尊重的需要，在人际交往中要平等待人。

(2) 互利原则：互利包括精神与物质两个方面的互利。

(3) 信用原则：在交往中要说真话、办实事、言而有信、不轻易许诺。

(4) 相容原则：由于人与人之间差别较大，因而只有求同存异，相互容纳，才能正常交往，长期相处。

(5) 赞扬原则：在人际交往中，要善于发现和赞扬对方的优点，礼貌相待，相互促进，共同提高。

上述 5 项原则可归纳为真诚、尊重、宽容、付酬、赞扬 10 个字。

第五节　心理健康促进原则与主要途径

一、心理健康促进的基本原则与内容

(一) 基本原则

1. 重视遗传与教育并重的原则　人的生长发育由遗传（先天）与教育（后天）的相互作用所决定。同样，它们也决定了人的心理健康形成和发展。具体而言，遗传因素决定人的

心理健康的发展广度和深度，后天的教育和环境决定其发展程度。因此，心理健康工作者要坚持遗传与教育并重原则，在重视遗传的基础上，努力发挥教育与环境的作用。

2. 保持人与环境和谐一致的原则　实际上，心理健康的发展过程就是人与环境的协调平衡过程。环境包括自然、社会与人际等方面，其中人际关系协调最为重要。由于打破这种协调平衡过程的因素到处都有，因此学会减少不良刺激、掌握应激的应对方法和妥善协调人际关系，对保持人与环境的和谐一致、促进心理健康具有重要的作用。

3. 适应与改造相结合的原则　个体为满足生存需要必须适应与改造环境，具体包括改造环境适应个体的需要或改造自身适应环境的需要。这不是简单的顺应、妥协，而是将适应与改造相结合，主动对环境的扬弃和改造，使之更好地满足生存需要，促进个体和群体的心理健康发展。

4. 身心统一的原则　事实上，完整的个体应包括能相互影响的心身两部分。因此，通过有效的体育锻炼、优质的卫生保健和培养良好的行为习惯，既能增强个体的体质和生理功能，又可促进其心理健康。

5. 自知与自爱相结合的原则　实践表明，要做到自知，就应学会自我观察、自我认定、自我判断和自我评价。有时自爱比自知更难。而要做到自爱则要以自知为基础，自觉学会接受自己、悦纳自己、爱惜与保持自己。通过增进自知，培养自爱，努力促成自知与自爱的有机结合。

6. 个体与群体相结合的原则　由于个体生活在群体之中，深受群体的各种影响。因此，个体心理健康的维护要依赖群体的心理健康水平。这就需要创建良好的群体心理卫生氛围，以促进个体的心理健康。同样，个体的心理健康也可影响群体的心理健康水平。

（二）心理健康教育的内容

促进与维护现代人的心理健康、预防心理异常，必须注重心理健康教育，努力提高人们的心理健康认知水平。

1. 认识、悦纳自己　"人贵有自知之明"这句话表明了自知的重要性和实现自知之明的难度，强调了要通过观察、自我认定、自我判断和自我评价，才能具有自知之明。一个没有自知的人，由于不能正确认识自己能力的真实水准，以致出现盲目做事，效益低下，过度疲劳，引发疾病的不良后果。

德国著名作家约翰·保罗普说："一个人真正伟大之处，就在于他能够认识自己。"如果一个人能全面、正确地认识和评价自己，他就能根据自己的实际情况，扬长避短，勤奋学习，学会控制、改变和完善自己，并选准和紧扣适宜的目标而不懈奋斗。

悦纳自己是指爱护、保护自己，珍惜自己的品德和荣誉，以取得别人的尊敬和友情。它是发展健康的自我体验的关键。具体而言，就是要接受自己，喜欢自己，觉得自己独一无二，有价值感、自豪感、愉快感和满足感；性情开朗，乐观热情，对未来充满信心；能平静、理智地对待自己的长、短处，冷静处理自己的得与失；经常用树立远大的理想来激励自己，充实内心，不断克服消极情绪，用悦纳自己的实际行动对自己的言行与业绩进行客观评价和充分肯定。

2. 积极适应环境　心理健康者常与现实保持良好的接触，能尽自己最大的能力去改造环境，力求外界现实符合自己的主观愿望；即便在力不能及的情况下，也能另选目标或重选方法来适应现实的环境。

心理异常者的特点是脱离或逃避现实。尽管他们曾经有美好的理想，但却不能正确评估自己的能力，使理想变成空中楼阁，于是，常怨天尤人或自怨自艾，不愿承担有关责任。

在现实生活中，我们应树立"走自己的路，让别人说去吧"的精神，认定自己选择的创业途径，坚持自己的做事原则，突出自主个性，注重创新特色，不论别人怎么评说，都要一如既往，确保实现目标。

同时，善于收集改进建议，征求同事意见，听取朋友忠告，反省自己行为，始终为所定目标的实现不断优化思路，改进方法，调整对策，促成进步，多创积极适应环境变化的佳绩。

3. **善于与人交往**　心理健康的必备条件是坚持与人为善，乐于交往，自觉与他人建立良好的人际关系。因为与他人在一起，不仅可获得信息和得到帮助，而且可宣泄和分享双方的苦与乐，从而保持自己的心理平衡与健康水准，促使自己在人际交往中取得进步。

在人际交往的实践中，要坚持人生是美好的，与人友好相处有利于心理健康的信念，经常以尊敬、信任、喜悦等正面态度与人交往，力争交往取得较好成效。注意绝不采取仇恨、嫉妒、怀疑、畏惧、憎恶等反面态度参与沟通。即便对一些事实证明不可深交的人，也不必疾恶如仇，采用浅交的方式交往，在交往中注意保持适当的距离。

4. **承受挫折磨砺**　在人生拼搏、进取的过程中，不可避免地会遭遇挫折、失败和困境。由于挫折之中往往存在成功的机会。因此，要直面挫折，主动承受挫折磨砺，珍惜挫折中蕴藏的成功时机，正确处理生活道路上的困境，在挫折中学会生活，积极进取，促进身心健康，造就健全的人格。

(1) 把挫折当成助人成长的催化剂：尽管在创业的征程上，不可避免地会受到挫折。但对一位渴望进步、追求成功的人来说，挫折既是一种磨难，更是一味助人健康成长的催化剂。它使人在失利所造成的心理压力下，调动全身心的力量去积极思考，应对困境，经受锻炼，逐步成长。此外，挫折和教训还是一味清醒剂，能及时帮助一些专横自负、盲目乐观，不能正确认识社会的人清醒头脑，认清形势，正视困难，理顺思路，分析、找准自己失误的成因，及时对因修正自己的创业目标、实践方案、攻关思路和运作方法，努力开创成功创业的新局面。

(2) 有效增强战胜挫折的信心和能力：由于挫折除可给人带来困难和不幸外，它更可产生激励作用，使人的意志和性格在逆境中得到磨炼。实践表明，一个人只有树立正确的人生观，养成进取性的心理品质，掌握冷静分析的判断方法，才能在挫折面前不低头，树立战胜挫折的自信心，才能在挫折情境中重新振奋，增强战胜挫折的综合能力。总之，面对挫折，要学会用自己的理性思维稳定情绪，抑制激怒，冷静分析，主动出击，用自信乐观、自强不息和开拓创新的实际行动，积极开创战胜挫折的新局面。

二、心理健康促进的主要途径

通常，心理健康促进有以下主要途径：

1. **领导层观念的转变**　主动争取和有效促进领导及其决策层解放思想，转变观念，及时按需制订各项心理健康促进政策，通过颁发、执行有关政策，营造心理健康促进的宏观管理氛围，从政策上满足人们的心理健康需求，支持有利于心理健康活动的开展。

2. **社区资源的开发**　社区要通过为群众提供信息，发展个人自控能力，以帮助人们改变不良生活方式和行为习惯，排除各种影响心理健康危险因素，主动增强社区内个人与家庭在预防疾病、促进健康、提高生活质量等方面的责任感，使人们在面临个人或群体心理健康相关问题时，能明智、果断地做出正确抉择。其次，要增强社区的自助能力，实现社区资源的综合开发，有的放矢地开展各项促进心理健康的活动。

3. **创造有益于身心健康的外部环境**　促进人们的身心健康必须以广泛的联盟和支持系统为基础，与有关部门协作，共同努力创造良好的生活环境、工作环境与舆论环境。目前，仍有一些人认为去看心理医生就是患有精神病，是见不得人的。实际上，精神病是心理不健康的极端表现，从心理完全健康到精神病，是一个不断变化的连续体，我们每个人都处在这个连续体中间的某个节点上，因此我们绝大多数人是没有精神病的。

4. **实现医学模式的转变**　推行生物-心理-社会医学模式，实现医学模式的转变，是一项复杂的社会系统工程。它要求医疗部门积极更新观念，转变职能，努力向为服务对象提供躯体、心理、社会三维健康服务的方向发展。因而迫切需要医学心理学工作者、社会工作者和医务工作者紧密配合，实现全方位的医疗卫生保健服务。

5. **广泛开展心理健康教育**　合理利用各种教育手段，在全民中广泛开展心理健康教育。正确教育、引导广大人民群众破除迷信，摒弃陋习，养成良好的卫生习惯，接受、采纳文明、健康、科学的生活方式，培养健康的心理素质，提高我国各族人民的健康水平。

第六节　心　理　咨　询

一、心理咨询的概念与意义

（一）心理咨询的概念

咨询（counselling）是商量、征求意见的磋商行为。心理咨询是给求询者心理指导和帮助的过程。心理咨询者（以下简称咨询者）通过心理咨询，可帮助求询者解决心理疑难问题，使他们摆脱心理苦恼，改善人际关系，增强应对各种事物和适应环境的能力，进而促进身心健康发展。目前，有关心理咨询的概念尚未统一，但其内涵的共同点在于：

1. 心理咨询是专业人员从事的一项特殊服务。咨询者是受过训练、拥有这项服务所需要的知识和技能、得到社会承认的专业人士。

2. 心理咨询是一系列的心理活动过程。从咨询者的角度来看，帮助求询者更好地了解自己和有效地生活本身就是一系列的心理活动。从求询者的角度看，在咨询过程中接受新信息，学习新行为，学会调整情绪和解决问题的技能，作出某种决定，都涉及了一系列的心理活动。

3. 心理咨询是对求询者进行帮助的过程。在心理上给予他们以帮助、教育和指导，帮助他们认识自己，确定目标，作出决定，解决难题。通过咨询提高他们应对挫折和各种应激事件的能力。帮助的过程就是一种教育的过程和使求询者发生转变、促使其成长的过程。

（二）心理咨询的意义

1. **解除应激压力的手段**　事实上，社会化程度越高，人际交往越频繁。随着社会生活节奏加快，改革创新给人们造成的心理纠葛日趋复杂，所增添的心身和社会活动负荷也日益繁重，从而导致紧张、焦虑、抑郁、压力，可发展为精神障碍、心身障碍和行为偏离等疾病。在社会成员中存在着许多亟待解决的心理困扰和冲突。于是，临床心理咨询应运而生。

2. **防治心身疾病，促进健康长寿**　心身疾病是指以心理因素为重要原因的躯体疾病，有些已成为影响人类健康的大敌。运用心理咨询方法有助于认识和改善心身疾病中的心理社会因素，以促进人们健康长寿。

3. 心理健康知识传播的途径　心理咨询是人际传播的一种形式，它在传播健康信息、劝服来询者向有利于健康的方向改变态度和行为方面具有独到的作用。许多求询者的问题实际上是一个心理健康知识的问题。通过心理咨询，可以介绍不同年龄阶段的心理健康知识以及缺陷弱智儿童的智力开发和心理卫生等问题。

(三) 心理咨询的方式

心理咨询有多种不同的方式。从咨询的对象可分为直接咨询与间接咨询、个别咨询和团体咨询；从咨询的途径可分为门诊咨询、信函咨询、电话咨询、专题咨询与现场咨询等类型。

1. 直接咨询　直接咨询是指由心理咨询者对具有心理疑难需要帮助、存在心理困扰需要排解或患有轻微心理疾病需要治疗的求询者直接进行的咨询。直接咨询的特点是通过咨询者与求询者的直接交往和相互作用，使求询者的疑难问题得到解决，心理困扰或轻微心理疾患逐渐得到排解或减轻。

2. 间接咨询　间接咨询是指心理咨询者对来访的求询者亲属及其他人员所反映的当事人心理问题进行的咨询。其特点是在咨询者与当事人之间增加了一道中转媒介。当事人的心理问题靠中转人向咨询者介绍，咨询者对当事人的处理意见也要由中转人付诸实施。因此，在间接咨询中，如何正确处理好咨询者与中转人的关系，使咨询者的意见易为中转人所接受并合理实施，是关系到咨询效果的一个至关重要的问题。

3. 个别咨询　个别咨询是心理咨询最常用的形式。所谓个别咨询是指咨询者与求询者一对一的咨询活动。个别咨询具有保密、易于交流、触及问题深刻、便于个案积累和因人制宜等优点，但存在较费时间和社会影响较小等不足。

4. 团体咨询　当具有同类问题的求询者被咨询人员分成若干小组或较大的团体，进行共同商讨、指导或矫治时，这种咨询形式便称为团体咨询。团体咨询较个别咨询，在节省咨询人力与时间、扩大社会影响、集中解决一些共同的和较迫切的心理问题方面极具优越性。不足的是个人的深层心理问题不易暴露，个体的心理问题差异也难予以照顾。

5. 门诊咨询　在综合医院、精神卫生中心和卫生保健部门均可设置心理咨询门诊，接待求询者，是医学心理咨询最常见的咨询方式。由专业咨询者与求询者直接见面，能进行深入的交流，及时发现问题，提出建议，故咨询效果好。当然，这种形式对咨询者提出了较高的要求。

6. 信函咨询　多为外地的求询者，或本地求询者出于暂时保密或试探心理，采取信函咨询方式。根据求询者来信描述的情况或提出的问题，咨询者以通信方式解答疑难，疏导教育。优点是简单方便，缺点是不能全面深入了解情况，不利于问题的解决，必要时应给予门诊咨询。

7. 电话咨询　多为处于急性情绪危象、濒于精神崩溃或企图自杀的人，拨用电话向咨询员告急、诉苦和求援。在某些发达国家，这种电话心理咨询往往专业化，成为热线中心，24小时均有人值班。接到电话呼救后，立即派出人员赶到当事人家中，处理急性情绪危象，安定情绪，制止自杀。此外，对一些不愿面谈和怕暴露身份的人，通过电话咨询也比较方便。优点是快捷、方便、保密性能好，缺点是不易通过各种手段解决问题。

8. 专题咨询　针对公众关心的一些较为普遍的心理问题，通过报刊、杂志、电台、电视台等大众传播媒介进行专题讨论和答疑。国内有些报刊已经开辟了心理咨询专栏，系列讨论和回答群众质疑。这种方式便于普及心理卫生知识，影响面广，缺点是针对性差。

9. 现场咨询　咨询工作者亲身深入到学校、工厂、企业、部队、农村、家庭等现场，对咨询对象提出的各种心理问题给予咨询帮助。如到学校对学生的考试焦虑作集体咨询。

二、心理咨询的原则与要求

1. 自主性　求询者与咨询员之间不是简单的医患关系，而是一种合作行为，是一种伙伴或同盟的关系。求询者从开始就承担主动作用，通过咨询而变得越来越具有自主性和自我导向能力，对自己的情感和行为更负责任。

2. 学习性　心理咨询的一个基本假设是个体的情感、认知和行为都是个体过去生活经历的产物，它们是学习而来的。因此，由遗传生物因素所造成的问题以及求询者非自愿的问题，心理咨询是无能为力的。

3. 信赖性　信赖性原则是指在心理咨询过程中，咨询人员应从尊重信任的立场出发，努力和求询者建立起朋友式的信赖关系，以确保咨询工作的顺利进行，取得圆满的咨询结果。

4. 整体性　整体性原则是指在咨询过程中，心理咨询人员要有整体观念，对求询者的心理问题作全面考察和系统分析，不仅要重视心理活动诸要素的内在联系，而且要考虑心理、生理及社会因素的相互制约和影响，努力使咨询工作准确有效，防止和克服咨询工作的片面性。

5. 保密性　保密性原则是心理咨询中最重要的原则。它既是鼓励求询者畅所欲言的心理基础，又是对求询者人格及隐私权的最大尊重。心理咨询的保密范围包括为求询者的谈话内容保守秘密，不公开求询者的姓名，拒绝关于求询者情况的调查以及尊重求询者的合理要求等内容。

三、心理咨询的程序与方法

（一）心理咨询程序

1. 建立关系　建立关系作为心理诊断的第一步，是心理咨询成功的首要条件，也是取得求询者信任、建立融洽和谐的咨询关系、取得良好咨询效果的基础。为此，咨询者要做到：

（1）衣着整洁，打扮得体，仪态大方，举止端庄。杜绝不修边幅或华丽花哨、浓妆艳抹的现象。

（2）见面时，要起身迎接、问候，表示欢迎、关心、愿意提供帮助，态度热情友好、自然，以消除求询者首次见面的陌生感。

（3）谈话正式开始前，先简单自我介绍。对初次求询者，应扼要介绍心理咨询的性质与原则，特别要讲明尊重隐私的保密性原则，以消除求询者的紧张情绪。

（4）咨询开始后，应坚持以听为主，细心倾听求询者的叙述，为双方建立良好的关系奠定基础，并始终以真诚、热情、尊重、理解的态度，无条件地关注、接纳求询者。

2. 了解问题　了解问题是心理诊断的第二步。它通过求询者的自述，使咨询者了解他们存在的问题。应注意了解以下内容：

（1）来访者背景资料：①基本情况：姓名、性别、年龄、学习成绩、身体健康状况等；②家庭情况：成员结构、家庭中的人际关系和心理气氛、教育方式和态度、经济状况、生活方式、父母的文化程度及修养等；③个性特征：智力水平、性格特征、气质类型、心理健康状况、社会适应情况等。了解基本情况有助于分析求询者心理问题产生的社会背景。对不愿透露姓名的求询者,咨询人员不必追问,以便打消求询者的顾虑。

(2)求询者存在的心理问题:通过求询者的自述和必要的询问,了解求询者的主观感受、行为表现、症状等,弄清他们当前究竟被什么心理问题所困扰以及这些问题的严重程度、持续时间和产生原因等,并掌握求询者本人对这些问题的认识和求助愿望等。

3. 分析诊断　分析诊断首先要确定求询者的问题类型,判断是学习问题、人际关系问题,还是青春期发育问题或恋爱问题;是正常人的情绪不安、心理失衡,还是人格障碍、神经症、精神疾病等。

心理诊断主要依据对求询者言行举止的观察,从求询者的主诉中获取有关心理状况的信息和资料。谈话时咨询人员可通过对关键问题的询问和分析,判断事实的真实程度,并可根据需要对求询者进行心理测验,以明确问题的性质与程度,加强心理诊断的客观性。

在此基础上,咨询人员应结合自己的专业知识和社会阅历进行分析,对求询者心理问题的性质、产生原因、严重程度等做出正确的评估和诊断,并考虑采取何种方式给予指导和帮助。

4. 帮助指导　在对求询者心情和处境充分理解的基础上,帮助其分析问题的性质,寻找问题的产生根源,树立战胜困难的信心,商讨解决问题的对策。通过他们的努力,来改变其原有的认知结构和行为方式,以达到恢复心理平衡,解决实际问题之目的。

5. 结束关系　咨询若干次取得预期效果后,咨询活动可暂告结束,咨询员要渐渐退出自己的角色,引导来访者把在咨询过程中学到的新经验运用到日常生活中去,不需他人指点,亦能自行解决困难。咨询员可说一些期盼和祝福的话,并欢迎他们有问题时再来。咨询之后,如有可能,应进行追踪研究,观察咨询的长远效果,以不断总结经验,改进工作。

(二)心理咨询的方法

中医学有"痛者不通,通者不痛"之说。心理咨询中的"痛"可表现为个人因在生活中遇到的各种矛盾和压力所造成的精神烦恼、心理紊乱、情绪障碍和人格变态等疾患。心理咨询中的"通"则表现为个人精神烦恼的缓解及变态行为的矫正。化"痛"为"通"的心理咨询方法主要有:

1. 宣泄　指求询者将郁积已久的情绪烦恼与变态行为倾诉给咨询人员的过程。这是一种发泄痛苦的形式,可给人极大的精神解脱,使人感到由衷的舒畅。因此,宣泄是人摆脱恶劣心境的必要手段,它可强化人们战胜困难的信心与勇气。同时,宣泄是咨询人员了解求询者心理不适和精神障碍的重要条件,它可加深咨询人员对求询者的理解,也可增强求询者对咨询人员的尊重,使双方建立起有效的感情沟通渠道。

2. 领悟　领悟是指求询者在咨询人员的帮助下,全面深刻认识其心理不适与情绪障碍的过程。它常伴有深刻的认识飞跃,使人能积极协调自我与环境的关系,改变现有的偏见和消极行为方式,防止和减弱不良情绪对身心的危害。因此,领悟是人克服心理不适障碍的关键。

3. 强化自我控制　在心理咨询中,任何形式的"痛"都是自我控制不力的表现。强化自我控制可使人破除不良情绪状态与行为方式对自我的禁锢,协调个人与环境关系,进而获得内心的和谐。这样,就可消除自我意识中的混乱与偏差,有效控制其心理失常和变态行为的发展。

4. 增强自信心　增强自信心是心理之"通"的最高表现。它既可使人在战胜恶劣心境、摆脱情绪不良的基础上，积极面对生活矛盾，调节自我与环境的不协调，以欢快、乐观的态度对待人生。又能使人重建合理的情感结构，保持良好的心境，更有效地应付生活中的忧愁烦恼，不断促使自己向心理成熟迈进。

> **小结**
>
> 　　本章的教学重点是行为和健康相关行为的概述、健康心理的概念与标准、健康相关行为改变理论、心理健康教育内容、心理健康促进途径、心理健康咨询方式和原则。教学难点是群体行为的干预机制和个体行为的矫正方法。

思考题

1. 什么叫行为？影响人类行为形成和发展的因素有哪些？
2. 健康相关行为的分类原则是什么？促进健康行为和危害健康行为各有哪些？
3. 在日常生活中应重点建立哪些促进健康行为？试举例说明通过系统教育学习，建立促进健康行为的可行性。
4. 试述健康相关行为的改变理论和群体行为的干预机制。
5. 对个体行为有哪些矫正方法？每种方法应如何正确使用？
6. 何谓健康心理？健康心理的标准是什么？
7. 如何培养自己健康的情绪与人格？怎样与他人建立良好的人际关系？
8. 简述心理健康教育内容。
9. 哪些是心理健康促进途径？试对这些途径进行利弊比较。
10. 心理咨询的方式、原则与方法主要包括哪些内容？
11. 结合实际谈谈应如何维护与促进心理健康。

（怀化医学高等专科学校　刘立亚）

第三章 医院健康教育

> **学习目标**
>
> 1. 掌握医院健康教育的概念、意义和基本内容。
> 2. 熟悉医院健康教育规范实施的基本环节、具体内容和质量标准；患者健康教育的基本形式、主要内容和常用方法。
> 3. 了解患者行为干预的内容、要求和目标；医院健康教育适宜环境营造和相关活动开展的实施要求；患者健康相关行为的培训内容与考核要求。

第一节 医院健康教育概述

我国医院健康教育事业从20世纪70年代末起步，一直伴随着我国医疗卫生保健事业的稳步发展而健康成长。国家制定的有关医院管理的许多法律法规、政策、标准中都有健康教育的内容。《中华人民共和国执业医师法》和卫生部颁发的《护理管理办法》分别明确规定执业医师和护士有对患者进行健康教育的责任和义务。在医院分级管理、创建爱婴医院、初级卫生保健、社区卫生服务、创建卫生城市等工程建设中，医院健康教育都占有重要的地位。

一、医院健康教育概念与意义

（一）医院健康教育概念

医院健康教育（hospital health education）泛指各级各类医疗卫生机构和医卫人员在临床实践过程中，伴随医疗保健活动而实施的健康教育。其初衷是为了减少慢性病患者的医疗费用，由美国医疗保险公司最早提出，形成于20世纪50年代，发展于20世纪60年代。随着医院结构和功能的不断扩大，医院健康教育的内涵也不断从狭义向广义扩展。目前认为，狭义的医院健康教育是指以患者为中心，具体对到医院接受医疗卫生保健服务的患者及其家属实施的健康教育，故又称临床健康教育（clinical health education）或患者健康教育（patient health education）。广义的医院健康教育是以健康为中心，以医疗卫生保健机构为基础，为改善患者及其家属、医院员工、社区居民的健康相关行为所进行的有目的、有计划、有组织的健康教育活动。比较医院健康教育这两个概念，可见受其内涵全方位扩展的影响。广义的概念反映了医院健康教育在空间上，从院内教育扩展到社区教育；在对象上，从单纯对患者及其家属逐步扩展到社区人群；在职能上，从辅助疾病治疗扩展到关注社区健康；在内容上，从单纯知识传播扩展为心理健康教育和行为干预、矫正；在认识上，从将健康教育作为一种宣传手段，逐步扩展为健康促进工作等发展特征，说明医院健康教育已成为社会健康促进的重要内容。

（二）医院健康教育的意义

医院健康教育的意义可具体归纳为以下五个"是"：

1. **是医学模式转变和现代医学发展的必然趋势**　医学模式的转变、"以健康为中心"的医学观念的确立，促使医疗服务由单一的医疗型向医疗-预防-保健-康复型转变，健康教育已成为医院工作不可缺少的内容和医院拓展医疗卫生服务市场的重要手段。如医院临床医疗质量的有效提升、系统化整体护理的规范实施和医护人员职业素质的专项培训等工作，均离不开健康教育的引领和导向作用。此外，对患者及其家属和广大群众开展健康教育，由于可增强人们的健康意识和自我保健能力，因而是提高临床医疗质量，有效防治疾病的基本策略，更是医学模式转变和现代医学发展的必然趋势。

2. **是疾病防治工作的首要环节**　任何一项防治工作都离不开卫生宣传教育工作。医院是救死扶伤、增进人民健康的医疗卫生机构。实施一项疾病预防控制工作均需辅以相应的健康教育活动，将工作目标由以疾病为中心的卫生知识传播转变为对行为危险因素的干预，使疾病预防控制从易感人群向社区人群及全社会人群转变，向疾病控制政策和社会环境改变。如在糖尿病患者治疗过程中，必须对其饮食起居加以必要的宣传和解释，否则会事倍功半，达不到预期效果。医院不仅负有抢救治疗患者的职责，而且担负着向广大群众传播健康知识和技能，开展社会预防工作，帮助群众自愿建立健康的生活方式，建设和维护一个有益于身心健康的社会环境、生物环境和医疗环境的职责。这是健康教育的重要任务，是医院工作必不可少的基本内容。

3. **是医疗保健服务的组成部分和有效易行的治疗手段**　三级预防是为了贯彻预防为主的卫生工作方针而提出的具体原则，健康教育是三级预防的重要组成部分，贯穿于三级预防的全过程。在疾病自然史的不同阶段采用相应的预防措施，可降低发病率、患病率、伤残率和死亡率。目前我国居民中心脑血管疾病、肿瘤、糖尿病等慢性非传染性疾病已成为人们健康与生命的主要威胁。这些疾病的各种致病因素和影响因素与人们不良生活习惯密切相关。要医治这些疾病，最根本的办法不是药物，而是通过健康教育来改变患者的不健康行为。健康教育的突出作用是通过有计划、有目的、有评价的教育活动，影响和改变人们的不健康行为，引导人们养成有益于健康的生活方式与行为习惯，使之达到最佳的健康状态。这样，可对临床的各种诊治起到增效作用。另外，在各种慢性病的诊治过程中，要求患者必须坚持饮食疗法、适当体育锻炼等非药物治疗。健康教育是指导患者及其家属学习掌握有关疾病防治知识，提高自我保健和自我护理能力的非药物治疗手段。此外，通过健康教育，可以满足患者的心理需求，消除患者及其家属的不良心理反应，树立战胜疾病的信心，从而实现对患者的心理保健目标。

4. **是密切医患关系，促进医院精神文明建设的纽带**　医患关系的融洽程度可对患者及其家属的心理素质和疾病的防治效果产生直接影响。医护人员在向患者及其家属耐心解答疑难问题、传播基本卫生知识和引导健康行为时，既可增强医护人员的工作责任心，提高其健康教育知识的传授技能，又能给患者一种关心、爱护和温暖，使患者从中体会到医护人员温馨优质的服务态度，从而拉近了医护人员与患者的距离，密切了医患关系，促进了相互理解，提高了患者对医院医德医风的满意度，从而促进了医院的精神文明建设。另外，健康教育还具有减少医疗纠纷的潜在功能，如医护人员不详细向患者介绍所要接受的医疗过程，就会引起患者及其家属的不满。通过健康教育活动，不仅可使患者同意所给予的医治方案，而且还能让他们了解这种医治方案的副作用和存在的危险性，消除了他们对医治不知情的消极不满情绪,为避免医疗纠纷奠定了基础。

5. 是优化医院管理,提高社会经济效益的有效途径　通过健康教育活动可向社会宣传医院的新技术、新设备、新项目、新风尚,因而扩大了医院的影响,提高了医院和医务人员的声誉,促进了医德医风建设和医疗质量的提高,增强了医院的社会竞争力。同时,通过教育医患双方摒弃盲目追求高层次、高技术医疗服务的偏见,自觉采纳适宜的诊治技术,自愿投资预防性保健服务,真心接受社区卫生服务,可有效促进医院的全面发展,提高医院服务的社会效益和经济效益。

二、医院健康教育基本内容

当前,医院健康教育的内容正在不断扩展和深化。其基本内容主要有以下三个方面:

(一) 疾病防治及基本卫生知识的宣传教育

1. 各种传染病的防治知识　包括传染源、传播途径、预防方法以及疫情报告、隔离、消毒、护理治疗等知识。

2. 慢性非传染性疾病的防治知识　重点宣传心血管疾病(高血压、冠心病)、脑血管病(脑血管动脉硬化、脑栓塞、脑出血)、肿瘤等慢性病的预防、治疗和康复知识。

3. 常见病的防治知识　包括常见的外伤、感染、急性损伤(烧伤、烫伤、骨折等)、急腹症(急性阑尾炎、腹膜炎、肠梗阻等)等常见病、多发病急症的防治知识和抢救措施;小儿感冒、支气管炎、肺炎、小儿营养不良、佝偻病防治以及小儿科学喂养、小儿卫生保健常识;妇女常见病(月经不调、子宫脱垂、急慢性盆腔炎等)以及孕期卫生保健、优生优育、计划生育知识等;荨麻疹、湿疹、痤疮、神经性皮炎、接触性皮炎、牛皮癣等疾病的防治知识;眼外伤、沙眼、急性结膜炎、屈光不正、青光眼、白内障、鼻炎、鼻窦炎、咽炎、化脓性中耳炎、扁桃体炎等疾病的防治知识。

4. 仪器器械性治疗知识　放射线、红外线、激光、针灸、按摩等治疗方法的适应证、禁忌证及有关的注意事项等。

5. 检查化验知识　血、尿、粪便三大常规,各种血液生化功能检查,X线检查,心电图、B超、胃镜、CT、磁共振检查,各种胸腹腔穿刺检查等的注意事项、采集方法及检验结果的解释。

6. 合理用药知识　各类药物的适应证、禁忌证、服用方法、剂量、副作用、保存等;各类中药的服用方法、煎制、适应证、禁忌证、遵守医嘱按时按量全程服药对治疗疾病的重要性;滥用镇痛药、镇静药、抗生素、激素类药、营养滋补类药等的危害。

7. 就诊知识　包括就诊须知、医院性质、服务对象、医疗范围、分布、门诊挂号、各种化验检查、合理用药、公共卫生道德、住院手续及医院中各项规章制度等知识教育。

8. 日常生活中饮食起居方面的卫生知识　具体有不同疾病的患者及其家庭成员在接受治疗和康复过程中的注意事项等。

(二) 心理健康教育

心理因素对疾病的发生、发展、转归有重要的影响和治疗作用。心理健康教育的目的就是使人们了解心理健康与身体健康的关系,掌握心理卫生的科学知识和保持心理卫生的一般规律和基本方法,并运用这些知识指导个人行为实践。树立正确对待疾病的思想,保持稳定的心理情绪,消除心理负担促进对治疗疾病的作用。因此对患者、家属进行保护性原则教育,从心理上支持患者、防止对患者的任何恶性刺激,是医院健康教育的重要内容。

广大医务人员是心理健康教育的实施者，他们不仅应该懂得普通心理学知识，还要了解患病时的心理反应，研究不同类型患者如急症、慢性、危重、濒死患者的心理问题，给予必要的心理健康指导，制订具体的心理护理措施，使患者在治疗和康复过程中始终处于最佳的心理状态。

心理健康教育的重点是：疾病是可以预防控制的，应努力让患者及家属树立起防病治病的信心和决心，正确对待疾病；教育患者及时消除不良心理因素，调节情绪，维持心理平衡；保护患者心理状态，无论家属还是医护人员都要尽量避免对患者的恶性刺激，针对患者的心理特点和矛盾，解除其心理负担，促进康复或防止患者的病情恶化。

（三）行为干预

在传播预防保健知识的基础上，用行为指导和行为矫正的方法，有计划、有目的、有针对性地协助患者或有特定健康行为问题的人学习和掌握必要的技能，改变不良行为习惯，采纳健康行为，这是患者健康教育的重要内容。其内容主要包括以下四个方面。

1. 矫正个人的不良心理反应引发的行为　例如宫颈癌手术患者常有焦虑、抑郁等负性情绪，通过综合的心理行为干预措施，能明显减轻患者不良的负性情绪，增进手术的耐受能力，使其以较好的心态接受手术治疗，提高手术治疗效果。

2. 矫正个人不良的行为习惯和生活方式　为降低疾病或意外伤害的危险因素，积极矫正个人不良的行为习惯和生活方式是一个重要的行为干预。如对高血压患者进行饮食有节制、戒烟少酒、劳逸结合、坚持锻炼健康行为指导。

3. 指导教育对象学习和掌握新的技能，建立健康行为模式　如教新生儿母亲学会如何进行母乳喂养；指导高血压患者的家属学习如何在家庭中自测血压。

4. 实施从医行为指导，增强患者对医嘱的依从性　如帮助高血压患者学习、认知定期测量血压、发现病情变化及时就医、遵医嘱坚持药物和非药物治疗等与高血压病防治有关的从医行为，以增强患者对医嘱的依从性。

第二节　医院健康教育的规范实施

目前，我国各地区都制订了本地"医院健康教育工作规范"。各级医院也制订了本院的健康教育工作规范，为医院健康教育的规范实施提供了必要的政策基础和制度保证。

一、建立医院健康教育组织体系

抓好医院健康教育工作，在行政、管理、资金上给予必要的保证是根本。为此，要提高医院领导和医务人员的健康教育意识；制订医院健康教育政策；对医务人员进行健康教育专业培训；建立健康教育职能科室和建立健全健康教育网络。从20世纪80年代开始，我国各地医疗卫生机构陆续将健康教育工作纳入医院工作内容，相继建立了健康教育职能部门，多数医院将健康教育工作归于预防保健科，设专职或兼职人员负责健康教育工作。相当部分医院成立了健康教育科，有的组建了医院健康教育领导委员会，有的成立了医院健康教育咨询中心，开展多种健康教育活动。

（一）医院健康教育组织机构

目前，我国医院健康教育组织机构主要有两种。一是由院级健康教育领导小组、健康教育科和病房健康教育小组组成；二是由院级健康教育领导小组、病房健康教育小组组成。

1. 院级健康教育领导小组 一般由院长或分管院长任组长,健康教育职能科室和医务科、护理部等各有关业务部门的负责人组成。其主要职能是领导、规划、组织、协调全院的健康教育工作,将医院健康教育纳入医院工作的议事日程和宏观管理轨道;建立健全医院健康教育工作制度;检查评比医院健康教育工作。

2. 健康教育职能科室 较大的综合医院和专科医院应独立设置健康教育科(室),或将健康教育划入医院办公室或预防保健科的工作范畴,设专职或兼职专业人员负责健康教育业务。其主要职能是制订全院健康教育计划;负责医院健康教育工作的具体组织、实施和业务指导;参与健康教育工作的检查、评比和组织协调;购置、保管和使用健康教育器材、设备,编印、制作和发放健康教育资料;进行健康教育活动的记录和工作总结,健康教育资料、档案的整理和收存,健康教育人员培训等工作。

3. 病房健康教育小组 主要负责本科室的健康教育指导、实施、检查和贯彻上一级的健康教育工作任务。

(二)医院健康教育评价体系

为使健康教育工作能达到科学化管理水平,在建立组织管理体系的同时必须要注重建立有科学依据的健康教育评价标准体系。评价是健康教育的重要环节,评价标准的制订可以从评价的分类标准、测量标准、结果标准等来考虑;其具体内容可以从患者行为改变、健康状态、自我保健技能、精神健康状态、使用专业知识资源、健康态度和行为等方面来考虑。确定评价指标时,既要考虑过程评价指标,也要兼顾效果评价指标;既要考虑指标的敏感性,即是否能反映工作开展的真实情况,也要顾及指标的特异性,即是否能测量健康促进工作的开展情况。

二、制订医院健康教育规划与制度

(一)制订医院健康教育规划

为了科学有效地开展医院健康教育工作,建立和完善医院健康教育工作体系,提高专业队伍素质,根据卫生改革与发展需要、卫生部《全国健康教育与健康促进工作规划纲要》以及各地制订的健康教育与健康促进工作规划要求,结合各医院实际发展需要,制订出本医院健康教育规划。健康教育规划制订要纳入医院总体工作规划中,并作为医院的总体发展规划的一部分。医院健康教育规划主要内容包括:

1. 背景资料 医院健康教育现状与发展、重点问题的需求。

2. 工作目标 通过健康教育活动,提高医务人员的卫生知识水平、健康意识以及住院患者相关知识知晓率,促进医院健康的广泛开展,推动医院卫生服务。在制定工作目标时要考虑其可实现性,最好既有长期目标也有短期目标。短期目标容易实现,使健康促进医院工作很快可以见到效果,会对工作的持续性开展产生激励作用。

3. 工作任务 要围绕目标而制订,要强调核心工作内容和策略,突出工作重点和要解决的重点问题的同时兼顾辅助措施。工作任务主要有完善医院健康教育组织网络,开展多种形式的健康教育工作,对医院医务人员开展健康教育知识培训,健康资料整理与归档等方面。

4. 实施对策与措施。

5. 督导监测,考核评价。

（二）完善医院健康教育制度

医院健康教育制度的制订要与医院其他规章制度如医院质量控制系统相结合，从而达到整体化管理的目的。主要包括：

1. 建立与目标管理相配套的各科室、各岗位责任制　如《健康教育科工作职责》、《健康教育专职人员职责》、《各病区兼职健康教育员职责》等。

2. 建立健全的健康教育操作规程　如《入院教育制度》、《出院前教育制度》、《母乳喂养健康教育流程》、《手术后患者健康教育规程》、《孕妇产前健康教育制度》、《控烟教育制度》、《保健咨询工作制度》、《健康教育讲座制度》等。

3. 建立健康教育工作档案制度　如通过对门诊、住院患者及社区居民的调查，建立住院、门诊患者、社区群众的健康教育需求档案；对各项健康教育活动如电话教育、讲座、咨询、宣传栏、派发宣传处方、一对一宣教等逐一进行登记、统计，归档。

4. 建立考核、评比、奖罚制度　如《各部门健康教育质量评分标准》、《健康教育先进科室评比条件》等，以提高医务人员的责任感，确保各项工作得以贯彻落实。

三、培训医护人员健康教育知识与技能

促进医护人员健康教育和健康促进技能的提高是医院的职责之一。我国医护人员大多没有接受健康教育学科的系统教育，对健康教育的内涵缺乏了解，缺少开展健康教育的技能和方法。而医护人员之间、医患之间无时无刻不在进行着人际传播，从某种程度上说，疾病治疗的成败在很大程度上取决于医患沟通，好的医患沟通可以使医护人员较快地了解患者的病情，及时准确地采取有效的治疗措施，使患者得到有效的治疗。因此，医护人员必须学习和掌握传播学、心理学、行为医学等健康教育相关的理论知识和技能。所以，对医务人员开展继续教育尤为重要。通过培训，可使他们了解健康教育工作的重要意义，学习和掌握健康教育计划的设计、组织实施及效果评价，提高健康咨询的能力与技巧。

1. 医护人员健康教育培训形式

（1）对专兼职健康教育人员的业务培训：以脱产进修、参加培训班或在职自修、函授等形式，系统学习健康教育基本理论和方法，提高业务技能；培养进行社区干预研究，健康教育计划设计、实施和评价的能力。

（2）对全体医护人员的继续教育：职前教育或在职教育将健康教育学纳入医务人员继续教育内容，以业务学习、专题讲座等形式，结合本专业特点和工作需要，普及有关知识；进行人际沟通技巧培训，提高健康教育的知识、技能以及工作热情。

2. 医护人员健康教育培训内容　对医护人员进行健康教育培训，不是卫生保健知识，而是健康教育的基本知识、方法、技巧，健康教育的基本理论、相关学科理论（如行为医学、心理学等）及健康教育的方法学、传播学，健康教育的计划制订、课题设计及效果评估，健康教育的新理论、新信息，传染病、地方病、慢性病等疾病的防治理论与知识的培训。通过培训使他们树立"大卫生"的观念和医疗服务社会化的观念，强化健康教育者角色意识，转变自身的观念，丰富自身的知识，具备良好的沟通技巧与能力。以良好的素质、丰富的知识影响患者，以积极主动的工作方式，为患者提供健康教育服务。自觉适应医学模式的转变，积极、主动地担当起健康教育工作任务。

3. 医护人员健康教育培训常用方法

（1）专业进修学习或在职函授、自修。

(2) 将健康教育培训纳入继续医学教育。
(3) 将健康教育列入"三基训练"和岗前培训的内容。
(4) 外出考察，参观学习。
(5) 积极参与医院和社区的健康促进活动。

四、营造医院健康教育适宜环境

创建良好的环境是医院健康教育与健康促进工作的重要组成部分，就诊和住院环境是影响患者心理和疾病转归的因素之一。良好的医院环境不但体现了医院的管理水平，也可以提高患者对医院的信任度，增强患者战胜疾病的信心。医院环境主要包括物质环境和社会环境两个方面。

（一）物质环境

主要是指医院建筑、门诊和病房的布局和配套设施，门诊、病房、医护办公室、诊室的通风、照明、采暖等，院内环境的卫生、绿化和美化，生活条件的提供，如营养全面的餐饮、方便舒适的卫浴设施等。医院的物理环境会影响患者身心舒适，关系到治疗效果及疾病的转归。良好的物理环境对患者有重要意义。

1. 安静　柔和、悦耳的音乐对神经、消化、内分泌等系统有调节作用，减除患者紧张感，使之心情舒畅，减轻疾病引起的心理障碍。声音强度达50～60dB时会影响患者情绪，易产生疲倦和不安，甚至出现眩晕、恶心、失眠以及脉搏、血压波动。为此工作人员要做到说话轻、走路轻、操作轻、关门轻；病室的门、窗、椅脚应配有橡皮垫；推车的轮轴应定期注润滑油；医护人员应向患者及家属宣传，共同保护病室安静。

2. 整洁　病室的陈设齐全，规格统一，物品摆放以根据需要及使用方便为原则；患者的皮肤、头发、口腔要保持清洁，被服、衣裤要定期更换；工作人员应仪表端庄、服装整洁大方；治疗后用物及时撤去，排泄物、污染敷料及时清除。

3. 舒适

(1) 温度：适宜的温度有利于患者休息、治疗和护理工作的进行。在适宜的室温中，患者可感到舒适、安宁，减少消耗等；室温过高、过低会干扰人体正常生理功能，影响疾病恢复。

(2) 湿度：室内湿度过高，空气潮湿，有利于细菌繁殖，同时机体水分蒸发慢，患者感到闷热、不适；室内湿度过低，空气干燥，机体水分蒸发快，散失大量热能，导致呼吸道黏膜干燥、咽痛、口渴。

(3) 气流：空气流通可以调节室内温度和湿度，增加含氧量，降低二氧化碳及空气中微生物的密度。

(4) 采光：适量的日光照射可促进皮肤血液循环，改善皮肤和组织的营养状况，使人食欲增加，舒适愉快。因此病室内应经常开启门窗或协助患者到户外晒太阳。夜间使用有色灯进行照明，既不影响患者休息，又有利于夜间巡视工作。

一般，适宜的病室温度为18～22℃。相对湿度是50%～60%，气流不超过0.5m/s。

4. 安全　采取措施，预防和消除一切不安全因素，避免各种原因所致躯体损伤。走廊、厕所的墙边应设置栏杆；病室、厕所应装置呼叫系统；注意易燃物品的安全使用和保管，有防火设施及遇火警时疏散措施。

5. 优美　医院建筑布局、功能分区合理；道路、标牌、示意、导向细致明确，与周围环境协调一致；栽树种草养花，绿化院落；设置亭榭、桌椅等设施，供患者散步、健身、休息；营造园林式、宾馆式、家庭式的医院环境，为患者提供温馨的服务条件，以满足不同层次患者的需要。

(二) 社会环境

主要是指医院的社会风气、人际关系、对患者的服务环境等。

1. 建立良好的医患关系　实际上，积极建立良好的医患关系，可通过维护患者的自尊心，使患者感到受欢迎和被关心，有利于增强他们治愈疾病的信心。因而要根据患者的年龄、性别、民族、文化程度、职业、实际病情等现况，给予相应不同的身心健康指导。医护人员端庄的仪表和蔼的态度、得体的言谈、良好的医德医风、丰富的专业知识、娴熟的技术都会带给患者心理上的安慰，从而产生安全感、信赖感。

2. 建立良好的群体关系　同住一室的患者构成一个群体，医护人员是这个群体中的协调者，要引导他们互相关心、帮助、鼓励，共同遵守医院制度，积极配合治疗与护理，使病友间呈现愉快和谐的气氛，有利于疾病的康复；多与家属加强沟通，取得信任与理解，共同做好患者的身心健康维护。

五、开展丰富多彩的医院健康教育活动

我国医院健康教育的发展经历了一个由卫生宣传到健康教育、健康促进逐步发展的过程。从一般的简单卫生知识宣传，到针对患者的需求开展门诊候诊教育活动，再到现在的医院健康教育规范化服务，医院健康教育得到了全面发展。医院开展健康教育的基本形式有两种：

(一) 院内健康教育

1. 利用宣传橱窗　在门诊、住院部设置大型宣传橱窗，充分利用这个宣传平台，普及健康知识。即根据不同的季节，对常见多发病、流行病的预防、治疗、保健知识采取通俗易懂、图文并茂的形式进行宣传。

2. 出黑板报　在各病区走廊内设置活动式黑板，由医护人员根据各病区的病种特点，定期举办黑板报，宣传防病小常识，介绍防病治病、休息、运动、饮食等有关知识，并登记每期黑板报的内容，以便检查和防止下期的内容重复。

3. 集体宣教　定期或不定期召开病区内的患者咨询会或座谈会。由病区护士长、科主任、责任护士负责组织、召集患者参会；并对患者及其家属进行病区管理制度、作息时间、陪视陪伴制度、保洁制度以及基本卫生保健知识的专题讲座和提问答疑。

4. 多元化宣教　充分利用各种现存的宣传图片、声像或文字资料开展健康教育活动，适时地把这些资料散发给患者阅读；绘制一批图文并茂的防病、保健、检查、药物治疗宣传卡、配套的健康教育资料盒，放在各病区护士站内，供住院患者及家属查阅；并按不同的病种，制订健康教育手册，每个病室内固定放置一本，便于患者随时阅读和使用；有条件的医院可采用闭路电视、电子屏幕、播放录像片等现代化电教手段开展健康教育。

5. 技能和方法演示　医护人员反复为患者示范，以利于患者掌握某些特殊方法和技能。如有些患者手术后需要采取深呼吸、有效咳嗽等，在手术前由主管医生和责任护士反复为患者演示，直到患者能独立完成。

6. 口头交流　对于不具备或因病丧失阅读能力的患者，由主管医生及责任护士反复多次口头宣教，使患者掌握必需的保健常识。

(二) 院外健康教育

1. 组织参加各种临时性的社会宣传教育活动，利用各种卫生纪念日，开展街头卫生宣传与健康咨询活动；开展"卫生下乡"活动，进行健康咨询、义诊等。

2. 与新闻媒体合作，组织医护人员，积极为当地报纸、刊物、电台编写卫生科普稿件；与报刊、电台、电视台等大众传播媒体共同开辟专家咨询、空中门诊、卫生知识讲座等专题栏目，通过组织医生、专家"上电视，进广播"，建立起稳定而影响巨大的社会健康教育阵地。

3. 开设电话咨询服务，通过热线电话让医生解答群众有关心理卫生、家庭保健、饮食与营养卫生、母乳喂养、疾病防治等诸多方面的问题，为群众提供咨询服务。

4. 承担有关部门组织的健康教育讲座，疾病防治与控制的培训班讲课等。

六、提升医院员工的健康水平

医务人员健康状况直接影响到医务人员的个人家庭幸福，关系到医疗质量、医患关系的好坏和医疗卫生事业的健康发展。由于医务工作者工作环境、工作性质特殊，工作压力大、生活无规律，作为健康知识最丰富、承担救死扶伤使命的群体，身体状况却不容乐观。为保障员工身体健康，提升员工的健康水平：

1. 建立医院员工健康档案，通过持续动态的监测和管理，全面翔实地掌握员工的健康状况，做到对疾病早发现、早诊断、早治疗。

2. 健全医院员工健康保障体系，完善各项管理制度，定期对职工进行健康指导，有的放矢地对亚健康员工和患病员工进行健康干预和指导治疗，从而降低员工心血管疾病、恶性肿瘤、妇科病以及其他疾病的发病率，保证员工身体健康和情绪良好。

3. 广泛开展员工体育运动和各种文娱活动，倡导健康的生活方式，放松身心，改善员工健康状况，提高医院员工身体整体素质，实现医院和谐发展。

4. 定期对员工进行体检，并确保体检质量。

5. 开展医院员工控烟教育，落实公共场所控烟措施。

第三节 患者健康教育

一、患者健康教育的基本形式

患者健康教育又称院内教育，是医院健康教育的重点。根据实施场所的不同，可将患者健康教育分为门诊教育和住院教育。

(一) 门诊健康教育

门诊教育是指对患者在门诊治疗过程中进行的教育。由于门诊患者变动性非常大，不可能针对每个具体需求开展教育，再加上门诊患者流动性大，难以进行系统的教育。因此教育更要侧重于普遍性，根据不同季节、不同地方的不同疾病特点，进行常见病的防治教育。必须注意教育内容的精练、新颖，以增进教育的吸引力。门诊教育应该伴随医疗活动开展，用于稳定患者的情绪，维持良好医疗程序，同时让患者获得知识。通常采用：

1. 候诊教育 指在候诊期间，针对候诊知识及该科的常见疾病进行的教育。利用候诊进行教育是当前门诊教育的最有效方法之一，即可安抚患者的情绪和维持门诊候诊次序，又可使患者及家属掌握一些卫生科普知识和就诊常识。可采取宣传栏、黑板或通过导诊台、分诊台、咨询台的工作人员以口头宣传、出售宣传材料等形式；有条件的医院应设置闭路电视、广播和电子显示屏，提供卫生科普知识、本院新技术、新疗法、新设备等介绍。

2. 随诊教育　指医护人员在对患者检查、诊疗过程中，随时进行的面对面的口头教育。这种形式既可了解、掌握患者的心理状态，又能"对症下药"。具有较强的针对性和灵活性，但不宜太详细、用时过长，以免影响诊疗速度，造成患者不满。

3. 门诊咨询教育　是患者及其家属提出的有关疾病与健康问题，通过医护人员进行解答指导的形式。这种形式是满足高层次的健康需要的医疗服务。根据本单位医疗服务特点，开展不同内容和形式的咨询服务，要求担任咨询工作的医护人员要具有丰富的医学知识和临床经验，要掌握一定的心理学知识和咨询技巧，认真准确地解答他们提出的有关健康和疾病等问题。

4. 专题讲座和培训班　指针对某种疾病或某个健康问题，结合患者及其家属的需求而举办的、以普及防治、康复、保健知识和技能培训为目的的活动。这种宣传教育形式大多适合于专科医院和综合性医院的慢性病患者及接受咨询保健服务的人，例如孕期母乳喂养、高血压、糖尿病治疗与预防等。

5. 健康教育处方　在诊疗过程中，以医嘱的形式对患者的行为和生活方式给予指导，如发给患者有针对性的宣传材料，便于患者保存、阅读。

(二) 住院教育

住院教育是指对住院患者及其家属进行的教育，亦是患者教育的重点。住院患者有较长的时间与医护人员接触，特别是慢性病患者，有利于进行系统的教育。但是，住院教育必须根据患者病情的轻重缓急，选择适当的时机进行教育，要在患者病情相对稳定的情况下实施系统的教育。住院教育可分为入院教育、住院教育和出院教育（康复教育）三个部分，每个部分的重点有所不同。

1. 入院教育　是指患者入院后对患者或家属进行的教育。在患者入院后即可进行。一般由值班护士、主治医生采用口头教育的形式，向患者及家属说明病情、治疗方案以及可能在预后、接受治疗中应注意的事项及要求，包括医院有关规章制度。也可写在提示板或固定的宣传栏内，安放位置应醒目。入院教育的目的是使患者尽快熟悉、了解住院环境，稳定心理情绪，遵守医院制度，服从医嘱，配合治疗。

2. 病房教育　是指患者在住院期间进行的经常性的健康教育。这是住院健康教育的重点，根据整体护理和医疗管理要求，目前病房教育的常规模式是医护结合、分层进行、各有侧重、各负其责。目的就是以行为改变为目标，以分层激励的教育方式，将健康教育纳入医生、护士岗位职责中，利用医护人员的专业知识特长和权威性，促进患者的知识信念、态度和行为向有利于疾病治疗、健康和身心健康方向转变。所采用的教育方法也可多样化，包括讲课、咨询、小组讨论、自助团体、程序化学习、电视录像等。

医生利用查房或值班时间，结合患者所患疾病不同给予防治、康复、保健和心理卫生方面的教育，同时提出加强自我保健方法和行为目标。另外，医生还要把指导内容和行为目标提供给责任护士，由护士督导患者实现行为目标。护士在日常工作中，尤其是给患者进行各种处置时，应根据患者病情不失时机地与患者交谈，进行心理护理，纠正患者的不良行为习惯，及时向医生、护士长反馈患者情况，督促患者积极配合临床治疗。护理员对患者进行卫生知识常规宣传、指导和卫生监督，让患者及家属尽快熟悉环境，遵守医院规章制度，养成良好的卫生习惯，协助保持环境卫生，创造良好的就医环境。

3. 出院教育　指患者病情稳定或康复、出院时由医护人员向患者及家属所进行的个别谈话教育。主要内容有：向患者交代住院治疗结果、病情的现状及预后以及出院后的注意事项，指导患者合理饮食、锻炼和生活起居，同时巩固和发展治疗效果，防止疾病复发和意外情况发生。

4. 出院后教育　是指患者出院后进行的追踪性的健康教育，是医院健康教育发展的趋势。它不仅有助于临床治疗效果的追踪观察，而且有利于及时了解患者的情况变化，尤其是对于慢性患者，具有现实意义。受教育者包括患者及其家属，内容包括：饮食、起居、给药方法、目的、用途、活动方式，必要时应增加如何寻找医疗保健等内容。出院后教育有书信指导、电话咨询、定期或不定期家访等方法。

二、患者健康教育的主要内容

由于疾病的种类繁多，且每个患者的个体差异和经历各有不同，加上对患者进行教育的时间有限，因此，患者健康教育同样需要制订健康教育计划。

(一) 患者健康教育的计划

患者健康教育分以下五个步骤。

1. 分析患者的需要　由于患者的个体差异和疾病严重程度不同，因此，分析患者的需要成为制订患者教育计划内容的先决条件。首先要了解患者对其所患疾病的认识、态度及一般知识、技能。如患者是否了解自己的病情、治疗方法、诊断结果？他自己应尽何责任？患者有无不良的卫生观念或习惯而影响治疗？患者或其家属有何技能有助于治疗工作？患者想知道些什么？他想要做什么？患者可以有一种或多种需要，如果患者有多种需要，就应进一步分析哪种需要对治疗患者疾病最有帮助，患者的知识能力最适宜提供哪些教育等。例如，一个糖尿病患者，没有任何医药知识，不知道自己的病情，不知道糖尿病的并发症和后遗症等，也不知道要节制饮食、调节生活规律等，因此，这些都成为他的需要，急需进行教育。但由于时间、患者知识与学习能力的限制，不可能对他进行全面的教育，这时，就应考虑何种需要是他最迫切的需要，对其疾病的防治最为有益。要了解患者的需要，可通过病历，也可以从与患者家属或患者交谈、患者间的谈话、观察患者等方面获得。

2. 确定教育目标　明确的教育目标有助于教育计划的实施，因为明确、具体的目标是可以测量的。制订患者健康教育目标时应考虑：①患者缺乏哪些知识？缺少哪些技能？②患者的兴趣。③患者文化程度、接受能力。④评估目标的困难程度。⑤决定实现目标的先后顺序等因素。

3. 制订教育计划　在制订教育计划时应考虑：在什么时间、哪种场合进行教育；应教哪些内容；由何人去教；用什么方式、什么方法去教。

(1) 教育场所与时间：可以在门诊、病房、追踪随访或家庭访视时在家庭中进行。在医院应在专门的场所或候诊室中进行，应避免在大庭广众中进行，以免使患者不安。时间安排应以方便患者为原则。

(2) 教育内容：患者教育计划的内容应基本、简单、重要、有用，并多次重复，以加深患者的印象或熟练某些技能。在确定教育内容时，应考虑患者希望知道什么？他们最重视哪些问题？例如，会不会有生命危险？会不会变成残废？会不会影响工作、生活？他们应该怎么办？除此之外，应根据患者的个体差异及既往就诊情况，考虑在有限时间内，患者能吸收多少知识？学习多少技能？我们所提供的教育内容是否恰当？

(3) 教育人员：患者教育是一个完整的教育系统，虽然整个教育计划可由健康教育人员来制订，但在教育中的每个环节的人员及设备都应配套，各司其职。这就包括医院中与患者接触的各类人员，如医生、护士、检验人员、药剂人员、行政后勤人员、健康教育人员，以及医院的外观、环境、宣传栏、宣教资料等。

通常，人们认为医生尤其是专家、教授是主要的教育者，因为他们对疾病的诊治处理具有权威性，对患者影响大。实际上，他们在门诊中很少有时间进行健康教育，由于就诊患者太多，他们也很少有这种教育的意愿。因此，对于简单的教育内容，其他医疗人员的教育作用更大。

(4) 教育方法和工具：选择适当的教育方法和工具，能增进患者的学习效率与效果。在教育中，要让患者有提问的机会，并给予满意解答。这样能满足患者的求知需要，也能加深患者的印象；教育内容应尽可能以有趣、生动，或以娱乐方式传授给患者；对某一教育内容，应重复教育多次，并以不同的方式进行；在教育过程中，应减少患者的焦虑、疑惑或不安的情绪；发给患者一定的资料参考，以便复习。

在决定教育方法和工具前，首先应考虑患者的个体差异，如教育程度、语言能力等，再考虑是进行个别指导还是团体指导。在教育之前，应事先将教育内容依时间顺序作合理分配，并决定每一特殊内容在何种场合、用什么方式传授给患者。教育方法很多，最好是几种方法和工具灵活配合运用。

4. 实施教育计划　在实施教育计划过程中，最为重要的是医务人员的谈话态度与技巧。与患者谈话的态度应客观、公正，不能主观、偏见。采取接纳的态度，即要帮助、指导，不能批评、训诫。避免不成熟的建议或承诺，以免加重患者心理负担或导致医疗纠纷。让患者自觉、自决、自助，不能一切包办，要以事实来说服患者。要主动、热情、充满信心，以满足患者的心理需要。

与患者谈话的技巧：要站在患者的立场上，建立密切医患关系；要积极倾听患者的叙述；要注意观察患者的症状和情绪；问话语气要婉转中肯，态度要和蔼；表达要通俗，易于接受；要考虑不同类型人的特点；要掌握会谈时间，把握重点。总之，要让患者感觉出教育者的诚意，缩短彼此距离，急取患者的合作。

5. 评价　评价是教育的重要一环。"计划-执行-评价"是一种连续过程，其目的是随时修正原有计划，改进工作。评价工作并不一定要花很多时间、人力或财力，可随时进行。

(1) 评价教学需要：由于教育计划是依患者各方面的情况而定，因此，我们应评价以往评估的患者需要是否为患者的真正需要，有否遗漏；或者当患者有多种需要时，教育者由于时间的限制只考虑了对病情有较大帮助的需要，而忽略了解除患者疑虑的需要，导致无法取得患者的依赖，降低了患者的参与感等。

(2) 评价教学方法：教学方法的恰当与否直接影响到计划的成败。评价教学方法包括评价教学的时机与场合是否恰当，教育者是否称职，教学材料是否适宜（准确、通俗），教学方法是否得法，教学进度、气氛如何。

(3) 评价目标：计划的目标有不同的层次，而前一层次目标是达到后一层次目标的必需。如以肥胖高血压患者为例，其教育效果的评价顺序如下：

效应1（如知识提高等）→效应2（如合理饮食）→效应3（如体重控制）→效应4（如血压控制）→效果（如发病率、死亡率下降）

在评价时，可参照计划目标，在计划的不同时期进行不同的评价。

(二) 患者健康教育基本内容

1. **疾病基础知识教育** 以理论教育为主。帮助患者了解所患的疾病、疾病分期、对人体的危害、与哪些因素有关、出现哪些临床症状、如何预防、药物治疗与非药物治疗、治疗过程中可能出现的问题等。通过疾病基础知识教育使患者基本认知自己所患的疾病。如对高血压患者进行的基础教育包括血压多少为高血压，高血压的分期，多长时间测一次血压，高血压对人体的危害，高血压与遗传、饮食、心理社会因素的关系，高血压如何预防，治疗高血压药物副反应的观察与处理，高血压的非药物治疗等。

2. **疾病防治素质教育** 以心理教育为主。引导、促成患者树立战胜疾病的信心，养成正确防治疾病的态度、素养和行为习惯。

3. **健康相关行为的教育和培训** 以实践教育为主，有的放矢地开展以下健康相关行为的训练：

（1）自理能力训练：①生活自理，如洗漱、更衣、进食、排便；②自我监测病情，如自测血压、自检尿糖、自记尿量等；③自我治疗，如胃管进食、自我服药等。

（2）住院适应能力训练：包括练习床上排便、留取标本、手术前后教育等。如痰标本留取晨起第二口痰，尿标本留取晨起第一次中段尿，粪标本留取少量异常部分等。

（3）康复能力训练：包括术后功能恢复、功能康复、运动康复等。如术后排尿、进食，有效咳嗽，有效排痰，术后行走，乳癌根治术后手臂功能锻炼，脑出血后功能锻炼，义肢锻炼等。

三、患者健康教育的常用方法

1. **口头教育** 指个别谈话、咨询、讲座、讨论、座谈会等。其特点是以语言为工具，直接对话交流，方便易行，针对性强，经济有效。

2. **文字教育** 如宣传单、小册子、健康教育处方、科普读物、报刊等。其特点是方便实用，可大量印刷，广泛散发，内容较系统，作用较持久，材料可反复使用。

3. **形象化教育** 以实物、标本、图画、模型、照片等形式传递健康信息。其特点是生动、形象、直观，如与健康教育文字材料配合使用可增强理解和记忆力。

4. **电化教育** 以广播、电视、录像、幻灯等电化器材为工具开展健康教育活动。其特点是：大大丰富了教育形式和内容，克服了时间和空间的限制，可表现出许多用文字和语言表现不出来的超微结构，可以动态表现事物的连续性。发挥电化教育这种视听并用的优势，可提高健康教育的效果，群众也喜闻乐见。

5. **综合性教育** 综合使用上述各种手段，营造出浓厚的健康教育氛围，通过反复大量的信息刺激，可起到潜移默化的强化作用。

6. **行为干预** 通过具体指导和技能培训，帮助教育对象实现特定行为的改变以及学习、培养有益健康的行为和技能。

本章的教学重点是医院健康教育和患者健康教育的基本概述和主要内容。教学难点是如何规范实施医院健康教育和患者健康教育，并顺利达到预定的学习目标。

思考题

1. 何谓医院健康教育？它的意义是什么？
2. 叙述医院健康教育组织机构、主要任务和岗位职责。
3. 医院健康教育基本内容有哪些？试与患者的健康教育内容相比较。
4. 医院健康教育应怎样才能规范实施？
5. 患者健康教育的基本形式有哪些？试述其主要内容和常用方法。
6. 简述患者行为干预的内容和要求。
7. 医院健康教育的适宜环境应如何营造？
8. 如何在医院开展丰富多彩的健康教育活动？
9. 怎样培训和考核患者的健康相关行为？

（青海卫生职业技术学院　张宪青）

第四章　社区健康教育

> **学习目标**
>
> 1. 掌握社区、社区健康教育和社区健康促进的概念；社区卫生服务的概念、组织和意义；农村初级卫生保健的概念。
> 2. 熟悉社区健康教育与健康促进的基本内容与规范实施；城市社区健康教育与健康促进的基本内容；农村健康教育与健康促进的基本内容；健康教育与健康促进在社区卫生服务中的实施。
> 3. 了解社区健康教育与健康促进的发展过程；农村健康教育与健康促进的形式与方法。

第一节　社区健康教育与健康促进概述

一、社区

（一）社区的概念

社区（community）一词源于拉丁语，是一个社会学概念，是指以一定地理区域为基础，由一定数量、具有共同意愿、相同习俗和规范的社会群体结合而成的生活共同体。我国所用的"社区"名词，是我国社会学者于20世纪30年代从英文意译而来。实际上，关于社区的概念至今尚未统一。1974年，WHO界定的社区定义为："社区是指一固定的地理区域范围内的社会团体，其成员有着共同的兴趣，彼此认识且互相来往，行使社会功能，创造社会规范，形成特有的价值体系和社会福利事业。每个成员均经家庭、近邻、社区而融入更大的社区。"显然，社区是一个具有相对独立的社会管理体系和服务设施的地域性社会，也是一个以家庭为基本单位、生活上相互关联、有组织的社会实体。它具体由人群、地域、生活服务设施、特有的生活方式、文化背景与认同意识、一定的生活制度和管理机构六个基本要素构成。

（二）社区的社会作用

社区作为宏观社会的缩影，具有以下社会作用：

1. 营造人们生产、生活的适宜环境　社区历来是人们社会生活的主要场所，设置在社区内的机关、学校、商店、医院等社会机构既是社区部分群众依托的工作平台，又能满足当地人们的基本生活需求。因此，社区为人们的生产、生活营造了适宜环境，也为自身的可持续发展提供了可靠保障。

2. 履行最基层政权单位的基本职责　社区作为最基层的政权组织，既需要代表社区群众的基本利益，贯彻执行上级的方针政策，履行抓好社区日常工作的管理职能；又应主动与社区群众建立守望相助的密切关系，以便适时反映群众的实际需求，动员他们积极参与社区的规范建设，不断推动社区的发展。

3. 发挥社区的管理和制约作用　实际上，充分发挥社区的管理和制约作用，对社区群众行为与生活进行干预和管理，务必依靠社区内的行政管理体系、管理制度、行为规范、文化习俗和群体意识等要素。社区正是通过发挥这些要素不同方面的管理与制约作用，督促社区群众提高社会公德，遵守社会规范，维护社会秩序，增强惩罚违反社会准则行为的能力。

4. 增强社区群众的凝聚力　通过社区的组织和动员，可增强社区群众的凝聚力，激发他们的责任感、归属感和荣誉感，促使他们相互理解、彼此支持和通力合作，逐步实现个人、家庭、社会团体的进步、发展和多赢。

通常，界定社区范围应坚持因地制宜的原则。WHO所界定的社区标准是：人口10万~30万，面积0.5万~5万平方公里。我国结合社区卫生服务实际，将街道、居委会界定为城市社区；乡镇、村界定为农村社区。一般以街道办事处或乡、镇所包括范围来设置社区卫生服务中心，服务人口为3万~5万人。

二、社区健康

社区健康是指社区人群的健康状况。它既是社区发展的一个主要目标，又是社区综合实力的重要标志。在现代社会中，影响社区健康的重要因素包括：社区人群特定的生物学特征，如年龄、民族、遗传危险性等；社区的自然、社会环境；社区卫生服务的提供与应用；社区人群的行为习惯和生活方式等。社区人群的疾病状况和健康水平是这些重要因素综合作用的结果。具体而言，社区健康水平由生活质量指数、生育率、儿童营养与发育、发病率、患病率、伤残率、死亡率、死因构成比、期望寿命等群体健康评价指标来客观反映。因此，正确分析社区健康状况，合理评估社区健康需求，是社区领导组织、管理社区卫生服务，制订、实施社区健康教育与健康促进规划，维护、促进社区健康的主要工作，务必规范实施，抓出成效。

三、社区健康教育与健康促进概述

(一) 社区健康教育

1. 社区健康教育概念　社区健康教育（community health education）是指以社区为单位，以社区人群为教育对象，以促进社区居民健康为目标，有组织、有计划、有评价的健康教育活动与过程。

2. 社区健康教育目的

（1）引导、发动和促成社区人群树立健康意识，关心自身、家庭和社区的健康问题，积极寻求导向健康最高水平的行为，努力避免生活中的失衡、疾病和意外。

（2）通过改变社区人群的知识、态度、信念、价值观和理解力，促使其经常与医护人员保持联系，逐步做到合理膳食、适量运动、控制情绪、遵医嘱用药、改变不良生活习惯、养成良好的卫生行为和生活方式，减少患病机会，提高生活质量，延长期望寿命，维持最佳健康状态，成为心理品质健全的健康者。

（3）引领、督促社区人群积极参与社区健康教育与健康促进规划的制订和实施，增强适应社会变化的能力，不断提高自我保健和群体健康水平，逐步走向康复，赢得健康，为实现健康教育确立的"普及健康知识，建立健康态度，实践健康行为，增进全民健康意识"的最终目标作出应有的贡献。

3. 社区健康教育意义

(1) 围绕促进社区人群健康的目标，借助社区健康教育活动，正确引导、帮助个人、家庭和社会树立预防疾病、维持自身健康的自我保健意识，有的放矢地帮助社区人群理解、认同和熟知不良生活方式危害健康的后果，培养促进、维护健康的责任感。

(2) 在社区健康教育的规范实施中，努力激发社区人群参与活动的积极性，主动采纳健康行为，踊跃履行自我保健的承诺与责任，有针对性地增强自我保健的实践能力，稳步成为社区健康教育与健康促进工程的合格实践者和推行人。

(3) 通过促进社区居民个人和群体积极参与社区健康教育与健康促进工程实践，有效提高社区医疗卫生保健资源的综合利用水准。

(4) 有利于营造一个促进社区人群健康的自然环境和社会环境，达到提高卫生保健服务质量、降低医疗费用、优化生活质量、维持社区人群高水平健康状态的目标。

4. 社区健康教育实施的特殊性 通常，社区健康教育实施的特殊性在于：①范围大，单位多，构成较复杂；②对象广，人员杂，涉及各种人群；③可利用的资源类别多，作用广，包括人力、物力、财力、场地、设施和行政支持等；④具有社区凝聚作用。很明显，社区健康教育实施的这些特殊性，尽管使社区健康教育相当复杂和有难度，但更给健康教育工作者提供了规范实施和创新发挥的空间，值得他们合理利用和开拓发展。

(二) 社区健康促进

1. 社区健康促进概念 社区健康促进（community health promotion）是指通过健康教育和社会支持，改变个体和群体行为、生活方式和环境影响，降低社区的发病率和死亡率，提高社区人群的健康水平和生活质量。

2. 社区健康促进的构成与作用 社区健康促进的主要构成是健康教育和能促使行为和环境向有益于健康改变的社会支持系统。实践表明，社区健康促进的规范实施迫切需要各级政府采取行政措施，从政策、法律、制度、经济、组织等多个方面支持健康教育，不断完善社区卫生服务，按需建立各有关部门参加的大联盟，并通过这些部门的通力合作，为社区群众创造有益于健康的社区生产、居住等生存环境，确保社区群众的健康生活方式，实现民健促国富、社会呈和谐的健康促进目标。

3. 社区健康促进的性质与任务 事实上，无论疾病的病因是否明确，疾病发生、发展和转归的全过程可分为发病前期、发病期和发病后期三个阶段。很明显，在疾病的每个阶段都可采取相应措施，防止疾病的发生与恶化。因此，疾病的预防也可分为三级，形成疾病的三级预防：

(1) 第一级预防：也称病因预防。主要针对致病因素采取预防措施，以控制和消除致病因素，提高社区人群的健康水平。

(2) 第二级预防：亦称临床前期预防。主要通过早发现、早诊断、早治疗，在发病期防止或减缓疾病的发生。

(3) 第三级预防：又称临床期预防。主要针对患者采取积极的治疗、康复，防止疾病恶化和伤残的发生，力争病而不残，残而不废。

很明显，健康促进属于第一级预防的范畴，具有疾病发病前期的预防工作性质。因此，实施健康促进工作时要根据疾病尚未发生的实际，把预防的重点放到去除疾病易感因素或避免暴露于致病因素上，进而防止疾病的发生。

4. 社区健康促进的主要措施 根据健康促进的工作性质，社区健康促进的主要措施是对第一级预防的干预。要求做到：

（1）增进健康：采取合理营养、适当休息与娱乐、改善居住与工作环境、加强性教育、老人保健指导、优生优育指导等举措，以求达到广泛推行健康教育，不断增进人群健康之目的。

（2）特殊保护：针对社区人群的特点，积极采取饮用水净化、污水处理、预防接种、职业安全卫生等特殊保护措施，以保护和维持社区人群的健康。

四、社区健康教育与健康促进的发展

伴随社区健康教育与健康促进工程的稳步发展，各国社区健康教育与健康促进在卫生工作中的地位日趋重要。早在20世纪20—30年代，我国"乡村教育"与"乡村建设运动"的倡导者们，在城乡建立了若干健康教育实验区，其中尤以河北定县效果明显。当时针对农村的四大病根——贫、愚、私、弱，提出了以生计教育治贫、以文化教育治愚、以民众教育治私、以卫生教育治弱的方针。全县实施卫生教育的组织为保健院、联村保健组，每村设有保健员。定县的经验影响深远，可以说是开创了中国农村社区健康教育的先河。

20世纪70年代以来，欧洲芬兰的北卡利亚地区，针对该地区高血压、冠心病的高发率，在全区实施从改变不健康生活方式入手的全方位健康教育计划，经过15年努力，取得明显成效，总吸烟率从52%下降到35%，吸烟量净下降28%，血清胆固醇水平下降11%，中年男性缺血性心脏病死亡率下降38%。北卡计划已成为通过健康教育与健康促进解决社区主要健康问题的成功范例。

1986年，首届国际健康促进大会《渥太华宣言》将加强社区行动列为健康促进五个主要活动领域之一。1988年召开的第十三届国际健康教育大会以"社区发展，群众参与，同心协力，创造健康世界"作为会议主题，充分表明社区健康教育在全球卫生工作中的战略地位。20世纪90年代以来，在世界范围内社区健康教育已进入健康促进新阶段。到了21世纪，随着我国城市化进程及我国卫生服务改革与发展的步伐不断加快，作为社区建设的组成部分，社区健康教育与健康促进面临着新的挑战和机遇。

五、社区健康教育与健康促进的对象与任务

社区健康教育与健康促进的对象包括社区所辖企事业单位、学校、商业及其他服务行业人员，其重点人群是儿童、青少年、妇女、慢性病患者和老年人、残疾人等。社区健康教育与健康促进的主要任务是：

1.普及健康知识，建立健康态度，增进健康意识；帮助人群改变不良的生活习惯，摒弃陈规陋习，提倡文明、科学、健康的生活方式，使之维持最佳的健康状态，以适应社会的变化。

2.通过提供具体的行为指导和示范，提高人群对疾病的预防能力；对患者则可通过改变他们的知识、信念、态度、价值观等因素，促进其康复，避免并发症，提高生活质量，延长预期寿命。

3.有效地促进各级行政领导和部门制订各项卫生政策，完善社区卫生服务，协调非卫生部门和社会组织支持并参与健康教育活动，使全社会都来关心社区卫生与健康问题，创造一个有益健康的社区环境。

4.充分利用和挖掘社区资源，尤其是组织动员社区群众参与健康教育与健康促进的计

划设计、监测管理、评价等各项活动，有针对性地解决自身健康问题。

综上所述，社区健康教育与健康促进从整体上对社区人群的健康相关行为、生活方式以及影响社区健康的自然和社会环境因素进行干预，其范围和内容相当广泛，涉及个人、家庭、群体身心健康，贯穿人的生命各个阶段。它既适用于社区急、慢性疾病的综合防治，又适用于社区生态和社会环境的改善；既可促进社区人群对社区医疗保健服务的利用，又可促进社区医疗保健服务质量的提高，为社区人民创造健康、文明的社区环境。

第二节　社区健康教育与健康促进的规范实施

社区健康教育与健康促进的规范实施是一项社会系统工程，为保证其顺利进行，务必事先制订科学进度表，组建实施组织机构，安排和培训实施的工作人员，购置和配备所需设备物品，并建立有效的检测与质量控制体系。在实施过程中完善、规范地记录，不断反馈，及时发现工作中存在的问题，按需动态调整人力、物力、财力的分配，控制实施质量，逐步实现阶段目标和总体目标。其内容具体包括政府决策、健全社区健康教育与健康促进网络、开发社区资源、群众参与等，这是社区健康教育与健康促进实施的基本保证和必要条件。

一、发挥政府的领导作用

WHO在《组织法》中明确提出，"政府对其人民的健康负有责任，只有通过提供适当的卫生保健和社会措施才能履行其职责。"社区健康是社区经济和社区发展密不可分的组成部分，不能由卫生部门单独负责，必须在当地政府领导下，社区各有关部门共同对社区群众的健康承担责任。社区健康教育与健康促进的领导机构在城市是街道办事处，在农村是乡（镇）政府，它们在健康促进工作中起着领导、组织、协调、服务的作用。

（一）明确社区领导责任

实践表明，社区健康教育与健康促进顺利实施的关键不是经济和技术问题，而是社区领导思想观念的转变。通过加强与社区领导的沟通，促进领导树立大卫生观念，以事实和业绩争取领导的关注和支持，是社区动员的首要任务。

通常，社区领导对健康教育工作承担的责任主要表现为：①安排主管领导分管，责任分工明确；②将社区健康教育工作列入政府的议事日程，纳入文明社区、小康村镇发展规划；③协调社区内各部门参与和支持健康教育；④制订有关卫生政策、制度并监督执行；⑤领导社区健康教育计划的制订、实施、考核和评价；⑥提供必要的资金保证等。

（二）建立决策机构，制定相关政策

社区健康教育与健康促进的决策机构应由政府牵头，卫生、教育、宣传、企事业、群众团体等有关部门共同组成社区健康促进委员会或社区健康促进领导小组，统筹社区健康教育与健康促进工作的实践与发展，形成以政府负责、部门配合、群众参与为特点的社区健康教育与健康促进运行机制。

（三）制订有关政策，强化政府行为

依托上述运行机制，社区政府可结合实际，合理、严谨地制订本社区健康教育与健康促进政策、法规和规章制度，直接将本社区健康教育与健康促进的工作纳入制度化、规范化和有序化的轨道，进而促进社区政府为本社区群众的健康承担责任，规范群体和个人的行为，保证社区健康环境的形成。近年来，在大力发展社区卫生服务的进程中，北京、上海、天

津、深圳、济南等城市将健康教育纳入社区发展总体规划，出台关于社区健康教育经费支持、人员培训、工作规范、考核标准等政策，制订有益社区健康的社区控烟、全民健身、环境卫生等规章制度，全面促进了社区健康教育与健康促进的可持续发展。

二、充分开发、利用社区资源

社区资源是社区赖以生存和发展的物质和非物质资源，更是开展社区健康教育与健康促进的能源和基础。除积极筹集资金，争取技术、人力、设施外，应以社区发展为动力，立足于挖掘社区内部的资源潜力。所谓社区发展是指社区人群在政府机构的支持下，依靠自己的力量，改善社区经济、环境、文化状况，提高生活水平的过程。这里的"自己的力量"指的是蕴藏在社区成员和社区组织中的各类人力、财力、物力、信息等资源。此外，社区群众参与是社区健康教育与健康促进的基础，更是最宝贵的社区资源。一般，社区资源包括人力资源和非人力资源。

社区人力资源是指能广泛参与社区健康教育与健康促进的社区人群，具体包括社区内医院、卫生院、保健站及各单位医务室等的医务人员；社区内中小学及商业、服务业等行业的人员；街道干部、离退休人员中的积极分子、志愿者，以及各家庭成员等。为了充分利用人力资源，既要求社区领导和群众代表共同参与社区健康教育规划制订、实施和评价的全过程，又需要社区成员树立"社区健康，人人有责"的思想，主动参与社区健康教育与健康促进的各项活动。

社区非人力资源是指地方政府的财政援助、单位或各类社团的资助、单位或个人的捐助等财力资源；各类科技人员通过技术援助而奉献的智力资源、开展健康教育流动所需的教室、多媒体教学设备等物力资源；居民对社区健康教育与健康促进的认识、建议以及有关活动信息等形成的信息资源。只有培养社区成员的自治精神和自助、互助能力，实现在相互合作、互利互惠基础上的资源共享，才能使社区健康教育与健康促进发挥更大的作用。

三、建立、完善健康教育网络

建立健全社区健康教育与健康促进组织网络，是加强社区政府、专业机构和各部门间合作，协调开展社区健康教育与健康促进工作的必要组织保证。如近年依据我国国情建立与发展起来的"双轨管理、条块结合"健康教育网络，就是行之有效的社区健康教育管理体制。

双轨管理是指开展健康教育工作，一靠各级政府和卫生行政部门的组织领导；二有各级专业机构的业务指导。两条渠道对口管理，逐级负责，交互融会。如河北省保定市探索形成的"双向管理，相互融会"的中等城市社区卫生服务模式，将健康教育的组织管理融合在该模式中，所取得的成功经验受到 WHO 的充分肯定。

条块结合是指以社区卫生服务机构和医护人员为主体，以专兼职健康教育人员为骨干形成社区健康教育纵向网络；以社区为单位，形成社区主管领导牵头，社区内各单位协同参加，由街道、文化、教育、卫生、财政、环保、群众团体等共同组成健康教育横向网络，把健康教育与社区各种业务结合起来，发挥各自的优势，共同抓好健康教育工作。街道办事处（乡镇）健康教育领导小组和居（村）委会社区保健（初保）工作站是条块结合的两个融汇点。它们与其他类别的健康教育专业机构一样，共同在社区健康教育中发挥了不可低估的政策导向、组织协调和业务指导作用。

四、开展多种形式的健康教育活动

根据社区居民的健康和生活质量既受多种因素影响，又存在着年龄、性别、职业、文化程度、生活习惯、健康状况多方面差异的实际，果断采取多部门联合，多层次干预和多种手段并用的综合举措，规范开展多种形式的社区健康教育活动，以满足教育对象的不同需求。如针对城市社区与农村社区居民在生活环境、生活习惯、文化程度、民俗伦理和职业方面现存的较大差异，以及目标人群和健康问题的特点，尽量调动各有关部门和单位参与，合理选用适宜有效的干预方法，以获取事半功倍的健康教育与健康促进效果。

五、不断强化、改善社区卫生服务

客观依据社区健康教育与社区卫生服务的关联性，不断强化社区卫生服务，按需培养、应用全科医生和社区护士，严格按照以健康为中心的社区卫生服务要求，适时为社区人群提供全程、全面、一体化的优质服务。同时，在社区卫生服务机构的预防、保健、医疗、康复等基本职能中，有机地融入社区健康教育内涵，努力使健康教育在社区卫生服务中真正发挥基础和先导作用，从而有效推动社区健康教育与健康促进的发展进程。

六、加强社区健康教育与健康促进计划设计、监测与评价

社区健康教育与健康促进计划的设计必须在社区需求评估的基础上，提出该社区要优先解决的主要健康问题或行为问题，确定目标和干预策略。在执行计划过程中，还应随时考虑内容是否妥当，所用视听材料是否正确、清楚、易懂，及时根据反馈意见加以修改补充。为保证社区健康教育与健康促进计划项目的实施和落实，评价计划目标是否达到，必须建立经常性监测体系，在对监测的活动、指标、方法、工具、时间、负责人等作出明确规定的基础上，逐步实现社区健康信息管理的微机化、动态化和精细化，使健康信息管理更科学、更规范。

第三节 城市社区的健康教育与健康促进

我国社区健康教育工作始于 20 世纪 80 年代初期。为适应城市居民不断增长的健康需求，从 90 年代末开始，社区卫生服务迅速发展起来，使社区健康教育上了一个新台阶。在原有社区健康教育的基础上，重新调整领导关系和组织网络，在当地社区健康教育专业机构的指导下，使社区全科医生和社区护士成为社区健康教育最直接、最有效的实践者。

一、社区卫生服务

1. 社区卫生服务概念　社区卫生服务（community health service）作为一种有效、经济、方便、综合、连续的基层卫生服务，是社区建设的重要组成部分。它融预防、医疗、保健、康复、健康教育、计划生育技术服务六个要素为一体，在政府领导、社区参与、上级卫生机构指导下，以基层卫生机构为主体，全科医生为骨干，合理使用社区资源和适宜技术，以人的健康为中心、家庭为单位、社区为范围、需求为导向，以妇女、儿童、老年人、慢性患者、残疾人等为重点，力求达到解决社区主要卫生问题、满足基本卫生服务需求之目的。

2. 社区卫生服务基本内容

（1）预防服务：预防传染病和慢性非传染病、卫生监督和管理。

（2）医疗服务：除从事门诊、住院服务外，根据社区居民的需要，有针对性地开展家庭病床、临终关怀等医疗服务。

（3）康复服务：为社区慢性患者和残疾人提供社区、家庭的康复服务。

（4）保健服务：对社区居民进行保健合同制管理，重点是开展儿童保健、妇女保健、老年保健等方面的服务。

（5）健康教育服务：作为社区卫生服务的基础和先导，贯穿于社区预防、医疗、保健、康复等各项服务之中，具体要求是为社区所有人群提供健康教育服务。

（6）计划生育技术服务：对社区育龄人群进行生殖健康、计划生育和优生优育指导和技术服务。

3. 社区卫生服务的意义

随着人口的老龄化、慢性退行性疾病、生活方式及行为性疾病的增多，以及医学模式的改变、医疗费用的高涨与卫生资源分配不当等问题的出现，大力发展社区卫生服务，逐步形成功能合理、方便群众的卫生服务网络，具有以下重要意义：

（1）成为实现"人人享有卫生保健"的重要基础。社区卫生服务通过提供基本的卫生服务，强调预防为主，防治结合的六位一体服务功能，在基层解决社区居民大多数基本健康问题，从而满足人民群众日益增长的卫生服务需求。

（2）有利于深化卫生体制改革，优化卫生资源配置，为建立与社会主义市场经济相适应的卫生服务体系提供可靠保证。

（3）符合"低水平，广覆盖"的基本原则。通过为城镇医保患者就近诊治常见病、多发病、慢性病，既保证了基本医疗，又降低了医疗成本，对长久稳定地运行城镇职工基本医疗保险制度具有重要的支撑作用。

（4）促进社区构建新型医患关系。社区卫生服务的规范实施，可促使社区卫生人员自觉以优质的卫生服务主动与服务对象拉近心理距离，融洽交往感情，消除认知隔阂，增进理解互信，适时建立起新型的医患关系，为密切党群关系，维护社会稳定，加强社会主义精神文明建设奠定坚实的基础。

4. 社区卫生服务的组织

社区卫生服务机构以社区卫生服务中心为主体。社区卫生服务中心一般以街道办事处所辖范围设置，服务人口3万至5万人。对社区卫生服务中心难以方便覆盖的区域，以社区卫生服务站作为补充。社区卫生服务机构设置应充分利用社区资源，避免重复建设，择优鼓励现有基层医疗机构经过结构和功能双重改造成为社区卫生服务机构，或将原二、三级医院与新设立的社区卫生服务中心加强联系，以利于指导，实施条块结合，提高服务质量。

二、健康教育与健康促进在社区卫生服务中的实施

1. 建立社区卫生服务健康教育网络

社区健康教育是一个系统工程，所解决的问题不仅是医学问题，更是一个社会问题，仅依靠医护人员难以圆满完成任务。显然，只有积极开发领导层，获得政策和环境的支持，动员社区力量，组织社区成员参与，培养社区成员的主人翁精神，充分发挥主观能动性，健全健康教育网络，才能提高社区健康教育成效。

社区健康教育要以社区卫生服务中心（站）为主体，中心（站）的领导负责全区健康教育管理、协调工作，健康教育具体工作安排专兼职人员承担。如要求全科医生和社区护士在

医疗、护理、预防保健等本职工作中有效实施健康教育规划；有的放矢地协助、指导社区内学校、机关、企业等单位开展健康教育活动；组织医护人员和社区健康教育骨干人员参加健康教育专题培训等。

2. 城市社区健康教育的形式

（1）备足社区所需的三种以上健康教育宣传资料和辅助资料，如报刊、传单、手册等，以及配套的墙报、专栏、卫生标语、卫生影视节目等辅助宣传资料。

（2）建立健全社区健康教育工作档案，包括计划、记录、考核、评价等档案资料；对社区主要疾病的高危人群进行动态监测和健康教育；定期开展社区单位定向健康教育服务；推行家庭病床健康教育。

（3）争取当地报社、电台、电视台等新闻单位的支持和配合，向群众普及医学科学知识；建立固定的卫生宣传橱窗、宣传栏等宣传阵地；组织文化、教育部门开展健康教育和全民健身活动；利用街道老年活动室等场地开展健康教育活动与培训。

（4）结合城市爱国卫生运动和创建国家卫生城市，推行健康教育与健康促进工作；开展卫生科普活动，如开展"卫生科普一条街"活动；建立健康教育示范小区，带动全区规范实施健康教育工作。

三、城市社区健康教育与健康促进的基本内容

1. 常见疾病防治知识教育

（1）慢性非传染性疾病的社区防治健康教育：①提倡健康生活方式，控制行为危险因素。②普及慢性病防治知识，提高自我保健能力。主要包括疾病病因、早期症状及表现、早期发现和早期治疗的意义、家庭用药及护理知识、心脑血管意外的家庭急救等。③增强从医行为，提高对社区卫生服务的利用，如定期体检、积极参加健康咨询、疾病普查普治、遵医嘱坚持药物治疗等。

（2）防范新老传染病：由于国际间交往的迅猛增加，城市过分拥挤、缺乏安全饮用水、处理和加工食品的方式改变、社会人群性观念变化、生活方式多元化以及滥用抗生素引起抗药性等诸多因素的综合影响，以致结核病、乙型肝炎、戊型肝炎等老传染病的危害重新抬头，艾滋病、非典、禽流感等新传染病肆意流行，给社区居民健康造成了极大威胁。务必加强对新旧传染病的传染源、传播途径及防治方法的宣传教育，增强社区人群防范意识，调动他们防范新旧传染病的积极性和主动性。

（3）防止意外伤害：意外伤亡，如交通事故、劳动损伤、溺水、自杀等，是当前造成青年人死亡和致残的最常见原因。因此，要经常教育社区居民在日常生活和本职工作中，提高自我防护意识，加强青少年的安全防护措施，防止意外事故的发生。

2. 家庭健康教育

（1）生活方式教育：根据当前城市人群睡眠障碍者日益增多，其成因与他们工作熬夜、夜生活丰富、噪音干扰、光线污染等因素密切相关的实际，可采取合理安排工作时间、改善居住环境、减少夜间娱乐活动、合理膳食、适当运动等举措促进睡眠，增进健康。

（2）家庭急救与护理：家庭急救知识包括烧伤、烫伤、触电、摔伤等意外事故的简易急救方法，人工呼吸操作方法，家庭中常用药物的保存和使用方法以及血压计、体温表的使用方法等。

（3）居室环境卫生知识：具体内容为居室环境的卫生要求，居室的合理布局与装修的卫

生问题,居室采光照明的卫生要求及其对健康的影响,冬季取暖应注意的问题等。

(4) 生殖健康教育:包括计划生育、优生优育、妇幼保健、性生活知识等。

(5) 家庭心理卫生教育:家庭的发展要经过创立期、生育期、学龄期、创业期、空巢期等不同阶段。每个阶段都有其特定的角色要求和基本责任,如果家庭成员的角色定位不准、责任承担不力或处理问题不当,就会产生相应的心理健康问题。应根据家庭发展的不同阶段,适时提供咨询和指导,如指导夫妻关系、子女教育、婆媳关系等,以帮助家庭成员正确解决这些实际问题。

3. 关于创建健康城市的动员　健康城市(healthy city)概念形成于20世纪80年代,是在"新公共卫生运动"、《渥太华宪章》和"人人享有健康"战略思想的基础上产生的,也是WHO为面对21世纪城市化给人类健康带来的挑战而倡导的行动战略。1984年,在加拿大多伦多召开的国际会议上,首次提出了"健康城市"的理念。1986年,WHO欧洲区域办公室决定启动城市健康促进计划,实施区域的"健康城市项目"。加拿大多伦多市首先响应,通过制订健康城市规划和相应的卫生管理法规、采取反污染措施、组织全体市民参与城市卫生建设等,取得了可喜的成效。随后,活跃的健康城市运动便从加拿大传入美国、欧洲,而后在日本、新加坡、新西兰和澳大利亚等国家掀起了热潮,逐渐成为全球各城市的国际性运动。

WHO于1994年把健康城市的定义为:"健康城市应该是一个不断开发和发展自然与社会环境,并不断扩大社会资源,使人们在享受生命和充分发挥潜能方面能够互相支持的城市。"上海复旦大学公共卫生学院傅华教授等提出了更为简明、清晰的定义:"所谓健康城市是指从城市规划、建设到管理各个方面都以人的健康为中心,保障广大市民健康生活和工作,成为人类社会发展所必需的健康人群、健康环境和健康社会有机结合的发展整体。"

1994年初,WHO官员对中国进行了考察,认为中国完全有必要也有条件开展健康城市规划运动。于是,WHO与中国卫生部合作,从1994年8月开始,在北京市东城区、上海市嘉定区启动健康城市项目试点工作,标志着中国正式加入到世界性的健康城市规划运动中。2001年6月12日,全国爱国卫生运动委员会办公室(爱卫办)将苏州作为中国第一个"健康城市"项目试点城市向WHO正式申报。同年8月,中国共产党苏州市第九次代表大会确定了用5年至10年时间把苏州建成健康城市的目标。2003年9月,苏州市召开"非典"防治工作暨建设健康城市动员大会,印发了健康城市的系列文件,包括健康城市建设的决定、行动计划和职责分工等,系统启动了健康城市建设工作。2007年底,爱卫办在全国范围内正式启动了建设健康城市、区(镇)活动,并确定上海市、杭州市、苏州市、大连市、克拉玛依市、张家港市、北京市东城区、北京市西城区、上海市闵行区七宝镇、上海市金山区张堰镇十个市(区、镇)为全国第一批建设健康城市试点,拉开了中国建设健康城市的新篇章。

每个健康城市都应力争实现以下目标:创建有利于健康的支持性环境,提高居民的生活质量,满足居民基本的卫生需求,提高卫生服务的可及性。WHO健康城市项目是一个长期的持续发展的项目,它追求的目标是把健康问题列入城市决策者的议事日程,促使地方政府制订相应的健康规划,从而提高居民的健康状况。

4. 卫生法规教育　卫生法规教育是为了提高社区居民的卫生法制意识和卫生道德观念,自觉遵守卫生法规。内容包括《中华人民共和国环境保护法》、《中华人民共和国食品卫生法》、《公共场所卫生管理条例》的教育,以及学习各级政府颁布的地方性城市卫生管理条例、规定等。

第四节　农村社区的健康教育与健康促进

改革开放以来，农村经济状况得到了很大的改善。同时，自然环境、居民生活方式也发生了巨大的变化，农村疾病模式已演变成新老疾病并存的疾病模式，包括新老传染病、慢性非传染性疾病、意外伤害、环境与职业危害等。然而，我国大部分地区的农村卫生发展严重滞后，基础设施薄弱，卫生人员专业素质不高，农村居民的健康意识、卫生保健知识水平与自我保健能力缺乏，这就使得农村社区卫生服务和健康教育的工作任务十分繁重。通常，我国农村社区健康教育与健康促进工作主要在农村初级卫生保健中开展。

一、农村初级卫生保健

初级卫生保健（primary health care，PHC）概念于1978年9月在前苏联的阿拉木图召开的国际初级卫生保健大会上由WHO正式提出。PHC是依靠切实可行、学术可靠且受社会欢迎的方式和技术，是社区的个人和家庭通过积极参与普遍能够享受的，费用也是社区或国家依靠自力更生精神能够负担的卫生服务。它既是社会经济发展的组成部分和国家卫生系统的中心职能，又是个人、家庭、社区与国家卫生系统接触的首要环节以及卫生保健持续进程的第一级。它包括以下四层含义：

1. 从居民的需要和利益来看，初级卫生保健是居民最基本的和必不可少的，居民团体、家庭、个人均能获得的，费用低廉、群众乐于接受的卫生保健。

2. 从卫生工作中的地位和作用来看，初级卫生保健应用了切实可行的、学术可靠的方法和技术，是基层第一线卫生保健工作和国家卫生体制的一个重要组成部分。它以大卫生观念为基础，工作领域更宽广，基本内容更广泛。

3. 从政府职责和任务来看，初级卫生保健是各级政府及有关部门的共同职责；是各级人民政府全心全意为人民服务、关心群众疾苦的重要体现；是各级政府组织有关部门和社会各界参与卫生保健活动的有效形式。

4. 从社会和经济发展来看，初级卫生保健是社会经济总体布局的重要组成部分，必须与社会经济同步发展；是社会主义精神文明建设的重要标志和具体体现；是农村社会保障体系的重要组成部分。

初级卫生保健的任务包括：普及健康教育知识，改进食品供应和合理营养，提供充足的安全饮用水和基本环境卫生设施，开展妇幼保健和计划生育工作，主要传染病的预防接种，地方病的防治与控制，常见病及创伤妥善防治方法，提供基本药物。可见，健康教育是初级卫生保健的首要任务，是其他各项卫生服务的基础。农村初级卫生保健是适应经济社会发展和农民生活水平，体现社会公平，农民都能享受到的基本卫生保健服务。它主要由县及县以下的乡、村医疗机构和乡村医生向农民提供。

二、农村健康教育与健康促进的基本内容

1. **农村常见疾病的防治宣传教育**　包括传染病与寄生虫病防治知识、慢性非传染性疾病防治知识、地方病防治知识、农业劳动相关的疾病防治知识等。

2. **消除卫生陋习，重建健康观念**　教育、引导农民树立勤洗澡、勤剪指甲、勤理发，个人洗具要分开，不喝生水，不吸烟，不酗酒等个人卫生观念。同时，积极更新群体卫生观

念，如家禽（畜）圈养，柴草、粪土、煤块堆放整齐，农药、化肥远离食物与水源，厨房有排烟设施等。

3. 农村环境保护教育　目前，我国农村环境形势十分严峻，点源污染与面源污染共存，生活污染和工业污染叠加，各种新旧污染相互交织，工业及城市污染向农村转移，危害群众健康，制约经济发展，影响社会稳定，已成为我国农村经济社会可持续发展的制约因素。应着力做好突出农村环境问题的健康教育，如怎样保护农村饮用水源地、治理农村生活污染、控制农村地区工业污染、防治畜禽水产养殖污染、指导农民科学施用化肥、防治农村土壤污染、农村自然生态保护等方面的教育。

4. 卫生法制教育　积极开展《中华人民共和国母婴保健法》、《中华人民共和国职业病防治法》、《中华人民共和国食品卫生法》、《中华人民共和国传染病防治法》、《中华人民共和国人口与计划生育法》等法律的普法工作。

三、农村健康教育与健康促进的形式与方法

1. 开发利用农村传播媒介和渠道。
2. 深入开展"全国九亿农民健康教育行动"。
3. 改水、改厕、健康教育"三位一体"结合进行。
4. 结合医疗保健工作开展健康教育。
5. 重视城乡结合部和流动人口健康教育。
6. 培训家庭保健员，开展"卫生科普入户"活动。

小结

　　本章的教学重点是有关社区、社区健康教育、社区健康促进、社区卫生服务和农村初级卫生保健的基本概述，社区卫生服务的组织和意义。教学难点是社区健康教育与健康促进的基本内容与规范实施，以及城市社区和农村健康教育与健康促进的基本内容与实施特点的比较。

思考题

1. 什么叫社区、社区健康教育、社区健康促进？
2. 试述社区健康教育与健康促进的基本内容、发展过程和规范实施。
3. 社区卫生服务是什么？它有哪些组织和意义？
4. 简述健康教育与健康促进在社区卫生服务中的实施。
5. 叙述城市社区健康教育与健康促进的基本内容。
6. 何谓农村初级卫生保健？它的四层含义分别是什么？
7. 简述农村健康教育与健康促进的基本内容、运作形式和主要方法。

（常德职业技术学院　高凌冰）

第五章　家庭健康教育

> **学习目标**
> 1. 掌握家庭的概念、类型和基本功能；规范开展家庭健康教育活动的要求与规程。
> 2. 熟悉家庭健康教育的基本内容；核心家庭与主干家庭的含义与特点。
> 3. 了解家庭遗传因素对健康的影响；家庭对疾病传播与恢复、对儿童生长发育的影响。

第一节　家庭及其对健康的影响

一、家庭的概述

家庭是由婚姻、血缘或收养关系所组成的社会组织基本单位。家庭有广义和狭义之分，狭义是指一夫一妻制构成的单元；广义则泛指人类进化不同阶段的各种家庭利益集团即家族。从社会设置来说，家庭是最基本的社会设置之一，是人类最基本、最重要的一种制度和群体形式。家庭健康不仅是个体身心健康、事业成功、生活幸福的源泉，还是社会健康的基石和保证。健康知识与健康习惯主要来自家庭，WHO曾提出："健康自家庭开始"。目前，我国家庭健康教育相当薄弱，给子女的健康成长，甚至给社会和谐都带来不可低估的损失。为提高全社会人群的健康水平，每个家庭都应该充分认识健康教育的重要性和必要性，积极参与和自觉接受健康教育。

（一）家庭的类型

家庭的类型是指家庭中成员的构成及其相关作用、相互影响的状态，以及由这种状态形成的相对稳定的联系方式。目前，在我国常见的家庭类型主要包括以下六种：

1. **核心家庭**　核心家庭是指由已婚夫妇和未婚子女或收养子女两代组成的家庭。核心家庭已成为我国主要的家庭类型。据全国普查统计，城市高达70％以上，部分农村也达60％以上。核心家庭的特点是人数少、结构简单，家庭内只有一个权力和活动中心，家庭成员间容易沟通、相处，对健康保障作用也较容易实现，生活品质相对较高。

2. **主干家庭**　主干家庭又称直系家庭，是指由父母、有孩子的已婚子女三代人组成的家庭。在我国，主干家庭曾为主要家庭类型，但随着社会的发展，这种家庭类型已不占主导地位。主干家庭特点是家庭内不仅有一个主要的权力和活动中心，还有一个权力和活动的次中心存在。

3. **联合家庭**　联合家庭是指包括父母、已婚子女、未婚子女、孙子女、曾孙子女等几代居住在一起的家庭。联合家庭的特点是人数多、结构复杂，家庭内存在一个主要权力和活动中心，几个权力和活动的次中心。

4. **单亲家庭** 单亲家庭是指由离异、丧偶或未婚的单身父亲或母亲及其子女或领养子女组成的家庭。单亲家庭的特点是人数少、结构简单，家庭内只有一个权力和活动中心。此外，经济来源相对不足。

5. **重组家庭** 重组家庭是指夫妇双方至少有一人已经历过一次婚姻，并可有一个或多个前次婚姻的子女及夫妇重组后的共同子女组成的家庭。重组家庭的特点是人数相对较多、结构复杂。

6. **丁克家庭** 丁克家庭是家庭的一种特殊形式，指由夫妇两人组成的无子女家庭。目前，丁克家庭的数量在我国逐渐增多。丁克家庭的特点是人数少、结构简单，双方文化程度较高，独立性强，注重事业和成就。

（二）家庭的功能

家庭功能是指家庭本身所固有的性能和功用。家庭作为个体与社会的结合点，最基本的功能是满足家庭成员在生理、心理及社会方面各个层次的最基本需要。主要归结为以下功能：

1. **生育和性生活功能** 家庭是生育子女、繁衍后代的基本单位，通过家庭的生育功能，人类种族和社会才能延续和存在。性的需要是人类基本的生理需要，大多数通过建立家庭来满足。家庭在保障夫妻正常性生活的同时，又借助法律、道德、情感和习俗来限制家庭之外的各种性行为。

2. **生产和消费功能** 家庭的生产功能是历史性的，随着社会发展而逐渐缩小并趋向消失。家庭的消费功能则是永存的，随着社会经济的发展，消费结构会发生很大改变，从满足生理需要的吃饭、穿衣为主，变为高层次的娱乐、享受等精神生活为主。

3. **抚养和赡养功能** 抚养是指父母对未成年子女的供养以及夫妻之间的相互供养和帮助。赡养是子女对年老父母生活的供养和照顾。抚养和赡养的功能体现了家庭成员之间的责任和义务，也是延续人类社会所必需的，在我国已成为被法律所规定的义务。

4. **教育功能** 教育功能是家庭具有的重要责任。家庭是人出生后接受教育的第一个场所，家长是儿童的第一任教师。通过家庭教育，使新一代人口成为合格的社会成员，使孩子的生理和心理适应社会生活，不断学习和掌握生活技能和各种社会规范，实现由"生物人"向"社会人"的转变。

5. **保健功能** 家庭成员患病需要治疗、修养或康复时，家庭提供物质、经济或情感支持，帮助家庭成员战胜疾病，恢复健康。

6. **休息和娱乐的功能** 社会发展为人的休息和娱乐提供了充分的条件，但是家庭环境作为人们一天工作之后的休息、娱乐环境，是其他任何场所不能代替的，家庭对家庭成员的体力恢复、精神调节都起着重要的作用。

二、家庭遗传因素对健康的影响

遗传是生物界存在的普遍现象，一切生物在传宗接代中按照自己的模式产生后代，使每一物种的个体都继承着前代的各种基本特征。人类健康、人口素质和遗传性疾病均受遗传影响。遗传决定了人类个体的生长、发育、衰老和死亡，在很大程度上还决定了人类个体的健康状况和后代的遗传素质。

现代医学对人类遗传作出了非常明确的解答，临床发现有 3000 多种疾病与遗传因素有关，占疾病的 60%～70%，就是老百姓常说的"胎里带来的"。遗传病严重威胁人类健康和人口素质的提高，是导致胚胎流产和儿童死亡的主要原因，也是老人不能颐养天年的主要因素。在我国每年新出生的婴儿中，有13‰～14‰有先天性缺陷，每40秒钟就有一个缺陷儿出生，每年出生的缺陷儿高达80万～120万人，其中70%～80%是由遗传因素所致。在15岁以下死亡的儿童中，约40%是由各种遗传病或其他先天性疾病所引起。在自然流产儿中，大约50%是染色体异常造成的。我国人群中20%～25%有不同程度的遗传病或遗传病基因。据统计，全世界受遗传病危害的人占世界总人口的15%。许多严重威胁人类健康和生命的常见病，如肿瘤、心血管疾病、高血压、糖尿病、精神疾病等均与遗传有关。如父母均有高血压者，子女患高血压概率在45%；仅单亲患高血压，子女患高血压概率则为28%；双亲均正常，子女仅有3.5%的概率患高血压。

遗传病是一种发病率很高，且对人类危害极大的疾病。它给国家和家庭带来了极大的经济压力和精神负担。因而预防遗传病对国家的富强、民族的昌盛和家庭的幸福都有非常重要的意义。

三、家庭对疾病传播与恢复的影响

由于家庭成员具有共同的生活方式和生活环境，加上他们相互之间的密切接触，可造成许多疾病在家庭中传染。如在家庭中有很强传染性的是病毒性感染。同样，很容易在家庭中传染的是结核病、性病、肠道寄生虫病和皮肤感染等。此外，有关研究证明，一些神经疾病患者的配偶有产生类似疾病的倾向，特别是在结婚7年以后，患神经性疾病母亲的孩子有可能染上同样的神经性疾病。诺丁汉大学的研究人员对8400对已婚夫妇的健康报告分析后，发现那些患有哮喘、忧郁症、溃疡或高血压等疾病的人，他们的配偶出现同样病症的危险性非常高。

圆满、幸福的家庭对家庭成员身心健康的恢复具有积极意义。家庭成员在患病时，容易产生烦躁、悲观、抑郁情绪，造成患者的身体功能和社会功能紊乱或失调，生活质量下降，影响疾病的康复。家庭能提供对患者的理解、支持、关心、鼓励，使患者在心理上获得安慰，增强康复的信心，改善身体功能和心理状况，促进疾病的恢复。家庭的支持对各种疾病尤其是慢性病、精神疾病及残疾的治疗和康复有很大的影响。有人研究发现，糖尿病控制不良与低家庭凝聚度和高冲突度有关，因为家庭的合作和监督是糖尿病患者控制饮食的关键。家人的漠不关心可导致患者出现最严重的糖尿病失控和抑郁症。

四、家庭对儿童生长发育的影响

家庭是儿童生命的摇篮，大多数儿童的整个生长发育期是在家庭环境中度过的。家庭的结构、环境、关系影响着儿童的生长发育。

（一）家庭结构对儿童生长发育的影响

家庭结构会对孩子的生长发育造成影响。一般而言，家庭规模越大，对儿童青少年的生长发育越不利。多子女、多人口的家庭不仅降低了人均生活水平，也因父母精力有限而忽视对子女的教养。当家庭结构遭到破坏，如离婚和家庭成员死亡，不仅影响成人的健康，并且容易导致儿童心灵上的创伤，增加儿童心理上的痛苦和造成人格上的缺陷。

近年来，随着社会经济、文化的飞速发展，人们价值观念的急剧变化，家庭结构也在发生变化，表现为单亲家庭不断出现。父母的离异、家庭的破裂使儿童赖以生存的家庭乐园遭到破坏，家庭给予孩子内心的安全感和归属感消失，伴随而来的是失去父母的痛苦。孩子有时成了父母的争夺对象、出气筒,父母倾诉的对象或仲裁者,而有时又成了父母遗弃的物品,这些都给孩子造成了极大的心灵创伤,使他们的内心产生严重的焦虑与矛盾。破裂的家庭缺乏温暖和关怀,给儿童带来了过分紧张的生活气氛和感情冲突,致使他们失去了生活目标,于是在思想观念、情感、行为、性格等方面出现动荡,容易向不良的方向发展,甚至形成变态心理和怪僻性格。有人曾对1095名儿童的家庭结构及其心理健康的关系进行了调查,结果发现:生活在不完整家庭(双亲一方或双方由于死亡、离婚等原因而造成一方或双方不在的家庭)的孩子,有心理健康问题者占13.8%,而完整家庭中有问题的孩子只占0.2%,充分说明健全完整的家庭结构对儿童的身心健康发展具有良好的作用。

(二) 家庭功能对儿童生长发育的影响

功能良好的家庭通过优生、优育,有利于人口数量和质量的控制。家庭经济状况良好可保障儿童健康地生长发育。有关研究表明,在不同家庭环境下成长的儿童,其生长发育水平存在差异:城区儿童身高、体重均值高于农村儿童,处于核心家庭的儿童平均身高、体重明显高于其他家庭。核心家庭对于满足儿童的营养、认知、保护、反馈等需要以及促进适应性行为、给予情感上的亲密和支持仍然起着关键作用。家庭功能良好有利于儿童的生长发育。家庭功能失调主要是通过破坏提供物质文化生活的微环境对人体产生不良影响。如多生,低出生体重儿,先天畸形儿,低智能儿,遗传性疾病儿的出生,都会给社会和家庭带来沉重的经济负担和精神负担。

(三) 家庭关系对儿童生长发育的影响

和谐的家庭关系有利于形成最佳的亲子关系,促进儿童的身心健康。对于一个健康的家庭,家庭成员之间能互相尊重爱护、以礼相待,家庭氛围安定和睦、融洽温暖、民主平等、愉快欢乐。孩子在父母的正确鼓励与引导下,勇于探索追求,体验成功,增强自信。良好的家庭关系可使孩子形成活泼好奇、开朗大方、诚实谦逊的品格,有利于孩子的身心发展。

而家庭成员不和睦、家庭经济管理混乱、家庭成员的不良爱好、家长经济或社会地位的实际丧失或有丧失的危险等,都易造成紧张的家庭气氛。紧张的家庭人际关系破坏了家庭应有的温馨氛围,家中犹如精神监狱,使孩子长期处于负面情绪中,极易导致孩子形成胆怯、自私、孤僻、嫉妒、懒散、玩世不恭、不讲礼貌等不良品性。这样家庭的孩子,其心理往往不健全,甚至是畸形的,他们对事情冷淡、偏执、不合作甚至把家中的精神折磨迁移到别人身上发泄,以求心理平衡。紧张消极的家庭关系对儿童的心理健康产生极大的负面影响。

五、家庭对成人发病与死亡的影响

家庭对身体健康有着明显的影响,结构和功能健全的家庭可以增强人体对流行性疾病的抵抗力、降低冠心病的发生率、加快心脏病及心脏手术的康复等。当家庭结构遭到破坏,如离婚和丧偶,导致成人发病与死亡的增加。如日本有资料报道,与家庭结构正常的夫妇相比,男性离婚者平均寿命缩短12年,女性缩短5年。1959年,Lilienfeld和Kraus研究表明,年轻鳏夫多种疾病的死亡率比普通组高出10倍左右(结核病高出12倍,神经系统疾病高出8倍,心血管病高出5~10倍,呼吸系统疾病高出8倍)。Helsing和Szklo(1981)的一项持续10年的、控制吸烟、社会经济状况等因素的研究,也得出了类似的结果,即鳏夫的残疾率比普通对照组高,而再婚后,他们的死亡率又低于普通对照组。这说明婚姻家庭对健康有保护作用,至少对男性如此。在1949年至1951年间,美国对25~35岁死亡者的婚姻状况调查分析表明,多种疾病的死亡率,不论男性、女性都是丧偶者高。

第二节 家庭健康教育的基本内容

家庭健康教育是指以家庭健康为目标，对家庭成员进行有计划、有组织、有系统的教育活动，促使家庭成员自觉地采取有利于健康的行为和生活方式，消除和降低影响家庭的危险因素，以便预防疾病，促进健康，提高生活质量。家庭健康教育的内容丰富，涉及面广，从饮食起居到家庭环境卫生、从生活方式到卫生习惯，从创造和睦的家庭气氛到开展家庭护理，从儿童的教育培养到对老人的关心、照料。具体包括以下基本内容：

一、家庭环境卫生教育

家庭环境的好坏对家庭成员的健康有重要的影响。如何创造一个美好的家庭环境是家庭健康教育的重要内容。家庭环境包括住宅庭院和居室内部的环境。在我国农村和城市，就健康对家庭环境的要求而言，无论住宅条件怎样，都存在不利于健康的家庭环境问题。针对农村与城市不同的情况和每个家庭的具体问题，家庭环境卫生教育内容具体有：

1. 住宅建设方面　包括居民住宅的选址要求，住宅周围的环境布局，住宅建造应注意的具体问题，住宅的给水与排水布置，住宅的通风、采暖卫生要求以及室内的采光与照明要求，绿化美化要求等；农村居民建房还要考虑农村庭院的布局，厕所与禽畜厩的布置等。

2. 住宅装修方面　包括室内装饰材料的选择，某些装饰材料可能在短期或长期对人体健康造成危害；家庭厨房的布置；居室色调与健康的关系；床位和家具的合理摆放；老年居室的布置；儿童居室及写字桌的正确布置；灯具的选择等。

3. 家庭室内外卫生方面　包括居室空气消毒的物理、化学、生物等方法，怎样测试和调整居室微小气候，怎样防止空调病，注意开窗透气，扫地除尘应注意的问题，怎样保护厨房的卫生整洁，卫生间的卫生要求；居室养花与空气的关系，庭院绿化与空气净化和气温、湿度的关系，怎样保持庭院的卫生与整洁，注意清扫楼道等室外公共卫生区域，注意垃圾和污染物的处理等；还要警惕来自身边的环境污染，如厨房污染、卧室污染、噪声污染、化妆品污染、吸烟污染等。

二、生活方式与意外伤害教育

（一）生活方式教育

生活方式从广义上说，是指人们在一定民族文化、经济水准、社会习俗、行为规范和家庭因素的影响下，所形成的一系列生活意识、生活习惯和生活制度。从狭义上讲，则指衣、食、住、行、娱乐等人们的日常生活和活动方式。第13届世界健康教育大会指出："人类60%左右疾病发生的主要原因是不健康的生活方式而引起的，而其中70%～80%的人又死于不健康生活方式引起的许多慢性非传染性疾病。"说明生活方式对人们的健康具有重要影响。由于人们的日常生活活动大多数在家庭中进行，因此，家庭健康教育应格外重视生活方式教育。

1. 饮食行为知识教育

（1）营养知识教育：人体对营养有哪些需要，为何要讲究营养科学，怎样才算合理营养，我国"膳食指南"有什么要求，不良饮食习惯对营养素摄取的影响，营养素的种类与功能，怎样根据不同年龄合理安排膳食，蛋白质、脂肪、糖等对人体的作用，过量食用脂肪、糖、食盐对人体可造成哪些危害，各种维生素对人体的作用，人体必需的微量元素有哪些，微量元素与健康的关系，合理烹调与食物的营养，营养不足或营养过剩对健康的影响，平衡膳食的原则，各类患者的膳食安排等。

（2）食品卫生知识教育：食品储藏、保管的卫生，家庭食品容器包装的卫生，厨具、碗柜、冰箱等的卫生要求，怎样防止家庭食品的污染及污染食品的处理办法，水果、蔬菜的卫生要求，食品加工中的卫生原则，生熟菜板、刀具宜分开，传染病患者食具的分开使用和消毒处理办法，防止苍蝇对食品的污染，食物与食具的常用消毒方法，偏食、暴饮暴食的危害，吃火锅应注意的卫生，老年人饮食保健等。

（3）食物中毒的防治知识教育：什么叫食物中毒，可能引起食物中毒的各种原因，发生细菌性食物中毒的原因和种类，霉变食物引起中毒的原因及预防措施，河豚中毒的症状和抢救原则，毒蘑菇中毒的症状和抢救措施，可能引起中毒的食物有哪些种类，洗净蔬菜预防农药中毒，误食农药中毒的症状及抢救措施，怎样预防假酒、工业用油等不良食物中毒，哪些食物不宜生吃，易致癌的几种饮食因素等。

（4）酒、茶及其他饮料知识教育：酒对健康可能产生的影响，酒的种类及含量，酒为何会醉人，饮酒宜适量，酗酒的危害，哪些人不宜饮酒，解酒的方法，烹调用酒的方法，药酒的饮用注意事项等；茶与健康，茶的种类及多种功能，沏茶的学问，泡茶的方法与茶具的选择，哪些人不宜喝浓茶，为何不能喝隔夜茶，吃药为何不宜用茶水服用，家庭怎样储存茶叶等；喝饮料、冷饮的注意事项，为何不宜饮含人工色素的饮料，含兴奋剂的饮料不宜在夜晚饮用。

（5）饮水卫生知识教育：怎样科学饮水，什么样的水才适合饮用，人体每天对水的需求量，在未能饮用自来水与其他清洁水的农村还要懂得水的净化和消毒方法。

2. 起居生活习惯教育　起居生活习惯往往影响家庭成员的睡眠、学习、工作和生活。家庭健康教育要重视起居生活习惯的教育，如怎样布置符合卫生要求的居室，怎样正确地掌握起居时间，根据不同季节调整冷暖适度的卧具，怎样形成有利健康的睡眠姿势，孩子睡觉的卫生要求，老年人起居的注意事项，睡眠咬牙是怎么回事，建立起良好的起床后与睡觉前的洗漱习惯。

要注重对儿童日常生活习惯的培养，通过加强教育，使之从小建立起终身良好的生活习惯。如科学的刷牙习惯，饭前便后洗手习惯，行、走、坐、卧的良好姿势，爱清洁、勤理发、勤洗澡、勤剪指甲、良好的用眼习惯等。并在家长的教育监督下，戒除吸吮手指、咬指甲、用脏手揉眼睛及拿东西吃、挖鼻孔、蒙头睡觉、睡懒觉、不按时睡觉、边吃饭边说话、爱吐唾沫、随地吐痰、随地大小便、做作业姿势不正确、长时间看电视、长时间玩电子游戏机、长时间上网等不良生活习惯。也要教育、督促成人戒除吸烟，酗酒，开酒瓶用牙咬，用自己的筷子给客人夹菜，用手指蘸唾沫点钞票、翻书，用抹布擦清洗过的饭碗，赌博等不良习惯。

无论起居生活习惯教育的目的是建立良好的生活习惯，还是改变不良的生活习惯，家庭健康教育通常是最有效的，其具体的教育内容，在不同的家庭，要根据其家庭成员的不同行为习惯酌情而定。目前，控制吸烟及防范吸毒、卖淫嫖娼等恶习应成为生活方式教育的一个重点。

3. 休闲、娱乐方式教育　在现代社会中，人们的生活节奏加快，工作、学习压力增大，适当娱乐能减轻疲劳，放松紧张情绪，有利于人们的身心健康。相反，一些不良的娱乐方式或娱乐时间不当，则会有害于人们的身心健康，甚至危及人们的生命安全。如网络的普及，许多人尤其是年轻人沉溺于网络，导致头晕、失眠、对外界的感知力下降，严重影响了学习与工作。因此，在家庭中不能忽视休闲、娱乐方式教育。具体内容包括：哪些娱乐活动有益于健康？如音乐与身心健康，怎样在不同条件和心境下选择适宜的音乐；舞蹈对健康的益处，跳舞应注意的卫生问题；看电视的学问，怎样避免电视综合征、网络成瘾；笑对健康的益处；放鞭炮的危害；玩麻将要禁赌和忌时间过长，打牌、下棋的好处及注意事项；练习书画对健康的益处，摄影爱好者的乐趣，集邮和其他收藏活动的益处及注意事项，养花种草的益处，养鸟、养鱼及其他宠物应注意的事项，钓鱼有益健康等。

4. 健身运动教育　　健身运动是现代生活中重要的保健方法之一。各种健身操、跑步、爬山、游泳以及各种球类活动，中国特有的武术、气功等都有极其良好的保健作用。然而，目前我国能每天坚持一定量运动锻炼的人，按人口总量的比例来看较少，国家倡导的全民健身运动，至今远未达到真正普及的目标。另一方面，部分重视锻炼的人，尤其是一些离退休老人，由于不能掌握适合自身情况的锻炼方法和适宜的运动量，往往因运动不当导致损伤，甚至引发严重疾病。因此，健身运动教育也应成为家庭健康教育的主要内容之一。具体包括了解体育锻炼对人体有哪些好处；脑力劳动者更需运动，要正确选择运动项目；进行体育锻炼应注意的事项；运动后不宜大量饮水，饭后不宜做剧烈运动等。

总之，健身运动的项目相当多，每个家庭成员可根据具体情况，选择适宜的运动项目、运动时间和运动强度。

（二）意外伤害教育

意外伤害是人们日常生活中经常会遇到的问题。在中国，意外伤害是威胁0～14岁儿童健康成长的首要因素。儿童意外伤害早已不仅仅是一个医疗问题，更是一个社会问题。据了解，在我国意外伤害占儿童死亡原因总数的26.1%，而且这个数字还以每年7%～10%的速度增长。意外伤害已成为0～14岁儿童健康的第一大"杀手"。另据卫生部门统计，0～6岁的儿童主要因为以下四种意外伤害住院治疗，其中烧烫伤占39%，气管异物占29.9%，跌落伤占22.6%，药物和化学品中毒占8.5%，最经常发生意外的地点竟然是在家中。

我们可选择生活中经常碰到的问题作为教育内容。例如：煤气中毒后可采取哪些措施；沼气中毒怎么办；如何处理灭鼠药中毒；淘粪池时突然昏倒怎么办；掉入粪坑怎样处理，发生溺粪怎么办；毒蛇咬伤、蜈蚣咬伤、蝎子蜇伤怎么办；怎样防止触电，怎样拯救触电者，为什么不能直接用手去救援触电者；怎样防雷击，烫伤、烧伤后怎么办；怎样拯救溺水者；火灾发生后被困在楼中的人如何脱离危险；怎样做好水灾时的安全防范工作；地震时怎么进行自我防护；脑外伤后流血较多怎么办，指压止血法适应于哪些部位的出血；对插入体内颅腔的致伤物能马上拔出吗；肉中扎刺后怎么办；骨刺鲠喉怎么办；关节扭伤后怎么办；疑有脊柱骨折的患者要做哪些救护措施等。

三、疾病防治与心理卫生知识教育

（一）疾病防治教育

提高家庭的防治能力，就是提高家庭成员预防疾病、对一些疾病急救处理和家庭护理等能力。这种能力的提高需要多方面的教育，其中家庭成员的自我教育是一条有效途径。主要包括以下内容：

1. 家庭护理常识　　家庭成员应掌握一些家庭基本护理和用药知识。如对骨折、高热患者、高血压患者、冠心病患者、糖尿病患者、瘫痪患者及癌症患者的家庭护理方法。怎样预防褥疮，怎样做冷/热敷，测体温、数脉搏、看呼吸、量血压的方法，玩具、衣被褥的消毒方法等。

2. 用药常识　家庭成员应知道：药品的批准文号及有效期，药物的各种剂型，药物的不良反应，正确掌握用药量，失效药物的特征，常备药的收藏保管，旅游用药须知，服用补益、营养药的注意事项，中西药的服用方法，煎中药的方法，忌乱用未经验证的秘方、偏方，注意药物搭配禁忌，滥用药物的危害，烟、酒、茶对药物的影响等。

（二）心理卫生教育

1990年，WHO公布了健康的定义：一个人只有在躯体、心理、社会适应和道德四个方面都健康，才算是完全健康。躯体健康就是生理健康，而心理、社会适应和道德三个方面实际上都可以纳入心理健康之中。心理健康是拥有健康身体的一个非常重要方面，我国著名教育家、心理学家舒新城先生曾指出："精神活动（心理因素）的不正常可以影响机体活动（生理因素）而使之发生疾病，有些疾病可以用精神治疗的方法治愈，从而说明精神活动对生理活动的关联"。

家庭心理卫生教育是家庭健康教育的重要组成部分，有关统计资料表明，目前，我国20%～30%的家庭存在心理或精神方面的问题。全国有心理疾病的患者约1600万，其中1/3在儿童或青少年时期发病。青少年因心理障碍或精神疾病所造成的悲剧已呈上升趋势，甚至已成为违法犯罪的重要诱因之一。搞好家庭心理卫生教育是构建和谐家庭，预防未成年人犯罪，提高青少年思想道德素质，构建社会主义和谐社会的必然要求。

具体教育内容有：心理健康的标准有哪些，什么叫心理咨询，怎样寻求心理咨询，婴儿期的心理卫生常识，学龄前儿童的心理卫生，独生子女的心理教育，中小学生心理障碍的原因和预防措施，如何培养孩子良好的心理素质，怎样对待孩子的逆反心理；青春期可出现哪些心理状态，恋爱期的心理卫生，失恋心理；父母对子女过严或溺爱的心理危害，父母与子女相容的心理原则，夫妻心理相容的条件，女性月经期的心理表现，妇女孕育期的心理特性，中年人怎样保持心理健康；老年人心理特点及心理变化，离退休后如何保持心理平衡，怎样摆脱不良情绪的困扰，如何正确面对困难与挫折，嫉妒心理对健康的危害，当自卑感心理困扰时如何寻求帮助，如何与邻里和睦相处等。

四、生殖与性知识教育

我国性教育仍未形成一种科学、系统的教育局面。健康教育工作者应当本着科学精神，将正确的生殖与性知识用恰当的形式传播给不同人群。在家庭中开展生殖与性教育，则要巧妙把握传播的内容和传播方法，如在夫妻间的教育内容与方法和在父母与子女间的教育内容与方法，就应有较大的区别。

1. 夫妻间的生殖与性教育　在家庭成员中，夫妻间的生殖与性知识教育的内容可包括：男女生殖器官的解剖、生理知识，孕育知识，怀孕期的注意事项，男女青年为什么要做婚前医学检查，检查哪些内容，新婚夫妇性生活需要注意哪些问题，如何做好产前检查，怀孕期怎样过性生活，避孕知识，各种避孕药具的使用方法和注意事项，避孕失败怀孕怎么办，人工流产的注意事项；怎样过好性生活，正确的性意识、性道德教育，男女性反应的差异，怎样正确看待性欲、性爱抚、性高潮；男女性常见的性生活和性心理疾病常识，性功能障碍的表现、治疗和预防，性病及艾滋病的防治知识等。

对于夫妻间的性教育，可以推荐较好的性学书籍、共同阅读、共同交流，也可同看一些生殖与性教育的录像带（切忌将黄色录像或书籍用作性教育，以免误入歧途）。如果夫妻间存在着解不开的性疑难则可寻求性咨询。

2. 父母对子女的性教育　在很多家庭里，父母往往回避孩子提出的性问题或给予不恰当的回答。孩子进入青春期时，就开始对性发生兴趣，如果家长没有及时给予关心和指导，他们就可能在其他人的影响下，会偷偷地看黄色书画或黄色影碟。更严重的，这些孩子迈出第一步之后，如果一直没有得到关心和纠正，就会一发不可收拾，甚至学坏。所以，家长应主动成为子女的性启蒙老师。如果子女性好奇问题在家长那里得到正确的答案，他们就不会想入非非。因此，家长在孩子青春期将要到来时，对女孩要给予月经知识教育，对男孩要给予遗精知识教育，并给予正确与异性交往的指导，既要鼓励男女青少年友好相处，又要防止早恋，还要对青春期男、女性征特点给予正确解释，使其正确认识和保护自身的正常发育。

父母对于青年子女的婚恋、生育及性知识的教育和指导，更不能忽视，尤其是性问题。这个问题也受传统观念和知识结构的影响。如果选择恰当的方法，父母与子女仍然可以进行性知识交流。如果不具备这种能力的家长，最好要子女参加由社区组织的青年性知识培训班，以接受比较完整的性及生育知识的教育。

3. 中老年性教育　进入中、老年期后，由于性生理反应发生一定程度的退行性变化，性心理也会出现问题。老年人性教育应针对他们的生理和心理特点进行，主要内容包括：更年期性问题教育，破除更年期及老年人不应有性生活的错误观念，中老年性功能障碍防治知识，指导中老年怎样过好性生活。但在家庭成员中，这个阶段的性教育往往只能在中、老年夫妻之间进行，有阅读能力的中老年人可以通过书刊自我学习，绝大多数子女与父母间也不宜直接讨论性问题。但子女可给中老年父母推荐一些书刊或专题文章，也可鼓励父母参加中、老年性知识培训班学习。

第三节　家庭健康教育的规范实施

深入开展家庭健康教育，倡导健康文明的生活方式，对扎实推进国家卫生城市创建工作，全面提高全体公民健康水平，具有十分重要的意义。目前，我国家庭健康教育尚处于起步阶段，是健康教育的一块短板，健康教育家庭化还需要付出长期而艰苦的努力。尽管，父母在对子女的日常教育中包含了许多家庭健康教育的内容，如洗脸、刷牙、饭前便后洗手等卫生习惯的养成等，但全面、系统、规范的家庭健康教育实施，需要健康教育工作者主要从以下几个方面进行：

一、建立家庭健康教育机构

家庭健康教育是一项有组织的健康活动，应事先组建家庭健康教育领导机构、执行机构等职能部门。领导机构的职责是制订家庭健康教育规划，确定教育目的、基本内容，实施单位和评价标准，并从管理层面对教育规划的执行提供政策支持、运作督察和效果评价；执行机构的职责是具体承担实施任务，主要将规划的设计意图付诸实施，力争顺利实现规划目标。当前，开展家庭健康教育应建立健全以各级健康教育机构为中心、卫生保健机构人员为骨干、社区各单位专兼职健康教育人员为依托的组织管理机构体系和有关协作单位网络系统，依靠这些专门机构、专职人员和协作单位开展家庭健康教育系列活动，使家庭健康教育工作真正落实到位。在农村则要进一步完善县、乡（镇）、村三级家庭健康教育工作领导机构和组织网络，为家庭健康教育工作的开展提供组织保障。

二、培训家庭主要成员

（一）确定培训对象

要推动健康教育家庭化的进程，应着重培训家庭主要成员，通过对家庭某一主要成员的健康教育帮助其承担起家庭保健员和健康教育者的双重任务，具体对家庭其他成员的健康负责。

实际上，确定培训对象的流程为：先收集、分析培训对象的家庭资料，具体内容为：生理方面包括身体健康状况、生物遗传因素等；心理状况包括学习愿望、态度及心理压力等；生活方式包括吸烟、酗酒、饮食、睡眠、性生活、体育锻炼等；学习能力包括文化程度、学习经历、学习特点及学习方式等；生活、学习和社会环境包括工作职业、经济收入、住房状况、交通设施、学习条件及自然环境等；医疗卫生服务包括医疗卫生机构的地理位置、享受基本医疗卫生服务的状况等。通过选用适宜方式客观评估，准确判断被评家庭的特点、功能、现存主要卫生问题，以便确定重点培训对象。常用的评估方式可分为直接评估与间接评估两种。直接评估包括观察、面谈、问卷等项目；间接评估项目为查阅有关档案资料、询问亲朋好友等。

（二）主要培训对象

1．家庭妇女　"女性是健康生活的主力军，幸福家庭的掌舵人"。家庭妇女管理着家务和操持着日常生活，她们所掌握的卫生知识及卫生行为，对家庭成员的影响与健康起着极其重要的作用。健康教育实践证明，家庭主妇是家庭保健活动的主角，是妇幼保健工作的直接对象，也是社会活动的积极参与者。可通过各级健康教育机构，把家庭妇女组织起来，通过必要的行为指导和基本卫生知识培训，使她们成为各个家庭的保健员和家庭健康教育的骨干力量。

2．中老年知识分子　中老年知识分子在大城市居民中占有一定比例，是国家和民族的宝贵财富。他们事业心强，往往忽略自我保健，应针对他们的生理特点和心理特点，有计划地对他们进行健康教育指导和健康保护。包括中老年人的饮食、运动、学习、工作、娱乐、休息等方面的保健知识，中老年人常见疾病等。通过家庭健康教育，增强其健康保健意识。

（三）主要培训方式

1．集体培训　开展家庭健康教育，可由社区行政部门和卫生部门共同举办家庭健康教育主要成员培训班，社区行政部门负责组织召集工作，卫生部门承担授课任务。也可采取社区行政部门与卫生部门共同组成健康教育委员会或领导小组，承担培训任务。如可在社区卫生服务中心的健康教育室进行小讲课，参加人员可数人或十余人，授课人应将教学内容制作成课件，用多媒体教学方法进行理论教学和培训指导。

2．个体指导　利用个体随诊、门诊服务开展家庭健康教育活动，如借助单位体检或门诊服务对中老年知识分子进行健康知识、技能方面的指导和培训；利用妇科、儿科等门诊或病房对就医或带孩子就医的妇女进行个体指导和培训。个体指导可以根据咨询的具体问题而开展，因而具有针对性强、搜集反馈信息快和培训效果好等特点。

（四）培训中所采用的传播方式

1．对集体的传播方式　包括集会演说、讲座、座谈会、报告会、经验交流会、上课、参观访问、大组或小组讨论等。

2. 对个人的传播方式　包括个别谈话、谈心、咨询等。培训家庭成员要选择适当的传播方式，即要注意"三性"：针对性、接受性和有效性。

（1）针对性：针对性是指宣传教育要因地制宜，因人制宜，对症下药。避免不看对象，泛泛而谈，不着边际，无的放矢的弊病。

（2）接受性：接受性是指宣传教育所采用方式是否受到群众欢迎，宣传内容是否通俗易懂，群众能不能领会接受。

（3）有效性：有效性是指根据健康教育的目的，既要在群众中宣传党的卫生工作方针政策，普及有关健康卫生基本知识；又要使群众充分认识健康教育的意义，在更新观念、达成共识的基础上，自觉行动，积极配合，实现健康教育家庭化的目标，促使每个家庭成员改变不良行为，养成良好行为，真正取得宣传教育的实际成效。

（五）培训的主要材料

健康教育材料是开展培训活动的物质基础。在实施家庭成员培训计划过程中，如何选择和制作适宜、实用的健康教育材料是一项关键性工作。当前，在我国公开发行的上百种卫生科普报刊中，适用于家庭健康教育的科普读物日渐增多。另外，随着网络的普及，健康网站也相应增加，网络资源十分丰富，家庭健康教育工作者应积极选购、订阅或下载相关资料，然后再从这些资料中精选适当内容，编印有关传单或小册子等教育读物，散发给每个家庭使用。在经济比较发达的地区，可直接将这些报刊、读物或相关网站推荐给每个家庭，使所有被服务的家庭能学习、应用到自己所需的健康教育知识。

三、培养家庭健康教育示范户

为了不断提高群众的健康意识和健康素质，激励更多的家庭追求文明、健康、科学的生活方式，促进家庭健康教育不断发展，利用榜样的力量培养家庭健康教育示范户是一种好办法。因为大多数人都有一种崇善、崇美的心态，当人们不知道怎样做的时候，有了示范户的成功实践，可以让人们观摩、比较和照做，从而有效推动了家庭健康教育进程。因此，在培训家庭主要成员时，可特意挑选若干适宜做示范户的对象，在这些人的家庭中开展有关知识、行为的健康教育活动。首先在改变其家庭环境面貌上下工夫，使周围群众能感受到示范家庭环境逐步变美从而产生模仿学习的心理愿望，以致示范效应逐步扩展，蔚然成风。

在培养示范户的基础上，再组织家庭健康教育小组。具体做法是：把邻近几个家庭组织起来，成立一个家庭健康教育小组。该小组一般以三至五户为宜，使一个家庭能容纳整个小组的成员，以便全组集中学习。小组中应有一个示范户带头，则学习效果往往会更好。家庭健康教育小组的活动时间应相对固定，或每周一次，或两周一次，具体时间可由小组成员共同决定。通常，每次学习时间在两小时左右为宜。学习地点不一定固定在哪一家，每次学习可在每户之间轮转，这样可促使各家相互比较、暗自竞争，进而改善各家的环境卫生面貌。授课人可由健康教育小组的家庭成员轮流承担，以促进每个成员在学中讲，在讲中学，不断提高学习效果。另外，要求别人做到的自己必须以身作则先做到，从而促进不良行为的改变和良好行为的形成。

家庭健康教育示范户的培养原则有：

1. 有明确的目的性　培养示范户是为了总结经验，以点带面，推动家庭健康教育活动的开展，而不是供参观或应付领导检查，流于形式。

2. 有代表性　培养的家庭健康教育示范户应在一定区域或一定范围内具有多数家庭的共性特点，其经验能够被推广和采纳。

3. 有成功示范的可能性　家庭健康教育示范户能热心支持、积极参与家庭健康教育的日常活动，并且有能力配合健康教育工作者开展各项工作。

四、开展多种家庭健康教育活动

（一）开展家庭健康教育示范户的评选活动

开展家庭健康教育示范户的评选，主要是充分发挥榜样的力量，调动人们参与家庭健康教育的积极性。评选家庭健康教育示范户时可依据"生活环境健康"、"家庭氛围健康"、"生活行为健康"和"公众形象健康"等指标进行有效评选，全方位渗透健康生活的各个层面。

1. 舒适环保的家园环境　包括居住面积宽敞，光线充足，通风良好；家园整洁，绿化美化家居环境；使用安全卫生自来水和水冲式卫生厕所；使用燃气装置，油烟排放通畅；垃圾袋装，分类投放；做好家庭卫生害虫防治工作，无孳生地，消灭四害成虫；阳台、庭院绿化，美化居家环境；采用绿色环保的建筑装修材料；爱护住宅周边公共环境卫生，无乱扔乱抛、乱堆物和四害孳生地现象等。

2. 科学文明的健康保健　包括改善家庭生活条件，提高家庭生活水平；掌握自我保健知识，养成健康的行为和生活方式；倡导健康保健消费，健康消费逐年增长；备有健身器材和文化娱乐设施；定期参加体检，备有家庭保健药箱，接受社区家庭医生服务；执行计划生育政策，优生优育。和谐美满的家庭氛围包括尊老爱幼，老人长寿，儿童健康成长；家庭民主，互敬互爱；依理依法调解家庭纠纷；热爱学习，不断提高科学文化知识水平。

3. 和睦互助的邻里关系。包括邻里互帮互助，友好相处；主动维护公共环境和楼道卫生；乐于参加社区公益活动；积极参与社区公共安全体系。勤俭节约的持家之道包括家庭成员具有明显的节约意识。家庭具有良好的节约理念，能带头勤俭节约，反对铺张浪费；家庭消费科学、健康、文明，尽量选用节能型生活设施，减少使用不必要的"一次性"用品；教育子女从小树立文明健康、珍惜资源和环境的生活观念，养成勤俭节约的好习惯。每个社区可以根据实际情况自行制订标准。

政府部门应将家庭健康教育示范户评选活动纳入政府工作日程，要逐步建立、完善规范有序的申报机制。同时要强化宣传教育，扩大影响，大力宣传家庭示范户的先进典型，坚持"重在教育、立足建设"的原则，做到创评结合，以评促创，使评选活动真正成为提高群众自身素质和形成良好社会风尚的良性循环过程。

（二）开展全民健康大课堂活动

全民健康大课堂是一项由"健康家园"全国组委会策划、组织，各地科普工作站具体执行，联合有关单位和企业，有计划地在全国大、中型社区开展健康教育讲座。讲座内容以疾病防治、保健养生等科普知识为主。健康教育者可组织各地大医院、疾控中心、健康教育所等部门的专家、教授作为主讲人，在社区中巡回开展讲座活动。健康大课堂活动是一种与听众面对面交流的宣传方式，可以对存在较多健康问题的社区内的中、老年居民以及一些慢性患者，进行常见病、多发病预防、治疗、保健的权威性指导和讲解，并且使专家与听众充分交流，扎实地为群众提供健康服务，解决健康问题，具有广阔的需求和市场。

（三）结合疾病防治日开展各项知识宣传活动

为了促进家庭学习有关健康知识，可结合一些疾病防治日开展健康教育知识宣传，例如在"世界防治结核病日",通过讲解肺结核典型X线胸片特征及现场指导群众在显微镜下观察结核杆菌,让广大群众直观地了解结核病对健康的危害,掌握结核病的防治知识。在"全国高血压日",为社区居民讲解高血压的定义、临床表现、类型、多发人群等知识,尤其是结合饮食、运动等生活习惯讲解预防高血压的相关知识。在"世界艾滋病日",宣传艾滋病的流行现状、主要传播途径、防治措施及其相关服务信息,普及艾滋病家庭防治知识,增强人们的自我保护意识。

(四)组织家庭健康教育知识竞赛活动

以家庭为单位,举办多种形式、内容丰富的家庭健康教育知识竞赛和家庭健身比赛。例如举办"食品安全知识"、"家庭防艾"、"除四害技巧"、"安全用药,家庭健康"等为主题的家庭知识竞赛。对于各种活动的优胜者,要给予适当的物质与精神奖励。每个社区都可根据自己的具体情况,制订有关相应办法,进而促进健康教育家庭化的形成。

(五)组织家庭成员参与健康教育答卷

由当地健康教育所组织各社区开展居民健康知识有奖问答活动。健康教育所负责编写、印制统一的竞赛问卷,并下发各街道办事处和社区,社区居民可自愿到社区领取竞赛问卷。通过有奖答卷,促进居民对健康知识、技能的学习与巩固。

(六)建立健康知识宣传专栏

开辟健康教育科普宣传专栏,用于刊登基本健康知识、疾病预防控制方法等。在农村,可在乡镇、行政村和社区目标人群比较集中的地方以及主干道旁边设置以健康素养核心信息为主要内容的宣传栏(或黑板报),并定期更换内容。

(七)印发健康知识读本

健康教育人员搜集通俗易懂、内容全面、适合广大群众特点的家庭健康教育知识,向社区居民散发。如免费发放"结核病防治知识"、"艾滋病防治基础知识"、"春季常见传染病防治知识"、《健康66条》读本、《健康66条图解手册》、"体重指数速查卡"等资料,也可通过赠送小礼品,如纸杯、纸巾、环保手袋、"限盐勺"、"限油壶"等将相关健康信息带进社区每个家庭。通过倡导健康的生活方式(适量运动、心理平衡、合理饮食、戒烟限酒),宣传健康理念、健康知识、健康行为,逐步提高人群健康水平。有条件的社区可以设置家庭健康教育咨询室,为群众提供健康咨询服务,使社区群众进一步掌握疾病的防治和应对能力。

(八)策划健康科普方面的文艺演出

健康教育者可与当地宣传、文化部门合作,策划健康科普方面的文艺演出,在各社区巡回演出,组织家庭观看。充分运用小品、舞蹈、歌舞等节目,以寓教于乐、群众喜闻乐见的形式,宣传健康教育的知识与技能,并促使群众把这种知识与技能渗透到家庭生活中,净化家庭环境,营造良好家风。

五、定期检查家庭健康教育活动开展情况

家庭健康教育活动开展过程中,健康教育工作者应定期、及时检查工作进度和质量,并根据实际情况作必要调整,以保证总体目标的实现。目标应尽量具体化、数量化和具有可操作性。其次要纠正偏差,计划实施后,难免会出现一些新的问题,应及时分析这些问题产生的原因,并及时修正、调整、协调、控制。

六、评价家庭健康教育实施效果

评价工作是总结经验、吸取教训,进而改进工作的系统化措施。实施家庭健康教育监

督、评价和强化是健康教育的重要工作。评价工作不只是在健康教育计划完成后，而应开始时就进行评价，贯穿于整个健康教育过程，应对健康教育工作起到正面的激励作用，使健康教育工作始终面对健康的挑战。健康教育工作者要主要采取"一听、二看、三查"的方法实施，即听取工作情况汇报，查阅社区健康教育档案资料（包括组织机构、计划、总结、讲座底稿、专栏底稿等），现场检查健康教育板报或宣传栏、墙体标语等。为了解开展活动后居（村）民知、信、行的变化情况，抽查居（村）民，不得少于 20 人（不少于 5 个家庭），进行健康教育问卷调查和家访，以了解居（村）民健康知识知晓率和健康行为形成率。

通常，评价时可按形成性评价和总结性评价两种方式进行。

1. 形成性评价。形成性评价是指家庭健康教育工作开始时，以及在健康教育工作过程中对健康教育工作所进行的评价。主要用于了解家庭居民的实际需求和对健康教育工作的意见反馈。同时，对所发现的问题、存在的矛盾以及失误、遗漏和不切实际的内容，及时予以修正和调整。

2. 总结性评价。总结性评价是在健康教育工作计划告一段落时所进行的全面评价。它是对健康教育工作的阶段性回顾和总结，不仅客观评价了健康教育计划完成后所取得的技术效益、经济效益和社会效益，而且对制订下一步家庭健康教育计划提供了有益的经验，从而有利于实现家庭健康教育的总体、长远目标。

小结

　　本章的教学重点是家庭的概述和家庭健康教育的基本内容，核心家庭和主干家庭的含义、特点与比较。教学难点是如何按有关规程，规范有序地开展家庭健康教育活动。

思考题

1. 什么是家庭？家庭的类型有哪几种？
2. 何谓核心家庭与主干家庭？试比较它们的各自特点。
3. 简述家庭健康教育的基本内容。
4. 家庭是怎样对儿童的生长发育以及对疾病的传播与恢复产生影响的？
5. 试述家庭遗传因素对健康的影响。
6. 如何规范有序地开展家庭健康教育活动？

（新疆医科大学高等职业技术学院　吕宇娟）

第六章 大学生的健康教育

> **学习目标**
>
> 1. 掌握大学生健康教育的主要问题；大学生健康情绪标准和情绪调节方法。
> 2. 熟悉大学生心理健康教育内容、心理健康促进与干预的基本原则和措施；大学生的生理特征和心理特征；大学生挫折心理的行为表现和矫正方法。
> 3. 了解大学生的性心理与性道德；大学生常见的性心理障碍。

第一节 大学生健康教育的主要问题

当前，我国大学生的健康教育主要存在以下问题：

一、学习问题

1. **学习动力不足** 大学生普遍认为"学习压力大，任务重，难以适应"；很多学生在考试的巨大压力下被动学习，感到很苦恼；较多学生为了拿学位和找一份好的工作而学习，但对学习却不感兴趣，缺乏应有的学习动力。

2. **学习目的不明确** 大学校园里尽管有许多学生为上课、实验和自习而来去匆匆，然而询问他们的学习目的，却得不到令人满意的答案。较多学生为了应付考试而学习，形成了"不图精耕细作，只求考试过关"的学习动机；面对就业压力，很多学生内心充满了危机感，但又不能集中精力，勤奋学习，处于盲目、困惑之中。

3. **学习成绩不理想** 由于有的学生上课注意力不集中，难以专心求学；有的学生不适应大学突出个性和自学的求知生活，缺乏学习兴趣；有的学生尽管相当努力，渴望学好，但尚未掌握有效的学习方法等。这些原因造成了他们的学习成绩不理想。

4. **学习动机功利化** 市场经济的利益杠杆直接影响着大学生的学习，使之表现出空前的功利意识。"考研热"、"考证热"、"英语热"、"双学位热"等就是这种学习功利化的直接表现。由于学生充分了解社会对这几方面的重视和需要，故追求学习功利化，忽视专业课学习，把过多精力投入到"考证"中去，严重制约了他们的学习能力培养和综合素质提高。

二、情绪问题

1. **抑郁** 表现为情绪低落、心情压抑、沮丧埋怨、无精打采，常伴身体不适、睡眠不足等，以致活动不参加，遇事无精神，逃避集体生活。如某大学连续三年对新生的心理测试结果表明：居心理不适第一位的是抑郁，家庭经济状况差、连续考试失败、失去亲人、失恋、同学感情失和等是引起抑郁的直接原因。

2. **情绪失衡** 大学生的社会情感丰富、强烈，具有一定的不稳定性和内隐性。因而他们的情绪常表现为波动大，不稳定，高低起伏，喜怒无常，对负向情绪的控制能力较弱。通常，个体负向情绪表现为遇事容易激动、发怒，难以驾驭自己的情感。群体负向情绪是校园事端的直接制造者。学生中为"朋友而战"、为"义气而战"的群体情绪一旦爆发，往往难以受到校纪校规和理性思维的约束。当情绪稳定下来，又多后悔不及。显然，大学生的上述情绪变化，是一种负向情绪明显高于正向情绪的情绪失衡状态。

三、人际关系问题

1. **人际关系不适** 进入大学，远离原来熟悉的生活和学习环境，面对新的人际群体，部分学生常对大学的师生、同学、异性之间的人际关系不适应，产生羞怯、被动等表现，确实需要重新建立和发展适合大学环境的人际关系。尤其是性格较内向，与他人接触、交往较少的学生更应如此。

2. **社会交往不良** 大学生活在一定程度上给学生创造了一个小的社会环境，从而有利于他们通过社会交往，充分展现自己的人格魅力和沟通风采。由于部分学生缺乏社会交往的能力与勇气，以致他们虽对各种社交活动充满兴趣，但却因担心失败而不积极参加，甚至出现"周末恐惧症"。

3. **内心世界闭锁** 少数学生因性格、形象、语言等因素，不愿或较少进行人际交往，明显缺乏沟通经验。加上人际交往时不自信，更不能增长自身的人格魅力，从而妨碍了良好人际交往圈的形成。此外，因同学之间缺乏正常交往，常易引发猜疑、妒忌等，不利于学生的健康成长。

四、焦虑问题

1. **考试焦虑** 尽管大学生都经过了高考的严峻考验，但由于大学考试不合格的严重后果，使基础较差的学生更为焦虑，他们过于担心考试失败，甚至产生了恐惧考试的心态。考试成为一些大学生沉重的思想包袱，一想到考试就非常紧张，总担心考试失败，不能进行有效的自我调节。

2. **自我焦虑** 青年时期比任何其他年龄阶段都更关注自己在他人尤其是异性心目中的形象，由于受长相、高矮、胖瘦、能力、魅力、魄力等因素的影响，大学生会产生各种各样的焦虑。有的学生自己长得不够漂亮，不能获得异性的好感，甚至部分女生因没有男生追求而苦恼；有的学生总感到自己的先天条件不够理想而自卑，不能建立自己良好的社交形象和公众形象。

五、情感问题

1. **友情问题** 友情是人生修炼的重要内涵，大学校园独特的文化氛围与人文氛围，可滋长、促进学生的各种情感发展。这种情感发展不仅仅是人际交往中的友情问题，更涉及与爱情之间的关系。在情感的边缘，很多学生在徘徊，在处理个人情感问题上，看不清友谊与爱情，不能很好地把握男女同学交往的尺度。希望珍惜友谊又不经意地使友谊失之交臂。

2. **亲情问题** 近年来，很多学生反映与家长没有太多的话讲，就是写信也不是情感沟通，而是经济供给、物质补充等实质性问题。尽管自己也认为不应该这样，但就是懒得提笔。与此相反，给恋人的信件却越来越厚，电话越来越频，形成了鲜明的对比。使很多家长感到亲情受到空前的挑战，许多学生对父母的关爱当仁不让地认为是理所当然。但从整体看，学生对家长是基本满意的，对亲情也是肯定的，由于理直气壮地认定父母不求回报，故无回报家长的心理准备。

3. 爱情问题　在大学期间，爱情虽然不是一堂必修课，但学生却从各个方面开始了自己的情感之旅。正确处理爱情与学业的关系是大学生成长过程中的一个关键。恋爱作为大学生活的新旋律，带来了"情感迷茫"、"不正确恋爱观"等问题。许多学生面对爱情，抱着的是"不在乎天长地久，只在乎曾经拥有"的态度，把恋爱当做大学生活中一个排解寂寞的必要补充，爱情与婚姻分离是一种较为普遍的现象。

六、性教育问题

1. 性生理适应不良　青春期性生理的成熟必然带来相应的心理变化，渴望获得异性的好感与承认，产生性幻想、性冲动等。由于性教育的严重缺失，很多学生不能正确认识自我的性反应，产生了堕落感、耻辱感与罪恶感，甚至把性与心理不健康联系起来。有的学生放纵自己的性生理欲望，与恋爱对象发生性关系。

2. 性心理问题　青春期性心理与性生理密切相关，对异性的好感，希望在异性心中确立良好的形象，获得对方的认可，是大学生的一种性心理认识。有的学生认为"爱，不能没有性"，"禁欲是对美好爱情的打击"。由于性生理的成熟与性心理的不够成熟的矛盾，也使更多学生认为："最初恋人可能不是最终的选择，性关系无论从道德上还是从心理上都使对方多了一份沉甸甸的责任"、"既不破坏社会公德，又不影响他人的健康性行为，为什么不可以呢"等。这种性与爱的困惑、分离以及由于性行为引起的后果和产生的心理压力，都是值得我们引起重视的性教育问题。

七、大学生活适应问题

1. 生活自立能力差　尽管高校都在倡导大学生"自我教育、自我管理、自我服务"，但作为社会的一员，大学生（包括独生子女学生或困难学生）普遍不能处理好自己的事务，不愿从事简单的家务劳动，衣服找人洗、被子请人洗，花钱请"钟点工"收拾宿舍内务、清洗衣物。大学生生活自理能力差的问题日渐突出。部分毕业生面对日益激烈的人才市场，显得思想和心理准备不足，不知所措，等待家里想办法，自己不敢参与人才市场的激烈竞争。

2. 应对挫折的心理承受力差　当前在校大学生，基本出生于国家改革开放之时，成长于国家经济发展迅速时期，伴随物质条件的逐步好转，兄弟姐妹的减少，可以说是"一路高歌到大学"。大部分学生几乎没有经历过挫折。当他们面临学业、生活、感情等方面挫折时，往往显得无所适从，甚至怀疑人生，对生活失去信心。多数学生只能接受表扬和赞许，无法接受来自身边人的中肯批评和帮助。面对就业制度改革带来的机遇与挑战，学生没有足够的心理准备，无法承受由此带来的就业挫折。

八、特殊群体学生的心理健康问题

1. 独生子女大学生心理健康问题　目前，独生子女大学生数量多，有特点，他们一般都有较好的家庭条件，缺乏直接的竞争压力与经济压力，是大学生中相对轻松、无忧的群体。由于受家庭的呵护过多，他们的独立生活能力、自立能力和进取意识不强，对集体生活不适应，很少考虑他人，更多的是考虑自己。有的学习目标不明确，人生理想追求低，对生活质量的期待与要求高。有的独生子女大学生甚至不能从事与自身生活有关的简单劳动。加上情感脆弱，心理承受力差，社交能力弱，孤独、寂寞、依附心理强，自尊心过强，协作能力差，易产生焦虑情绪等，因而具有明显的心理健康问题。

2. 特困大学生心理健康问题　特困大学生除经济困难外，他们的心理问题值得高度重视。经济条件影响、制约着他们的成长，较强的自卑心和过多的自责感使这部分学生不能走出家庭经济条件的阴影，经常处于内心激烈冲突之中，更易产生失望和受挫情绪，形成紧张、焦虑的心理问题。

第二节　大学生的生理特征与心理特征

一、大学生的生理特征

我国大学生一般为18~25岁，这是一个人生长发育最为宝贵的年龄段。其重要特征是个体的体重、骨骼、内脏、性器官等生理发育十分显著，体格、功能、素质和适应能力达到了较高水平。

（一）身体形态发育特点

身体形态主要包括身高、体重、体形等内容。大学生的身体形态发育向青年中晚期过渡，从生长发育期进入生长稳定期，身体各部分的长度、宽度和围度的生长发育基本完成，身体各系统、器官也渐趋成熟和健全。有关研究资料表明，我国大学生身体形态的发育，随年龄的增加而缓慢增长，直到稳定、停止。

1. 身高　身高是身体发育的基本标志，除受遗传因素影响外，还受生活环境、生活条件、营养状况和体育活动水平等因素影响。进入青春发育期后，身高增加较快，男生每年可增高10~12cm，女生可增高5~7cm。到了大学生期间，身高增加已趋缓慢。一般，男性23~26岁后，女性19~23岁后，其身高的增长基本停止。

2. 体重　通常，大学生的体重增加以肌肉和脂肪为主，并逐渐趋于平稳。在性激素影响下，男生体重的增加以肌肉为主，身体变得粗壮结实，富有力量；女生体重的增加以脂肪为主，尤以腹部脂肪增多更为明显。女生的平均骨骼重量比男性轻20%，肌肉的重量约为男性的60%。因此，女生的承重能力和耐力都比男生弱。

3. 体型　大学生的第一性征已充分发育，第二性征也已出现。在性激素的作用下，男性表现为体型魁梧，肩部增宽，肌肉发达，喉结突出，发音低沉，胡须丛生。女性则表现为身材窈窕，乳房隆起，嗓音尖细，肢体柔软而丰满，臀部和骨盆增宽。大学生在校期间，由于年龄的增长、营养状况的改善和体育活动的开展，两性的第二性征更趋成熟，男女大学生在形体发育上的变化十分显著。

（二）身体功能发育特点

1. 呼吸系统　大学生随着生理功能逐渐发育成熟，呼吸功能相应增强，表现为肺活量明显增大，呼吸频率相对减低。学生体质测试资料表明，男女学生肺活量均值都随着年龄的增长而逐年增加。各年龄段男生肺活量均明显大于女生，男大学生的肺活量可达3500~4000 ml，女大学生为2500~3000 ml，女生的平均肺活量约为同龄男生的70%。由于肺活量的大小还受体育活动因素的影响，在排除测量时的技术因素外，应与个人的运动能力有关。经常锻炼且运动量较大的男大学生最大肺活量可达5000 ml，而缺乏运动者的肺活量相对较低。据某高校报告，男大学生在四年级时肺活量明显下降，女大学生在校四年的肺活量呈逐年下降趋势。

2. **血液循环系统** 心脏是血液循环的动力器官。随着年龄的增长，心脏的形态结构相应发生一系列变化。大学生的心脏发育在形态功能方面已接近成人水平。心脏左心室壁厚且富有弹性，心肌纤维分裂增生能力较强，心脏收缩力和血管弹性较好，具有很强的代偿能力和适应能力，可胜任比较持久、剧烈的体力负荷。我国学生体质调研资料表明，健康青年学生安静时脉搏频率随着年龄的增长而逐渐下降。18 岁时下降幅度最大，19 岁后男女学生的脉搏频率基本稳定，女性稍快于男性。正常情况下，心跳 60~100 次/分，由于女性情绪容易波动，可较多出现窦性心动过速。通常，动脉血压是反映心脏功能及血管弹性的一个指标。收缩压为 90~140 mmHg（12.03~18.72 kPa），舒张压为 60~90 mmHg（8~12.03 kPa）。此外，动脉血压有明显的年龄特点和性别差异，一般随着年龄的增长而逐年升高，19 岁以后基本稳定。但男生的血压高于女生，性别差异较为显著。

血液的主要功能是在体内运输氧气、各种营养物质和代谢物质，维持身体的酸碱平衡，调节体温，参与机体防御功能。正常情况下，成年人全身血量约占体重的 5%，体重 80 kg 的人血量约为 4000 ml。循环血量占全身血量的 3/5 或 4/5，其余部分储存在肝、脾。特殊情况时，如献血 200~400 ml 或外伤大失血后，储存的血液进入循环系统，以维持有效循环血量。由于大学生新陈代谢旺盛，营养吸收利用能力强，全身血容量短期内就能得到恢复。值得注意的是，部分大学生（尤其是女生）因不合理饮食而导致营养不良性贫血，直接影响其身体健康和学习效能。

3. **神经系统** 神经系统，尤其是大脑，是人体功能的重要调节机构和一切心理活动的物质基础。大学生的大脑及神经系统已基本发育成熟。脑重量已接近成年人，约 1500 g，女子在 20 岁左右最重，男子在 20~24 岁最重。在大学阶段（18~25 岁），脑的内部结构和功能不断完善，表现为神经元联系复杂化和沟回深化等。神经纤维的髓鞘化、增长和分支已接近完成。脑细胞正处于建立联系的上升期，皮层细胞活动增加，兴奋和抑制过程平衡，联络神经纤维活跃，特别是第二信号系统迅速增强，抽象思维达到高度水平，为思维发展奠定了厚实的物质基础。

由于神经系统结构、功能的发展与完善，大学生的高级神经系统功能达到最佳状态，有注意力集中、观察力增强、记忆力完善、想象力丰富和创新思维形成等特点，既为大学生在校接受教育提供了思维基础，又为他们的健康成长创造了坚实平台。因此，大学阶段是大学生实现人生目标的一个重要时期，务必倍加珍惜和把握。

4. **能量代谢特点** 有关研究发现，体力活动是能量消耗的主要因素，男女学生之间的能量消耗差异主要由体力活动所引起，与其活动内容和主动性的不同有关。机体消耗的能量必须由食物补充。当人体摄入的能量与消耗的能量相等时，机体能量代谢处于平衡状态。暂时的能量过剩或不足，可由机体能量储备来调节，使糖类、脂肪、蛋白质三大营养素的消化吸收达到平衡。当能量摄入与能量消耗相等时，机体能量储备保持不变，表现为体重等测量指标稳定。近年女大学生体重的负增长，说明女大学生的能量代谢处于负平衡状态。故体重指标可作为营养摄入的一项简易评价指标。

5. **生殖系统** 人体的生长发育与成熟，尤其是性成熟都依赖于内分泌腺的发育和变化。随着年龄的增长，内分泌腺的发展变化促使人体的生殖系统发育日益完善。当生殖系统具备了生殖能力时，就达到了生物学意义上的性成熟。男大学生可能由于性刺激的增加而遗精频繁，女大学生常因环境变迁、情绪紧张等因素导致闭经、痛经或月经失调。

二、大学生的心理特征

（一）大学生心理健康标准

1. **智力正常** 智力正常是大学生进行学习、工作和生活的基本心理条件，是衡量心理健康的一个重要指标。从智力测验角度来看，智力正常的标准是智力商数在70以上，低于70为智力落后。我国大学生一般都经高考录取入学，其智力基本在中等以上水平，极少有落后的情况。

2. **情绪、情感积极稳定** 情绪是衡量心理健康的一个重要标志。积极情绪远多于消极情绪。如主导心境是愉悦、乐观和平静的，且能正确、恰如其分地表达情绪。情感是和人的社会需要相联系的高级的社会性情感，有较强烈的社会责任感和集体荣誉感，并能珍惜友谊，探索和追求真理，欣赏、向往美好事物，在学习、工作和生活中积极创造美。

3. **意志、行为健全协调** 意志健全的主要表现在个人意志的自觉性、果断性、坚持性和自制性等方面。能做到学习、生活目的明确，并根据现实需要调整行动目标，尊重、听取别人的意见。独立思考，不盲目服从，果断作出和执行决定。能专注学习或其他活动，在活动中勇于克服各种困难，自觉约束自己，抑制自己不合理的欲望，抵制各种外部诱惑，坚持不懈地为实现目标而奋斗。行为协调的主要表现在行动计划性、一贯性和统一性，以及言谈逻辑性等方面。

4. **自我意识良好，个性完整统一** 具有积极向上的人生观、价值观和世界观，有理想、抱负和坚定的信念。能把需要、动机、态度、理想、目标和行为统一起来，做到态度与行为相一致，不为了眼前利益而放弃远大目标，不为私欲而背弃良心。同时，能客观评价自己的能力性格和优缺点，把"理想的我"与"现实的我"有机地统一起来，使"理想的我"总能在"现实的我"中体现，并可根据自己的认识和评价来调控自己的行为，使自己与环境保持平衡。

5. **社会适应良好** 能正确、客观地认识、评价自己所生活的环境，并坦然面对和接受现实，胸怀高于现实的理想和愿望，不沉湎于不切实际的幻想和奢望之中。当环境不利时，既不逃避，也不怨天尤人，更不自暴自弃，靠自己的努力去主动适应、改造环境。言行基本符合社会规范，当发现个人行为偏离了社会要求时，能及时纠正，使之与社会要求相一致。有积极的交往态度，掌握了一定的交往方法和技巧，在交往中做到诚实守信、和善友爱、宽容尊重、关心合作，能与大多数人建立良好的人际关系。

6. **心理活动符合年龄、性别和角色特征** 大学生的心理特点应当与其所属年龄段的人的心理特征相一致，与其性别及其在不同环境所扮演的角色相符合，且无性生理异常现象，充满青春活力、朝气蓬勃、积极向上、敢想敢干、勤学好问、探索创新。在性别特点方面，男大学生主动勇敢、刚强果断、爽直大方，而女大学生温柔细致、富于同情心等。在角色特征方面，能根据所处的场合，正确把握自己所扮演的角色。没有头痛、失眠、注意力不集中、强迫行为等生理异常现象。

（二）大学生心理发展的特征

1. **成人感强，要求独立** 随着身高、体重的增长与性的成熟，大学生不仅从体态上感到自己像个大人，而且从内心体验上加强了这种成熟感，他们强烈要求长辈和社会把他们当成人看，极力摆脱长辈对他们的约束与干涉，以明显增强的成人感和独立性力求独立自主。

2. **精力旺盛，朝气蓬勃** 大学生体验着自己的青春活力，总感到自己有使不完的劲。

他们向往未来，精力充沛，血气方刚，思维敏捷，充满热情，富有创新精神，产生众多的需求，尤其是要求有丰富多彩的文化生活、希望自己取得成就、关心政治等精神方面的需求，并深信自己的力量，力求处处显示自己的精力和能力。

3. 智力发达，性意识增强　伴随生理发育的成熟和社会环境的影响，大学生以其特有的学习平台和活动方式，使自己的智力得到较高水平发展，性意识也明显增强。但因他们的心理成熟落后于生理成熟，故在处理、对待异性问题时，特别在对社会问题的认识上，往往显得不成熟。

总之，大学生的心理发展正处于走向成熟但又未完全成熟阶段，并处在自我意识发展的新阶段。他们能经常强烈意识到各种心理矛盾，并由此产生压力和烦恼，如果得不到合理的解决，会对心身健康带来不同程度的影响，甚至引发心身疾病。

第三节　大学生的情绪心理

情绪是客观事物是否符合人的需要而产生的主观体验。它渗透到大学生生活的各个领域，与他们的生活、学习密切相关，对大学生的影响无处不在，无时不有。通常，大学生的情绪可分为健康情绪和不健康情绪两种。

一、大学生的健康情绪

健康情绪是指良好的情绪状态，主要表现在情绪上的成熟。日本心理学家关中文认为，情绪成熟有两个重要标志：一是在客观评价自己的基础上，能控制一时的情绪和欲望，忍耐不满情绪；二是能设计现实生活，敢于面对现实，珍惜现实。美国人本主义心理学家马斯洛在描述关于"自我实现者"的情绪特点时，曾经提出了健康情绪的六个特征：①平和、稳定、愉悦和接纳自己，②有清醒的理智，③适度的欲望，④对人类有深刻、诚挚的感情，⑤富于哲理、善意的幽默感，⑥丰富、深刻的自我情感体验。根据大学生的情绪特点，大学生健康情绪有以下标准：

1. 情生有因　情生有因是指健康情绪的产生与发展必须由明确的原因所引起。相反，无缘无故的喜怒哀乐，莫名其妙的悲伤恐惧，则是情绪不健康的表现。

2. 情绪强度适度　健康情绪反应的强度与引起情绪的刺激强度成正比关系，如果微弱的刺激引起强烈的情绪反应，则表明情绪不健康。

3. 情绪反应稳定　一般，人的中枢神经系统活动处于相对平衡状态。健康情绪反应刚产生时比较强烈，随着时间推移，反应逐渐减弱；不健康情绪反应则表现为情绪时强时弱，变幻莫测，喜怒无常，常处于不稳定状态。

4. 心境愉悦　心境愉悦表明个体身心活动和谐与满足，充满幸福感，这是大学生健康情绪的核心。如果一名大学生经常情绪低落，愁眉苦脸，心情郁闷，则是不健康情绪的具体表现。

5. 情绪自我调整　情绪自我调整是指情绪健康的大学生能做情绪的主人，自主选择情绪反应的方式和内容。如愤怒时，能将其控制在使他人可接受的程度内；兴奋时，能将情绪控制在自己不失态的状况下；忧虑时，能尽可能地将其保持在不影响自己正常学习和生活的范围内，从而能把消极情绪转化为积极情绪，也能把激情转化为冷静。

二、大学生的不健康情绪

1. 焦虑　焦虑是一种紧张、害怕、担忧、焦急混合交织的情绪体验，当人们在面临威胁或预料到某种不良后果时，便会产生这种体验。焦虑是人处于应激状态时的正常反应，适度的焦虑对唤起人的警觉、集中注意力、激发斗志是有利的。如考试对大学生是一种紧张刺激，因而引起焦虑反应是正常的，但过高焦虑或无焦虑却不利于学生应考能力的发挥。不适当的高焦虑会影响大学生的学习和生活，对身心健康造成不良影响。焦虑和焦虑症是大学生中常见的不健康情绪和心理障碍，主要表现在考试焦虑、身体健康焦虑和适应焦虑三个方面。

2. 愤怒　愤怒是指个体因客观事物与主观愿望相背离，或主观愿望一再受阻、无法实现时从内心产生的一种激烈情绪反应，其程度可从不满、生气、愤怒、激愤到暴怒等。就大学生而言，愤怒是他们应有的一种情绪体验。如路见不平、受到不公正待遇和看不惯别人笨手笨脚时，都可使他们怒发冲冠。愤怒是情绪的积累和暴发，处于愤怒状态的人，其理智和判断能力会降低，并往往产生消极的发泄结果。

3. 自卑　自卑是指个体由于某种生理或心理的缺陷，或其他原因引起的轻视自我的态度体验，表现为对自己的能力或品质评价过低，担心失去他人尊重等。自卑很容易产生一种压抑、凄凉、孤独的情感，严重影响大学生的学习和生活。大学生的自卑心理常表现为在竞争活动中退缩，不承认自己的不足并竭力掩饰。自卑也可起因于性别差异，许多调查表明，女大学生更容易产生自卑，其原因可能是受社会文化和角色认同作用的影响。

4. 冷漠　冷漠是个体受到挫折后，对外界刺激缺乏相应反应的一种不健康情绪，它通常产生于个体不堪承受压力，攻击行为无效或无法实施，又看不到改变境遇等情况。如有的大学生对集体和同学态度冷淡，对国家大事和自己的前途命运漠然处之，似乎自己超凡脱俗，可独来独往。另外，由于大学生中的独生子女较多，他们深受父母的关爱，具有较好的家庭条件，容易应用现代网络技术接触过多的外界信息，进而形成具有自我化、多样化和个性化特点的冷漠情绪。因此，要重视剖析冷漠情绪产生的原因，以便找准症结，对因调节，帮助冷漠者改变认知，发现生活意义和自我价值，用重新融入集体的言行，不断矫正自己的冷漠情绪。

5. 抑郁　抑郁是一种由情绪低落、冷漠、悲观、失望等构成的不健康情绪。它常与焦急、忧虑、恐惧等感受交织一起，形成具有复合性特点的情绪反应。大学生几乎都有过抑郁的体验，但大多数学生的抑郁相对微弱，具有弥散性和情景性等特征，一旦时过境迁，常可不治而愈。另外，少数大学生对自己评价偏低，他们常自怨自艾，认为没有能力达到自己的人生目标，感到生活没有意义，对生活丧失信心，并觉得愧对父母师友，甚至产生自杀的念头和行为。

6. 耻感　耻感是指感到自己可耻的一种不健康情绪。它因使个体非常痛苦，而具有巨大的摧毁作用，常可摧毁一个人的自信、自爱和整个感情世界。具有耻感情绪的人往往觉得自己在人面前抬不起头，走路沿着墙角走，对别人善意的眼光和问候都认为是鄙视和嘲笑，使自己陷入深深的自责之中，甚至觉得自己活着没有意思而自杀。

7. 嫉妒　嫉妒是指因他人在某些方面胜过自己而引起不快甚至痛苦的一种不健康情绪，含有敌意、憎恨、羡慕、羞耻等多种错综复杂的情绪体验。一般具有两种类型：一是自己拥有而害怕失去，二是自己不拥有而嫉妒拥有者。通常，嫉妒是自尊心的一种异常表现，在大学生中普遍存在。它作为一种情绪障碍,扭曲人的心灵,妨碍人与人之间的正常交往,不仅破坏人际关系,而且造成个人内心痛苦。因此,要积极引导大学生克服嫉妒,努力开阔眼界与胸怀,学会转移注意力,自觉学习、欣赏别人的长处,化嫉妒为动力,建立正确的自我意识,摆正自身位置,学会自我约束,使嫉妒心得到抑制或驱除。

8. 骄傲　骄傲是一种自以为了不起,看不起别人的情绪体验。引起骄傲的主要原因是自我认知片面,自我评价过高。大学生骄傲情绪的外部表现不像中学生那样趾高气扬,而是一种内在的排他心理,常常表现出对别人的讲话、作品、精神、行为不屑一顾,很少给予肯定;对自己的缺点认识不到,也听不进别人给自己提出的意见。大学生骄傲情绪的直接后果是上进心削弱,人际关系紧张,学习成绩下降,自私心理膨胀。

三、大学生的情绪调节

(一) 大学生的情绪调节原则

1. 培养乐观向上、积极进取的人生观。
2. 培养广泛的兴趣爱好与主观幸福感,热爱生活。
3. 注重沟通艺术磨炼,学会与人合作,建立宽厚的人际关系。
4. 悦纳自己,用赞赏的眼光对待自己。
5. 宽容别人,不苛求别人。
6. 学会忘记过去的失败和对自己的伤害。
7. 避免过分自责。
8. 善于控制自己的情绪,学会消化不健康情绪。
9. 不要随意扩大某事的严重性,尽可能做到"大事化小,小事化了"。
10. 学会忽略对自己不利的事情,进而避免由此引起的不健康情绪体验。

(二) 大学生的情绪自我调节方法

1. 养成快乐习惯　向往快乐,追求快乐,养成快乐的习惯是人们追求的生活目标,但并非每个人都能顺利实现,真正获得快乐。因为人们对快乐有许多不同的看法。有人认为"好好干,就会快乐"。有人觉得"只要身体健康有成就,人们就会喜欢,自己就会快乐"。这些想法其实都不完善,目前大多数人认可的是"保持快乐就会干好,就会更加健康、成功,受到人们的喜爱"。如中国足球冲出亚洲实现了44年的梦想,尽管有很多成功的因素,但不得不承认,米卢的"快乐足球"理念让我们迈入了足球运动的新境界。

2. 学会宽容悦纳　宽容作为一种美德,是成功交往的重要保证,也是保持健康情绪的前提条件。宽容的具体表现是对他人宽容忍耐,不斤斤计较;对自己悦纳包含,不过分苛求。一个不肯宽容别人的人,容易被别人怨恨,往往在人际交往中不受欢迎,并使自己身心受到伤害;一个不肯宽容自己的人,则常常会处于自责、悔恨之中。"人无完人,金无足赤",如果没有宽容悦纳,整天带着苛求的眼光去看待他人和自己,只能将自己困在悲伤的泥潭里。当然,宽容并不是不讲原则,而是能以一种豁达的襟怀理解人生,承认并接受生活中的不完美,给自己和他人一个可伸缩的空间。悦纳自己、悦纳他人是心理健康的一个重要原则。

3. 适当自我定位　从中学到大学是一个巨大的转折,环境的变化和竞争的加剧会使不少学生感到心理上的不适和失落。因此,在大学期间,给自己适当的自我定位十分重要。显然,大学生血气方刚、积极进取、竞争意识强的行为,可促进心理健康。但他们争强好胜、

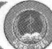

相互攀比、盲目竞争的言行，却危害心理健康。因此，我们要针对实情，联系实际，及时引导大学生通过适当的自我定位，集中精力，发扬优势，优质高效地做好每件事，使他们在规范有序、富有成效的办事过程中，感到轻松、充实和快乐，从而切实避免焦虑情绪的形成。

4. 善于与人交往　社会交往是个体人生发展的内在需要。某些不良情绪常由人际关系矛盾和人际交往障碍所引起。当一个人的交往需要没有得到满足时，往往会情绪低落，产生孤独、空虚、抑郁、自卑和恐惧等不良心理，甚至出现自我封闭、逃避现实、自暴自弃，与外界冲突、对抗，对生活丧失信心和勇气等行为。因此，当大学生不顺心、不如意时，应督促他们主动找同学、老师、朋友交往、谈心。这样，要比一个人独处冥想、自怨自艾好得多。正如美国心理学家罗杰斯所说："只要能够创造真诚相处、互相理解和彼此尊重的气氛，就会出现奇迹。人人都可能由僵化变成灵活，由静态变成动态，由依赖变成自主，逐渐实现自己的全部潜能。"善于交往的人常容易成为健康、快乐和成功的人。所以，大学生应学会与人交往，建立良好的人际关系，通过与他人交流思想、沟通感情，增强自己战胜不良情绪的信心和勇气。

5. 克服不良情绪　在复杂的大学生活中，大学生难免会因有时心情不好或受到挫折、失败而产生各种不良情绪反应。但不能让这些不良情绪控制、影响自己的学习和身心健康。为此，要学会运用心理学的认知方法，正确归因问题，理智约束消极情绪；采用适当的途径，促使消极情绪合理宣泄，以消除压抑感；充分发挥积极的自我暗示作用，有效帮助我们保持良好的心情、乐观的情绪和自信心，不断提高心理健康水平。

6. 主动自我安慰　当一个人遇到不幸或挫折时，为避免精神上的痛苦和不安，可以找出一种合乎内心需要的理由来安慰自己，以此冲淡心中的不安与痛苦。这种自我安慰方法对帮助人们在挫折面前接受现实，保护自己，避免精神崩溃非常有益。因此，当大学生遇到挫折时，应主动用"胜败乃兵家常事"、"塞翁失马，焉知非福"、"坏事变好事"等词语来自我安慰，以求摆脱烦恼，化解矛盾，保持情绪安定和心态稳定，维持心理健康应有的水平。

7. 促使情绪升华　情绪升华是改变个体不为社会所接受的动机和欲望，使之符合社会规范和时代要求的方法。它是一种对消极情绪的高水平宣泄，可将消极情感引导到对人、对己、对社会的有利方向。如一同学因失恋而痛苦万分，但他主动应用情绪升华方法，把注意力从痛苦转移到学习中来，立志做生活的强者来证明自己的能力。显然，这种情绪升华可把消极情感转化积极情绪，对自己的学习和发展十分有利。

第四节　大学生的挫折心理

挫折是人们在从事有目的的活动过程中，由于主观或客观原因受到阻碍或干扰，导致原有动机不能实现，需要得不到满足时而产生如焦虑、悲伤、气愤等消极情绪的体验。

一、大学生挫折心理的主要特点

1. 心态迥异性　大学生的个性、生活背景和人生经历各不相同，因而他们面对挫折时的心态差异很大。有的学生提出不怕小挫折，只怕大挫折的观点，得到大多数学生的认可；很多学生表示不喜欢挫折，但也绝不怕挫折。他们认为，只要能够正确对待，坏事可能会变成好事；部分人生道路平坦、家庭环境较好的学生遇到挫折时，常会感到恐惧、害怕和压抑。一位大三女生认为："如果一个人能够勇敢面对、正确认识和积极应对挫折，那么挫折就不可怕。因为每战胜一次挫折，都强化了自身的力量，为下一次应付挫折提供了精神力量"。一些同学认识到"挫折能增强自身的意志力，能使自己放弃一些不切实际的目标和追求"，"挫折能让人思考，给人以经验教训"；更多的同学意识到："在生活和工作中都会有不如意的时候，及时调整心态，勇往直前，超越挫折，才能取得进步"。尽管大学生面对挫折的心态差异明显，但大多数学生能以积极的心态和情绪去面对挫折，有战胜挫折的信心和勇气。

2. 频率与强度的差别性　调查显示，大一学生由于普遍存在自我评价高、期望值高、理想色彩浓、社会阅历浅等特点，因而在挫折频率和强度方面均高于其他年级学生。因近年全球金融危机爆发，大学生就业前景堪忧，大四（或大五）学生在挫折频率和强度方面明显高于大二和大三学生。大二、大三学生受到的挫折频率和强度基本相同，说明这些学生度过了适应期，随着人生经历的延长和知识水平的提高，他们的挫折承受能力得到增强。大四（或大五）学生较多的挫折来自于就业、恋爱和学业，但其中大部分学生能正确面对职业挫折。

3. 影响差异性

（1）挫折的积极影响：①在经历挫折后，能吸取经验教训。②人的一生会遇到许多挫折和磨难，这些经历是人生的一笔宝贵财富。"失败是成功之母"，一个人不管跌倒多少次，如果选择爬起来，那么就不会被击垮。③挫折能激发个人活力，尽管身处逆境，却能百折不挠，可投入更多的精力，去战胜挫折，实现目标。

（2）挫折的消极影响：①在经历挫折后，感到前途渺茫，对未来缺乏信心；②专业冷门，对将来就业很担忧；③没有好朋友，遇到困难连一个说知心话的人都没有，感到很孤独；④学自己不喜欢的专业很痛苦，但又很无奈，觉得很压抑。

二、大学生挫折心理的行为表现

（一）积极的行为表现

1. 坚定目标，矢志不移　大学生在学习成长过程中，常常会遭受各种挫折。通常，理智的大学生通过冷静分析，认为自己追求的目标正确、并有能力达到，即使受到挫折也要坚定信心，克服困难，毫不动摇地为实现目标而不懈努力。

2. 重新定位，继续努力　大学生在实现既定目标过程中，由于受自身或外界因素限制，多次尝试不能成功，就应想方设法重新确立目标。一是通过分析思考，发现原目标过高，不符合实际，则把原有目标降低。如有的学生考研，多次报考名牌大学未果，则转为报考低层次院校，并坚持勤奋学习，以求实现考研目标。二是个体在实现目标过程中，发现主客观条件有限，原定目标不适合主体发展而改换目标。应注意这种目标的降低和转换，应以新目标客观高尚、符合社会规范为前提，否则会产生消极影响，给自己和他人带来危害。

3. 战胜逆境，奋起升华　一些大学生将奋斗中的困苦、学习上的挫折、生活中的逆境当做成长和进步的动力，创造更为高尚、更加增值的社会价值，从而减轻逆境带来的痛苦，以获得升华。如恋爱受挫，便转向努力学习，积极参加社会活动，加以补偿。升华不仅需要一个人思考创新的能力，更需要有坚强的意志和开阔的胸襟。

（二）消极的行为表现

1. 攻击　受到挫折的大学生容易引起愤怒情绪，产生敌视和报复心理，所产生的过激举动，统称为攻击性行为。根据攻击对象的不同，攻击行为分为两种：一是直接攻击。指个体受到挫折后,将愤怒情绪的发泄行为直接指向使其产生挫折的人或事,以求得心理平衡。二是转向攻击。指受挫的个体不直接攻击使自己遭受挫折的对象,而是转向其他无关的人和事物或自己。把攻击行为转向自己的情况常常发生在那些过于自卑、悲观压抑、缺乏自我控制情绪的学生。他们往往过于自责或从物质上惩罚自己,甚至自残身体或自杀。把攻击行为转向无关的人和事的学生,常常察觉到造成挫折的对象不可能或不应该是直接攻击的对象,如自己的领导、父母等。或找不到明显的攻击对象,自己对挫折的来源也不明确,可能是众多不愉快的积累或个人身体的原因等,于是便找个"替罪羊"迁怒于他人。如有的同学因考试成绩不理想,与家人发生争执;有的毕业生因就业不顺利,而毁坏学校财物。与直接攻击行为相比,大学生转向攻击行为更为普遍。

2. 焦虑 焦虑是一种常见的心理反应。大学生在受到挫折后,情感会发生复杂的变化,包括自尊心、自信心受到伤害,产生紧张、不安、恐惧的情绪,这就是焦虑。适度的焦虑具有进化意义,它往往促使学生鼓起力量,去应付即将发生的危机。如果焦虑太多,则可形成焦虑症,从而妨碍学生应付和处理面前的危机,甚至干扰学生的日常生活。当前,引起大学生焦虑的主要原因是来自人际关系和学习上的挫折。

3. 逃避 有些大学生遭受挫折后,往往不敢面对现实,采取躲开逃离现实情境的办法来寻求解脱。如一位学生,在大一时各方面表现积极,学习一直十分努力。大二时他对同班的一名女同学产生了好感,几次追求都遭到了拒绝。对此他无法接受,痛苦不堪,于是为避免与那位女同学碰面而增加痛苦,他经常旷课,整天在网吧聊天、玩游戏,学习成绩直线下滑,达到了试读的边缘。可见,受挫的大学生采取逃避的方法,不能主动自我调适,不但问题没有解决,还会形成不良反应,甚至产生心理疾病。

4. 固执 固执是指在遭受挫折后,不总结经验教训,不听批评劝导,一意孤行,不懂变通,结果在挫折中越陷越深,失去改变困境的机会。这种情况常出现在少数性格内向、倔强、看问题片面的大学生身上。如个别学生违反校纪校规,受到批评或纪律处分后,不仅不努力改正错误,反而出现更多更重的违纪行为。因此,对于这些性格特异的学生,要注意防止其再次出现固执行为。

5. 退化 退化是指大学生遭受挫折后,表现出与自己的年龄、身份极不相称的幼稚行为。大学生在成长过程中,逐渐学会了在不同场合把握和控制自己言行的方法。但当受到挫折后,可能会失去这种控制能力,则退化到以简单幼稚的行为争取博得别人的同情和照顾。有的表现为无理取闹,有的是毫无主见,盲目服从,听从他人的安排。如某学生因考试作弊受到严厉的校纪处分,在面对这样的挫折时,该生往往难以接受而到校长办公室、教务部门、学院哭闹,希望得到大家的同情和谅解。

6. 冷漠 冷漠是指大学生在受到挫折后,无动于衷,对挫折情境漠然处之。这是一种比攻击更为复杂的反应。如有的学生党员一开始敢于与不良现象作斗争,当遭到一些同学的非议、讽刺后,他逐步对不良现象视而不见,不予理睬。研究表明,容易出现冷漠反应的情况有:一是长期遭到挫折而无法摆脱;二是遭受挫折后无望无助;三是心理上恐惧不安和生理上痛苦难忍;四是进退两难,攻击和退缩之间冲突激烈。冷漠并非不包含愤怒的情绪,只是个体把这种愤怒压制了。通常,冷漠比攻击对身心的危害更大。

7. 轻生 轻生是个体受到挫折后所表现的最为极端的消极行为反应。大学生自杀是一件令人极为痛心的事情,它对家庭、学校、社会造成了无法挽回的损失。据不完全统计,从2001年至2006年,各地报道的大学生自杀人数为311人,其中239人死亡。自杀的大学生多数为情绪不稳定、自卑、依赖性强的人。一方面无法适应当前激烈的竞争环境，一旦面临就业、学习、恋爱、经济、人际关系等方面的挫折或意外事故就显得不堪重负；另一方面是自私自利、以自我为中心的通病，也成为导致大学生轻生、自杀的一大原因。大学生自杀，一种是非理性的冲动自杀；另一种是经过长期思想斗争，有预谋有周密准备的自杀。对于这种类型的自杀，更要引起学校、家庭的高度重视，及时发现危机，积极干预。

（三）妥协的行为表现

1. 仿同　仿同又称自居作用或认同作用，是指个体受挫时，效仿他人经验和行为，或把别人的优点加在自己身上，以求自己提高自信心，更好地适应环境，减轻内心的挫折感。这里所说的仿同是人们受到挫折后无意识产生的，它和有意识的学习明显不同。仿同的作用既可以是积极的，又可以是消极的。向成功人士学习看齐，汲取他人的优点，有助于大学生的成长和发展。但如果是为掩饰内心的自卑，而单纯去模仿他人的言行、举止、穿着，则不利于大学生的个性、心理品质发展和成熟。另外，那种借父母、亲戚权势"狐假虎威"的做法，更令人不屑。

2. 文饰　文饰是指当大学生以个人需要为理由来解释自己不能改变的事实，或为自己作辩解，故又称"合理化"。其目的是以正当的动机去掩饰自己的真实动机或愿望，从而为自己解脱，类似"阿Q"的精神胜利法。文饰有以下几种表现方式：

（1）找借口：找借口是指把受挫的原因归咎于自身以外的客观因素或可以原谅的主观因素，以摆脱内心不安，避免受指责。如有的学生考试不及格，责怪老师出题太偏太难，或推说自己身体状况不好、发挥欠佳，或由于最近活动太多耽误学习等。

（2）酸葡萄心理：来源于伊索寓言中的一个故事：一只饥饿的狐狸面对甜熟的葡萄，三跃而不得之后，为了维护自己的面子，便说："葡萄味酸，非我所欲也"。这是对于追求的目标受到阻碍无法实现时，便否定目标的优点，丑化得不到的东西，以冲淡内心欲望，减轻不安的情绪心理。

（3）甜柠檬心理：这种心理也是人们运用较广的一种心理防卫机制。同样来自伊索寓言：有只狐狸本想找一些可口的食物，四处觅食，无奈总也找不着，最后只找到一只酸柠檬。这实在是一件不得已的事情，但狐狸却自语道："这柠檬是甜的"。不再说自己求而不得的是什么东西，不再强调它有什么好处，却百般美化自己所得到的东西，以此来减轻内心的失望和痛苦。它淡化原先预定目标和结果，夸大所得利益的好处，缩小或否定它的不足，以减轻达不到预定目标时的失望。如有的同学考研失利，就说早工作、早挣钱，真考上经济就亏大了。这种自我安慰的行为反应对于暂时缓解受挫者的内心冲突，维持暂时的心理平衡，有一定的积极作用。但如果单纯地使用过度，不利于总结经验教训，获得进步。

3. 投射　投射（又称推诿）是指将自己的不当、失误，转嫁到他人身上，以减轻内疚，推卸自己的责任。有的学生心胸狭窄，嫉妒心强，却认为嫉妒是人的共性，人人都有嫉妒，把别人真诚的赞美视为挖苦，自己自私却说人人都自私。投射尽管暂时使自己推卸了心理责任，减轻了心理压力，获得一时的心理平衡，对缓解内心的压力有一定的积极作用；但它否认自身的不良品质，并推脱给他人，由此产生一定消极的作用，既难以起到真正战胜挫折的作用，还可能给别人造成伤害，影响人际关系。

4. 反向　反向是一种"矫枉过正"的行为表现。它把自己不符合社会规范，不被允许的欲望和行为以一种完全相反的形式表现出来，以掩盖自己的本意。如有些学生内心极度自卑，却总以骄傲自大、傲慢不羁的表现来掩盖自己的弱点；有的学生很在意荣誉，却怕自己不够优秀，而装出根本不感兴趣的样子。反向行为虽然可以在一定程度上掩饰个体的真实动机，减轻内心冲突产生的痛苦，但长期如此，会从根本上扭曲自我意识，使动机与行为脱节，产生心理障碍问题。

三、大学生挫折心理的矫正

现代社会充满竞争、挑战和风险，往往会使大学生屡遭挫折。由于挫折心理不仅会给大学生造成精神不安和情绪波动，而且还会压抑他们的积极性和创造性，对其成长产生消极作用。因此，大学生应当学会、应用以下有效的挫折心理矫正方法，力争把挫折的压力转化为前进的动力。

1. 树立正确的挫折观

（1）挫折存在的必然性与普遍性：人们对挫折的理性认知是战胜挫折的前提和基础，要正确认识挫折产生的必然性和普遍性，把握挫折的积极意义。

1）挫折产生的必然性：纵观古今中外历史人物，可发现他们每个人都是失败和成功的聚合体。成就越大，所遭受的挫折就越残酷、越严重。人生道路本来就荆棘丛生，充满挫折，因此对挫折的发生应有充分的思想准备，主动学会合理分析原因，汲取经验教训，不断提高自己对挫折的容忍力。

2）挫折形成的普遍性：在人生征程中，大学生经常会遭遇挫折：如自己被深爱的人突然抛弃；在感情上或物质上受别人欺骗；尽管工作比别人卖力，却一直得不到上级赏识；虽然学习刻苦，成绩却没有别人好等。面对这种现实，大多学生只很关注别人的顺利和成功，相当向往别人的幸福和成就；但对别人的不幸却麻木不仁，不闻不问。有这种心理陋习的人，一旦自己遇到不幸，这种感觉就异常强烈，因为在他们眼里别人过得很幸福、很快乐，只有自己才倒霉、命苦，进而心灰意冷，悲观失望。

（2）挫折意义的双重性：大文豪巴尔扎克说过："世界上的事情永远不是绝对的，结果完全因人而异。困难对于天才是一块垫脚石，对于能干的人是一笔财富，对弱者是一个万丈深渊。"挫折既有消极的一面，又有积极的一面。挫折会给人以打击，带来痛苦和损失，但也能使人受到磨炼和考验，从此变得坚强和成熟。可通过增长知识和才干，获得发现、分析和解决问题的能力，使挫折向积极方向转化。大学生正处在人生发展的黄金时期，若想获得成功，就要像爱迪生所说的那样：成功不是运气和才能的问题，关键在于适当的准备和不屈不挠的心。应学会在逆境中砥砺人生，增长才干，消除障碍，自我突破，实现高层次的心理平衡和顺利发展。

2. 合理宣泄不良情绪

（1）倾诉：大学生常用的一种宣泄方式。倾诉的对象既可以是自己的好同学、好朋友、心理咨询热线电话，也可以是自我，即通过写日记的方式向自己倾诉，不要把痛苦闷在心里，争取别人的谅解与帮助，这样可减轻挫折感，增强克服挫折的信心。

（2）自我宣泄：当遭受挫折后，大学生很容易产生紧张、焦虑情绪。这种情绪必须要通过某种形式自我宣泄出来，心理才能保持平衡。如果这种消极情绪得不到宣泄，往往会导致心理障碍。因此，当大学生因挫折产生焦虑等消极情绪时，应及时选择合适的方式进行自我宣泄，以达到保持心理平衡之目的。

（3）运动调节：通过参加某些体育运动，以放弃消极情绪。大学生遭到挫折后，部分学生会感到度日如年。这时，要适当安排一些体育活动，尤其是比较激烈的、带有对抗性的运动项目，使他们内心产生一种向上的激情，从而忘掉挫折，增强重新再来的自信心。

3. 学会摆脱自我挫折　困扰大学生的挫折，一部分是现实存在的，一部分是想象出来的。这种由个人主观心理活动所造成的失败称为自我挫折。人的很多失败不是败给别人，而是败给了自己。大学生要在恰当评价自己的基础上，对自己提出适当要求，学会自尊自强，防止自我挫折的产生。

4. 适时调节情绪　大学生受挫后常可采用下列情绪调节法：

（1）音乐调节法：音乐对人的精神状态具有神奇的调节作用。

（2）书籍陶冶法：有益的书籍可使人的灵魂得到净化、升华，冲淡人的心中烦恼，给人以力量和勇气。

（3）情趣陶冶法：人的情趣来自生活中对美的感受，热爱生活，情趣自然会来到你的身边，如郊游、听喜欢的歌曲、下棋、练书法、绘画等。

5. 及时调整心态　调整心态要学会通过自我观察、自我管理、自我调整、自我监督，做到自己做自己的主人。通常，调整心态有以下四个步骤：

（1）是什么：确定是哪种类型的挫折引发的挫折感。

（2）为什么：从主客观两方面分析导致这种或几种挫折的原因。

（3）怎么办：采取合理有效的应对挫折策略。

（4）怎么样：监督、巩固心理调适的成效。

6. 发展积极的自我防御机制　事实上，大学生一遭受挫折，往往会产生有关表现，以解脱挫折对自己带来的心理烦恼，减轻内心的冲突与不安。这种自我意识的防御作用称为自我防御。自我防御机制是一种相当普遍的心理现象，有积极与消极的类型之分。如有的人形成了消极的自我防御机制，有的人则发展为积极的自我防御机制。我们应教育、引导学生发展积极的心理防御机制，增强对挫折的承受力、免疫力和化解力，逐步形成健康的人格个性和特征。

第五节　大学生的性心理与性道德

一、大学生的性心理

（一）性心理概念和性心理健康

1. 性心理概念　性字的结构可以理解为"心"和"生"，组合为"用心去生活"，即性就是用心生活的表达。人的一生都与性有关，都要用心才能幸福。性心理是研究在人的一生中，在有两性活动情境下如何产生性意识、性爱欲望、性感觉、性兴趣、性想象、性情感和性行为等心理知识的科学。大学生性心理是指大学生对自己的生理性别的认同与接纳，具有与生物性别一致的社会角色行为，能正确认识和处理自己性行为带来的后果，并有社会责任感的心理特征。

2. 性心理健康　WHO对性心理健康定义为：通过丰富和完善人格、人际交往和爱情方式，达到性行为在肉体、感情、理智和社会诸方面的圆满和协调。性心理健康的标准为：

（1）个人的身心应有所属，有较明确的反差。如果阴阳莫辨，就难以实施健全的性行为与获得美满的爱情。

（2）个人有良好的性适应，包括自我性适应与异性性适应，即对自己的性征、性欲能够接纳，与异性能很好相处。

（3）对待两性一视同仁，不会人为地制造分裂、歧视或偏见。对一切与科学相悖的性愚昧、性偏见及种种谬误有清醒的认识和理解，并追求性文明。

（4）能自然地、高质量地享受性生活。

（二）大学生常见的性心理障碍

性心理障碍是指当事人性爱对象或满足性欲的方式与正常人不同的一种心理障碍。正常的性活动是在成熟的异性之间，以阴茎和阴道为性交主体的行为。凡是性欲不指向异性，或者不采取上述性欲满足方式或情节荒唐者，均属于性心理障碍。性心理障碍的特点为：一是满足性欲的行为是除两性自愿性交行为以外的其他方式，不以生殖为目的，也不通过两性之间的生殖器进行，是违反社会习俗的；二是性变态行为，是一种习惯性行为，偶尔几次的异常行为，不能认为是性变态；三是性变态，是一种性癖好异常行为，个人乐此不疲，刻意追求。大学生常有以下性心理障碍：

1. 同性恋　同性恋是一种对同性产生性爱的思想和情感，并以同性为满足性欲对象的性心理障碍。同性恋可分为男性同性恋和女性同性恋。男性同性恋中被动型的一方往往是真正的同性恋者，另一方可能是同性恋者，也可能是出于暂时的感情联系或性欲较强的健康人。女性同性恋中主动型的一方往往是真正的同性恋者，另一方可能是同性恋者，也可能是正常人。一般来说，女性同性恋比男性同性恋持续的时间更长，甚至可持续到中年以后。同性恋者在失去同性恋关系或被人知晓面对社会压力时，会产生严重的焦虑或抑郁反应；即使是维持同性恋关系并无他人知晓，同样也会背着沉重的精神包袱而苦恼万分。个别的同性恋者由于不堪忍受精神折磨而自杀。

2. 恋物癖　恋物癖是一种通过与异性穿戴或佩戴的服饰或与异性非性感部位相接触，并以此作为偏爱方式或唯一方式而引起性兴奋和达到性满足的性心理障碍。恋物癖常起始于青春发育期，几乎都是男性。他们通过抚弄、嗅、咬某些异性的物品而获得性的满足。这些物品大多直接接触异性体表或明显与性有关，如乳罩、短裤、月经带、内衣、头巾、丝袜、发夹、别针等。有时也可把正常的性行为置于次要地位或不顾，而把异性身上非性感部位作为性活动对象以引起性兴奋和达到性满足。所谓非性感部位是指平时一般不会引起性联想的部位，如脚、头发等。恋物癖者大多数性功能低下，对性生活胆怯。他们为了获得异性物品，不惜采取偷盗手段，以致触犯刑律，遭到逮捕或惩罚，但过后又会重犯。恋物癖者在玩弄这些异性物品时，常常自慰。

3. 异性装扮癖　异性装扮癖（或称异装癖）是一种通过穿戴与佩戴异性服饰而引起性兴奋和达到性满足的性心理障碍。它可以是同性恋者恋物癖的一种表现，也可能是异性装扮癖者穿着异性服装，而暂时体验异性的感受。一般，异性装扮癖者从青春发育期开始主动穿戴异性服饰。其主要表现为：最初偷偷穿戴异性的内衣裤，如男性戴胸罩、穿连裤袜等，外套仍为符合自己性别的服装；之后穿戴的异性服装逐渐增多，以至全身上下、内外都是异性服装；最后在公共场所也穿戴异性服装并佩戴异性饰物。穿戴异性服饰时有明显性兴奋感。大多数异性装扮癖者是男性，其中大多数都是异性恋者。但如果是女性，则几乎都是女同性恋者。

4. 裸露癖　裸露癖是以显露自己的生殖器而求得性欲满足为特征的性心理障碍。裸露癖大多数是男性。裸露癖者常出没于昏暗的街道角落、厕所附近、公园僻静处或田野小径上，每当遇到女性时，则迅速显露其生殖器，或进行手淫，从对方的惊叫或厌恶反应中获得性满足，通常无进一步的侵犯行为。由于这种行为对社会风尚造成危害，常常受到严厉惩罚。裸露癖者事后并不自责，只有极少数人产生后悔感。

二、大学生的性道德

性道德是调整两性之间性行为以及与社会之间关系的行为规范总和。在社会生活中，人与人之间必然要发生各种各样复杂关系，其中就包括两性关系。为了维持社会秩序的稳定和保证社会生活的正常进行，一定的社会或阶级需要经常调整人们之间的性关系，用相应的规范来约束人们的性行为。性道德就是这种行为规范之一。

（一）性道德基本原则

性道德基本原则是对人们性意识、性行为最基本、最概括的要求，是调整男女两性利益关系的根本出发点与准则，贯穿于性道德体系的各种一般原则之中。

1. **男女经济地位平等** 经济地位平等包括社会经济地位和家庭经济地位两个方面。社会经济地位中的男女平等首先表现在男女就业机会平等。其次，男女在经济报酬上，应该同工同酬，按劳分配，公正分配，不能有经济收入上的性别歧视。

2. **男女政治地位平等** 男女政治地位的平等包括社会和家庭两方面。社会政治地位中的男女平等主要表现为：无论男女都应享有宪法赋予的平等的公民权利；男女在参政议政方面具有平等的机会；男女在政治生活和职业领域中均有选举权和被选举权等。

3. **夫妻性生活中男女平等** 性关系是夫妻关系的显著特征，也是爱情能否和谐发展的生理和心理基础。男女平等的性伦理道德基本原则也应该贯彻到夫妻性生活中。其具体表现为：一是夫妻双方要共同学习性科学、性知识，了解性生活规律，积累性生活经验，以科学文明健康的态度对待夫妻性生活；二是男女平等、相互尊重，坚持性生活中权利义务平等的原则。

4. **夫妻家务劳动的平等** 家务劳动是一种复杂繁琐、艰苦细致的劳动，更是一项费时、费力但居家过日子必不可少的工作。夫妻双方应该共同承担家务劳动，合理分担家务负担，处理好家务劳动与职业劳动的关系，并在双方接受的情况下照顾对方职业活动的特点，自觉主动地做好家务劳动。

（二）性道德一般原则

性道德一般原则是指人类所形成的调整两性关系的一般性道德准则。它是低于性道德基本原则的又一等次原则。

1. **自愿原则** 自愿原则是指在婚姻基础上自愿进行两性关系的原则。自愿原则的重要意义在于：一是如果没有恋爱和婚姻关系，双方违反自愿原则，就构成了强奸行为；二是包办婚姻、买卖婚姻产生的性行为违反了自愿原则，即使经自由恋爱结成的夫妻，如果妻子不愿性交，丈夫加以强迫，也是违反性道德的"婚内强奸"，这在一些国家属于犯罪行为。自愿原则应有一定的范畴。目前，一些青年男女受"性解放"、"性自由"思潮的影响，未婚即随便进行性交，虽是"自愿"，却违反了性道德原则。

2. **私事原则** 私事是指男女选择配偶的自主性。结婚、离婚的自主性使得两性的结合或分离成为只与双方当事人自己有关的私事，他人或社会无权干涉、指责。两性的性爱关系是一对男女之间最亲密的肉体和精神的结合，是两个人自己追求与享受的天地。这个狭小的天地只容两个人，具有自己特殊的"方言"。爱恋的公式、炽热感情的流露与表达不仅具有个性，而且含蓄，不容许他人共享，属于两个人拥有。

3. **无伤原则** "无伤"主要指两人之间的性行为不会伤害其他人的幸福、后代的健康和社会的安定发展。另外，要讲究性卫生，使性交行为不会损害自己或对方的身心健康。"无伤"原则是一个保持性行为的道德准则。婚外性行为，某人与"第三者"的"爱情"尽管符合"自愿"原则，但违背了"无伤"原则，伤害了自己的妻子或丈夫，伤害了孩子，给社会安定团结带来了不良影响。至于其他的婚外性行为，更是与"无伤"原则背道而驰。婚前性行为虽然符合"自愿"原则，也无所谓伤害他人，但如果形成风气，无疑是对社会的一大危害。同时，这样的青年男女由于经常处在兴奋、紧张、担忧、沮丧等心理交替中，直接危害了自身的身心健康，加上未婚先孕，对自己、对孩子都是极大的危害。

4. 性爱原则　性爱原则是指在婚姻基础上，性欲和爱情结合的原则。男女之间既要有婚姻形式，又要有性爱内容。只有性爱才能维持婚姻的持续和美满。当前，人们更加重视性行为中的性爱原则，最终可能超越婚姻原则，成为判断性行为是否合乎伦理道德标准的依据。也就是说，性爱应成为性行为的基础，没有性爱的婚姻应解体。对于旧的性爱消失或新的感情产生而想离婚和重新结婚的人，社会不应笼统地指责为不道德行为。

5. 婚姻缔结原则　婚姻缔结是指两个异性在自愿与无伤的基础上产生爱情，并经过法律程序予以认可的婚姻。这种婚姻符合道德原则。《圣经》上有句名言："性交只有在结婚的床上才是合乎道德的。"说明人对两性生活的追求，只有通过婚姻途径去实现和得到满足，而不是其他。因此，性行为是婚姻的目的，婚姻是性行为的前提、手段和过程，是满足性生活最普遍、最规范化的方式。但目前婚姻对性行为的约束力有弱化倾向，现代青年人逐渐不再把婚姻看得那么重要，所以婚前及婚外性关系逐渐增多，显然，这些行为是不符合婚姻缔结原则的。

6. 生育原则　人类性行为的基本功能之一是生育，完成人类自身的再生产，使种族得以绵延不断。所以，生育是性行为的一个基本准则，得到社会的公认。但就生育原则而言，早生多生，无限制地生育是不可取的。生育不但是生的问题，而且还有养育的问题。因此，生育务必考虑自然和社会的承受能力，过多生育，不利于养育，会直接影响人类自身的素质。社会应根据需要限制或鼓励生育。就现阶段而言，"控制人口数量，提高人口素质"势在必行。承担培育下一代的责任也是生育原则的重要内容，只生不育的弃婴、溺婴行为是不道德的违法行为。

7. 性禁忌原则　人类对性关系进行自我控制和自我约束的性道德标准，又称性禁忌。它在本质上表现为对某些性关系的禁止和否定。性禁忌是随人们对自身性活动的认识而逐渐发展起来的，其合理成分被纳入法律，如在婚姻法和刑法之中。性禁忌和性法律的目的在于保护妇女的性自由选择权利；保护社会全体成员均等地享有性权利；维护社会秩序和公共安全，对不法性行为加以惩罚；禁止会对后代乃至民族健康带来不良后果的婚姻。我国社会的性伦理道德所主张的禁忌与我国婚姻法所规定的禁止结婚条件是一致的；即包括禁止结婚的血亲关系和禁止结婚的疾病两个方面。每个社会成员都应严格遵守性禁忌和法律对结婚条件的规定，选择正确的性对象。

（三）性道德规范

发展、深化恋爱关系必须遵守恋爱和爱情生活中的道德规范。这种道德规范是调整恋爱双方的利益关系，指导双方思想、感情、言行的准则。归纳起来主要有五个方面的要求：①必须保持爱情的纯洁性；②尊重对方感情，恋爱自主自愿；③态度认真严肃，感情忠贞专一；④高尚的情趣和健康的交往；⑤避免婚前性行为。

（四）性道德教育和调节手段

1. 性道德教育

（1）性责任教育：包括性的社会规范教育和性的权利义务关系教育。即让大学生树立正确的性价值观，明确任何行为包括性行为都具有社会性，它不仅影响个人，也影响异性、家庭和社会。所以，为符合社会的要求，必须用社会道德规范来约束自己的性行为。并使大学生明确对自己、对他人、对社会的责任和义务，懂得男女之间的性关系总是与应尽的义务联系在一起，从而树立健康的性道德自我意识，学会调节和控制自己的情感和性行为。

（2）贞操观教育：在否定封建社会贞操观的同时，要强调社会主义贞操观。应明确告诉大学生，贞操观体现了人类的羞耻感、自尊心，性忠诚是我们共同的责任，男性、女性都应该讲贞操。强调自尊自爱是人格的重要组成部分，教育大学生慎重对待性问题，避免婚前性行为，切不可因一时冲动，影响自己一生的幸福。

（3）人格教育：人格教育是性道德教育的重点，其目的是培养大学生的人格力量，使其在生理、心理、人际关系和婚姻上保持平衡。以人格为基础的性教育对大学生的心理、情感、道德、人际关系以及其他方面都有强劲的约束力。

2. 性道德调节　性道德之所以能够在人类社会中较为稳定地按一定规范延续，是因为人类具有各种生理、心理情感错综复杂的调节手段。作为性道德的调节手段，就是在道德修养中，必须树立羞耻感、义务感、责任感、良心感、道德感和贞洁感，以保障恋爱、婚姻幸福美满。

第六节　大学生心理健康促进与干预

一、大学生心理健康教育内容

针对大学生目前普遍存在的心理问题，大学生心理健康教育的重点应包括以下内容：

1. 认知发展教育　认知能力包括认识自我、他人及一切事物的能力。大学阶段是大学生从青年走向成年的重要时期，也是大学生的认识能力发展和完善的重要阶段。正确认知自我和他人，是大学生正确评价自己，学会与人相处，更好地发展自己的重要前提。在现实生活中，许多大学生因为认知发展的偏差，存在理想与现实的矛盾，表现为情绪大起大落，面对挫折产生自卑、颓丧感、性格多疑、偏执等。因此，应培养大学生正确的认知能力，学会正确对待、评价自己和他人，妥善处理理想我与现实我、我与他人、我与社会之间的关系，确立一种健康良好的自我形象。通过认知发展教育使大学生能客观了解自己，正确认识自己的能力、性格和优点，比较恰当、客观地评价自己，不对自己提出过高要求，并努力完善自我，创造自己人生应有的价值。

2. 情绪管理教育　情绪是健全心理不可缺少的重要内容，也是认识和洞察大学生内心世界的窗口。良好情绪能激发大学生的学习、工作和生活热情，使其个性向全面和谐、健康的方向发展。如果一位大学生长期被不良情绪所困扰，其生活很容易遭受打击或损伤，进而影响他的身心健康。通过对情绪管理与调节基本知识的学习，可帮助大学生掌握自我情绪管理的方法与技巧，主动调节自我情绪，做情绪的主人。情绪管理教育可使大学生了解人的情绪正常标准，熟悉自身情绪变化的特点，通过有效的调控手段，使自己经常保持乐观、积极的心态，形成适度的情绪反应能力和较强的抗挫折能力，努力避免忧伤、苦闷、急躁等消极情绪对大学生心理健康的负面影响。

3. **健全人格教育** 人格是伴随着人的一生不断成长的心理品质。人格成熟意味着个体心理的成熟，人格魅力展示着个体心灵的完善。大学生通过学习健康人格的理论与特征，认知自我人格的构成、成功者应具备的人格素质及影响人格发展的主要因素等，把握自己心理活动的规律和个性特点，主动对自我人格进行优化与完善。培养自己的健全人格，提高自我调节和决断能力，主动持之以恒，克服困难。在为实现预定目标的行动中表现出较高的自觉性、果断性、顽强性，使健全人格对自己的学习生活产生积极的影响。

4. **学习心理教育** 学习是大学生活的主旋律，学会学习，主动觅取知识，提高自己的学习能力，是大学生在学习中应培养的特殊能力。实际上，目前大学生在学习动机、学习方法、学习习惯等方面均存在一些问题，这些问题都与大学生的学习心理有关。通过对学习心理的学习，可使大学生掌握学习心理学的基本知识，认清自己的学习误区，树立全新的学习理念，主动改正不良的学习习惯，掌握正确的学习方法，逐步增强终生学习能力。同时，注重培养大学生的创造性思维和创新能力，努力提高他们勤奋学习、创新进取的积极性，为他们的健康成长提供动力和保障。

5. **人际交往教育** 大学生在人际关系方面的困惑是引起不良心理的重要原因之一。学习人际交往基本理论，掌握人际交往方法与技巧，端正人际交往动机，确立健康的人际交往观，是大学生发展自我、培养与他人沟通合作的重要途径。同时，在学习过程中，要结合大学生交往的特点和实际，有针对性地加强大学生交往心理和交往行为训练，使他们在人际交往中克服不良的交往心态，掌握良好的沟通技能，在集体中积极、愉快地生活。同时，通过人际交往教育，使大学生始终有强烈的交际愿望，保持主动的交往态度，能积极与人进行有效和谐的沟通，在交际中乐意接受对方的信息，懂得换位思考，尊重他人，接受对方，对人宽容、友善、信任，能和周围的人愉快、友好地相处。愿意与他人合作，构建和谐的人际关系。

6. **恋爱与性心理教育** 恋爱与性心理伴随着每一个人，深刻影响着一个人的健康、幸福和人格完善。在大学生中进行健康恋爱心理和性行为教育，培养大学生树立健康爱情观，有助于大学生正确理解爱的含义，培养爱的能力，正确对待两性交往，处理好恋爱与学业、恋爱与友谊、恋爱与道德等要素的关系，使大学生保持健康的身心发展，能科学认识和客观评价恋爱本质、择偶原则与标准、性行为与性道德等问题。

7. **择业心理与职业规划教育** 大学毕业时能在竞争中求得一份理想职业，并能在未来的职业生涯中有所成就，是每个大学生的强烈梦想与殷切期待。因此，通过择业心理教育，使大学生了解社会发展趋势及其对人才的实际需求，指导他们合理分析自己的爱好、兴趣、特长，掌握自己的个性特征与综合素质，从而增强自主择业的能力；在自我剖析的基础上，认真规划与设计自己的职业生涯，努力优化、完善自身的心理素质；并积极挖掘潜力，调整择业期望，合理规划，主动竞争，充分发挥自己的优势，在未来的职业生涯中实现自己的人生价值。

8. **心理疾患的预防与调适教育** 在确立科学健康观的基础上，对大学生进行心理疾患的预防与调适教育，使他们学习心理障碍的类型、主要表现、特征以及鉴别不良心理状况的知识，了解不良心理状况的影响因素，从而提高对维护心理健康重要性的认识。同时评介预防心理疾患和增进心理健康的途径，增强大学生身心健康的调控能力，帮助他们利用心理咨询机构和有效心理健康保健方法，积极维护自己的心理健康。

二、大学生心理健康促进与干预的基本原则

1. 主体性原则

(1) 自我认知：自我认知是指认识自己的优点、不足和情绪变化，从而增强自我理解和心理领悟能力。

(2) 自我管理：控制自己的情绪，使之适时、适地、适度。

(3) 自我激励：能集中注意力，进行自我激励和自我把握，自觉发挥创新作用。

(4) 认识他人：认识他人是最基本的人际关系能力，它具体是指通过换位思考了解他人的情绪和感受，进而明白他人所处的环境和所表现的行为，这是在情绪自我认知的基础上发展起来的能力。

(5) 处理人际关系：人际关系艺术是调控自己与他人的技巧，人际关系能力可以强化一个人受社会的欢迎程度、人际互动的效能等。处理好人际关系可以帮助大学生更好地发展，因而是当代大学生必须掌握的一项重要能力。

2. 系统性原则　系统性原则是指从整体角度考虑大学生心理健康教育问题。由于大学生的心理健康受多种因素影响。故应既考虑大学生的自身情况，又考虑教师和社会环境等因素的影响。大学生心理健康教育的效率取决于学生、教师、社会环境（家庭、学校、社会风气）等方面的要素。因此，应按系统性原则的要求，有计划、有步骤地开展大学生心理健康教育。

3. 集体性原则　班集体是学校组织中最基本的学生集体，应该让班集体在大学生心理健康教育中发挥如下作用：

(1) 培养学生对班集体的热爱、向往情感：辅导员与班干部要善于利用每次校内外的集体活动，让每名学生融入到活动之中，以激发他们对班集体的热爱、向往之情。

(2) 培育良好的集体环境：辅导员要重视班干部的挑选与培养，使他们成为一个先进集体的核心。通常，具有优秀品质的班干部发挥带头作用，会对其他同学产生强大的心理影响作用。这样，有利于学生在班集体中形成自信自强、不懈进取的良好心态。

(3) 培养正确的竞争与合作意识：在当今日新月异、飞速发展的信息社会里，现实需要的是在竞争中合作，合作中竞争。一个优秀的班集体应培养每名学生既有竞争意识、又有合作精神。由于班集体内部的竞争时时存在，教师要引导学生在积极的舆论和压力下开展公平竞争，这样有利于增强集体荣誉感。通过集体的成功进取，增强个人的竞争意识。

(4) 帮助学生形成良好的同辈伙伴关系：帮助大学生之间形成亲密和谐的同辈伙伴关系，是学生工作建设的重要任务。交往是人的基本心理需求，尤其是大学生，他们害怕孤独或被排斥，有强烈的交往动机。为此，辅导员或班主任要及时通过正确引导，帮助他们了解、认识每个人的个体差异性，在交往沟通中互让互谅，努力克服个性弱点。对那些交往困难、社会工作很少的学生，要给他们适当的机会和职务为班集体服务，促使他们走出自我，与同学、老师多接触，建立和增强自信心和自强意识。

4. 发展性原则　应以发展的眼光来看待大学生心理问题，教育活动必须立足于促进学生的心理发展，而不能只限于预防心理疾病的发生，要针对不同年级、不同年龄学生的具体问题，开展有指向性、有目的性的心理健康教育工作。通过具体、生动的教育途径、方法和手段，不断提高大学生的心理素质和心理健康水平，促进大学生自我教育、自我发展，积极开发他们的自身潜能，适时发挥其自身特质，成为具有创新能力的适宜人才，以满足社会发展的人才需求。

5. 平等性原则 平等性原则是指在心理健康教育过程中，教育大学生保持人格上的平等、情感上的相容，创造与他人无拘无束、轻松交流的气氛，形成人与人之间最佳的"心理场"。要设法摆脱和改变自己和他人沟通、互动的被动格局，有意识地主动创造恰当条件、机会或场合，增进自己和老师、同学之间的接触与了解，促进双方的认识和感情，建立良好的双向沟通渠道。在学校或集体中，应建立良好的校风校纪，让学生感受科学的魅力；在班集体学习和活动中，应营造平等、宽容和谐的气氛，尊重每一个学生，切实为他们的成才、幸福和平安着想。

6. 严肃性原则 心理健康教育是一项严肃的育人工作，涉及学生的切身利益，关系学生身心发展的方向与质量。为了确保这种教育的严肃性，高校应明确区分心理健康教育专职教师与兼职教师在实施心理健康教育中的职责和任务。要求专职教师在宏观上协助校领导制订学校心理健康教育规划和实施方案，参与学校心理健康教育管理，指导、改进学校的心理健康教育工作，积极帮助有关教师按照心理健康教育要求设计和优化教学工作，直接为需要特殊指导的学生提供专业服务。兼职教师应树立心理健康教育理念，把心理健康教育渗透到日常教学工作和各项活动之中，不断改善师生关系，努力营造尊重、平等的人际氛围，用良好的教态和教法来提高心理健康教育质量。

三、大学生心理健康促进与干预措施

1. 转变思想观念，将心理健康教育和德育教育有机结合 确立一种全新的大学生心理健康教育理念，从全局出发，把心理健康教育作为高等学校德育的重要组成部分，加大心理健康教育工作的硬、软件投入；结合学科特点，对学生的发展心理能力、尤其是认知能力进行培养和训练，积极运用心理学教育方法教育、引导学生。在加强大学生心理健康教育的同时，必须正确认识德育教育与心理健康教育的关系，明确高校开展心理健康教育，不是替代德育工作，而是将两者有机结合，取长补短，相互配合，使两种教育更有成效。德育教育应真正将学生心理品质培养作为应有的目标和内容之一，把心理教育的相关内容作为德育工作目标和内容合理的扩展与延伸，使德育在关注社会对个人的政治、思想、行为规范方面要求的同时，更加重视学生最基本的心理需求，充分尊重学生在品德形成中的主体地位，为有效实施德育教育提供良好的心理背景。

2. 理性情绪行为疗法 理性情绪行为疗法将哲学和认知情绪、行为策略结合在一起，改变大学生的短期或长期的情绪与行为。大学生处于人生最活跃、最丰富的多彩时期，也处于心理断乳的关键期。在这一过程中，各种矛盾冲突交织一起，加上社会转型与变革的时代背景，使得较多大学生患有复杂多样的心理障碍，其比例呈逐年上涨趋势。前苏联生理学家、诺贝尔奖获得者巴甫洛夫说："愉快可以使你对生命的每一跳动，对于生活的每一印象易于感受，不论躯体和精神上的愉悦都是如此，可使身体发展、健康。"显而易见，情绪与大学生生理发展，潜能开发，人格塑造、学习、工作效率提高等因素关系密切。面对生活中的挫折、烦恼，有必要进行情绪干预。通过情绪干预使大学生意识到非理性信念的错误，尽可能消除不合理信念给他们情绪带来的不良影响。从而改变认知，帮助他们减少或消除已有的情绪障碍，重建价值观，促进自我调节，调整不良情绪和行为，克服心理障碍，不断促进心身健康。

3. 进行强化适应训练，加强挫折教育 大学生只有学会了心理挫折的自我调适，才能够及时摆脱不良情绪的困扰，恢复心理平衡，更好地适应环境。挫折的自我调适可通过以下途径进行：

（1）树立自信乐观的人生观：生活中挫折无处不在，逆境无时不有，当大学生在学习、生活、工作中遇到挫折时，就要敢于正视现实，不逃避，不畏惧，认真总结失败的经验教训；学会心怀坦荡，情绪乐观，做到失败不失志；要更加坚定信心、乐观向上、自强不息、顽强拼搏，最终战胜挫折争取成功。

（2）调整认知结构，完善自我意识：学会成功地把握自我、积极地悦纳自我、有效地支持自我是健全自我意识的有效方法。所谓"天下本无事，庸人自扰之"。如能主动调整自己的看法和态度，就可调整自己的情绪，变阴霾为晴朗，进而获得心理平衡，淡化不良情绪带来的负面影响。

（3）转移注意力，学会疏导情绪：在遭受挫折时，大学生应暂时避开挫折情境，将注意力从引起消极情绪反应的刺激转移到其他活动上来，以缓解心理压力。同时，及时疏导挫折情绪，避免不利影响。大学生要学会适当地表达情感，善于借助他人的宽慰与劝导，排解负性情绪，减轻精神上的痛苦。如向信任的朋友倾诉、写日记、听音乐、看电影等，以助于宣泄情绪，淡化内心冲突，平衡心理。

（4）学会自我调控，做情绪的主人：要善于控制个人的不良情绪，维持心理平衡，喜而不狂，悲而不伤，能有效解脱不良情绪，保持愉快的心理体验，学会进行积极的心理防卫。

（5）纠正大学生对挫折的错误认识：大学生对挫折的不正确认识主要表现在三个方面：①认为挫折不应发生在自己身上，一旦遇到挫折就会出现不良的行为表现；②以某方面的挫折来否定整个自我；③把某一次挫折的后果想象得非常可怕，对挫折缺乏正确的认识。因此，提高大学生对挫折的正确认识是增强大学生挫折耐受能力的关键，应具体做到：①善于从不同角度看待面临的挫折。②以积极的态度冷静地分析、查找挫折的主、客观原因，努力找准挫折原因的形成症结，结合本人实际，采取对因整改的干预措施，合理有效地改变挫折情境，达到提高认识，总结经验，树立信心，奋发进取的整改目的。

（6）用榜样激励自己：榜样的激励作用是巨大的。因此，无论是家庭还是学校，都应要求大学生把伟大人物、时代英雄和劳动模范等作为学习楷模，以培养自己的意志品质和职业素质，不断激励、督促自己成长与进步。尤其要教育大学生学会承受日常生活中遇到的挫折，鼓励他们从挫折和失败中汲取经验教训，增强克服困难的信心，而且要通过提供适度的挫折情境，采取恰当的方法，有针对性地锻炼大学生的挫折承受能力。

4. 课程配套设置　应根据不同年级大学生的心理需求设计课程内容，客观针对他们各自的身心特点，开展各种适当的心理健康教育，着重培养学生心理素质，发展学生相关能力。一般认为：大学一年级心理健康教育应侧重于大学生如何转变角色，建立和谐人际关系，更好地适应大学生活等内容；大学二年级心理健康教育应侧重于大学生怎样正确认识自己与他人，努力塑造自我，培养自我调控能力等内容；大学三年级心理健康教育应侧重于大学生的情感教育，如何使性与爱、情绪与情感等因素协调等内容；大学四年级（或五年级）心理健康教育重点应是大学生择业心理指导，如何适应社会，承担职业角色和缓解压力等内容。

5. 建立"学校-家庭-社会"互助支持体系　在改善大学生心理健康状况的过程中，努力构建"学校-家庭-社会"互助支持体系，营造良好的校园氛围，促进学生的心理健康；大学阶段的家庭教育是前期各阶段家庭教育的延续，这个阶段的家庭教育以非智力因素教育为主，教育内容应配合学校和社会推行综合素质培养。它要求父母向孩子学习，成为孩子心声的忠实倾听者，并能与孩子进行顺利沟通；全社会重视心理健康工作是提高大学生心理健康水平的基本前提和必要条件。因为只有全社会的共同努力，才能有效改善大学生心理健康状况。为此，应重点做到：一是要力争获得国家和政府的财政支持；二是针对大学生就业、升学的典型心理问题，通过社会采取相应的措施加以调控，为大学生提供更多的就业和升学机会；三是广泛调动社会力量，开展心理健康知识宣传，增强大学生心理保健意识等。

6. 健康人格教育　对大学生实行健康人格教育，培养大学生具有能适应现代社会需要的健康人格，应努力达到以下要求：

(1) 健康心理居支配地位，形成乐观的人生态度，具有开阔的胸怀、高尚的精神境界、良好的理性思维能力、较强的环境与生态意识以及平稳和谐的心态。

(2) 以满足自我实现需求为主题，树立起远大的崇高理想，具有强烈的成就感和事业心，能在创业拼搏、进取中，逐步实现自己的人生价值，为社会作出应有的贡献。

(3) 具有正确的世界观、人生观和价值观，坚持合理的认知标准，对生命、幸福和健康有科学的理解，能自觉地热爱生命、正视生命和尊重生命。

(4) 法律、道德意识较强，有社会良心，尊重、维护正义、公正、自由、民主和法制等，把幸福与道德有机统一起来，能从奉献中体验快乐与幸福。

(5) 掌握广博、丰富、扎实的知识和技能，形成视野广、辐射强、融合深、可更新、易变通等特色的开放式知识结构；掌握一专多能、娴熟规范的职业技能；养成观察敏锐、分析透细、推理严谨、符合逻辑的理性思维方法，对事物发展具有良好的预见性。

(6) 具备高尚的道德情操和良好的工作效能，有很强的适应能力。尊重他人，为人宽容，人际关系和谐，深受他人尊重和爱戴。

小结

　　本章的教学重点是大学生健康教育的主要问题、大学生健康情绪标准和情绪调节方法以及大学生心理健康促进与干预的基本原则和措施。教学难点是大学生挫折心理的行为表现和矫正以及对大学生常见性心理障碍的认知与处理。

思考题

1. 目前，大学生中普遍存在哪些心理健康问题？
2. 简述大学生心理健康标准。
3. 简述大学生健康情绪的标准。情绪调节的方法有哪些？
4. 如何矫正大学生的挫折心理？
5. 简述大学生性心理健康的标准和性道德原则。
6. 如何正确认知与处理大学生常见的性心理障碍。
7. 怎样对大学生进行心理健康促进与干预？
8. 联系学校实际，谈谈如何开展大学生的健康人格教育？

(益阳医学高等专科学校　周德华)

第七章 初级卫生保健与社区卫生服务

> **学习目标**
> 1. 掌握初级卫生保健的概念、初级卫生保健基本内容与任务、初级卫生保健的实施与评价;社区卫生服务的概念与特征、社区卫生服务基本内容与任务、社区卫生服务的实施与评价、社区卫生服务管理。
> 2. 熟悉全科医学的概念与特点、全科医学主要内容与方法;全科医生的概念与特点、全科医生能力要求与培养途径。
> 3. 了解全球卫生保健策略;中国卫生事业发展策略。

第一节 卫生保健策略概述

一、全球卫生保健策略

(一) 2000 年人人享有卫生保健

WHO 的宗旨是使全世界人民达到尽可能高的健康水平,并在其宪章中宣告:"享受最高标准的健康是每个人的基本权利之一"。1977 年,在第 30 届世界卫生大会上,WHO 确定各国政府和 WHO 的主要卫生目标应该是:到 2000 年使世界所有的人民在社会和经济方面达到生活得有成效的那种健康水平,提出了"2000 年人人健康"(Health for All by the Year 2000,HFA/2000)的全球策略。HFA 全球策略并不是指 2000 年时世界上每一个人全部疾病均能得到治疗,而是指人们将运用比当时更好的方法预防疾病,减轻不可避免疾病和伤残的痛苦,并且通过更好的途径进入成年和老年。

WHO 提出的"HFA/2000"的战略目标旨在改变卫生资源分配严重不公局面,缩小有卫生保健和无卫生保健的鸿沟,使人人享有卫生保健。目标的重点是针对发展中国家的人民人人能够得到最低限度的卫生保健服务。"人人健康"实际是指"人人享有卫生保健",因此,以后我国更确切地译为"2000 年人人享有卫生保健"。

(二) 21 世纪人人享有卫生保健

1. 21 世纪人人享有卫生保健的价值 人人享有卫生保健的战略目标旨在使人民在其一生中,有机会实现、保持最可能的健康水准。这一理想承认人类的同一性,因而有必要以普遍团结的精神来促进健康,减少不健康的痛苦。人人享有卫生保健有下列重要价值:

(1) 承认享有最大可能的健康水准是一项基本人权:健康是充分享有一切其他权利的前提,要确保全体人民能利用可持续发展的卫生系统,使之充分发挥其最高健康潜能。

(2) 伦理:伦理是人人享有卫生保健政策和实践的基础。应继续加强将伦理原则应用于卫生政策的制订、研究和提供服务之中,指导人人享有卫生保健计划的制订和实施。

(3) 公平:公平作为 21 世纪人人享有卫生保健的基础。要求消除个人之间及群体之间不公平和不合理的差别，实施强调团结的面向公平的政策和战略。

（4）性别观：对于卫生政策制定而言，一些政策制定不当往往会导致对妇女的歧视。因此，必须承认妇女与男子的同等需求，将性别观纳入卫生政策和策略，从而体现人人享有卫生保健的要求。

此外，作为21世纪人人享有卫生保健新的行动基础的一个重要方面，是加强人民和社区参与卫生政策和行动。这也是初级卫生保健的一个重要特点。

2. 21世纪人人享有卫生保健的总目标

（1）使全体人民增加期望寿命和提高生活质量。

（2）在国家之间和国家内部改进健康的公平程度。

（3）使全体人民利用可持续发展的卫生系统提供的服务。

3. 到2020年全球人人享有卫生保健的具体目标

（1）卫生成果方面

1）到2005年，将在国家内和国家间使用健康公平指数，并将该指数作为促进和监测健康公平的标准，来测定以儿童发育为基础的健康公平。

2）到2020年，将实现在世界会议上决定的孕产妇死亡率为100/10万、5岁以下儿童死亡率为45‰，所有国家期望寿命均在70岁以上的具体目标。

3）到2020年全世界疾病负担将极大减轻。将实现通过实施旨在扭转目前结核、艾滋病、疟疾、烟草相关疾病和暴力/损伤引起的发病率和残疾上升趋势的疾病控制规划。

4）到2010年恰加斯病的传播将被阻断，麻风将被消灭；到2020年麻疹将被根除，淋巴丝虫病和沙眼将被消灭。此外，维生素A和碘缺乏症在2020年前也将被消灭。

（2）关于部门间行动

1）到2020年所有国家将通过部门间行动，在提供安全饮用水，适当的环境卫生，数量充足和质量良好的食物和住房方面取得重大进展。

2）到2020年所有国家将通过管理、经济、教育、组织和以社区为基础的综合规划，采纳并积极管理和监测能巩固促进健康的生活方式或减少危害健康的生活方式的战略。

（3）卫生政策和系统

1）到2005年所有会员国将有制订、实施和监测与人人享有卫生保健政策相一致的各项具体政策的运行机制。

2）到2010年全体人民将在其整个一生获得由基本卫生职能支持的综合、基本、优质的卫生保健服务。

3）到2010年将建立起适宜的全球和国家卫生信息、监测和警报系统。

4）到2010年研究政策和体制的机制将在全球、区域和国家各级予以实施。

二、中国卫生事业发展策略

我国根据本国实际情况制订了中国卫生事业发展策略。

（一）中国卫生工作方针

我国卫生工作方针是根据国家宪法的基本要求，结合我国实际情况，总结卫生工作的历史经验和科学思想，逐步修订、完善制订的。在建国初期，卫生工作以为工农兵大众服务为宗旨，制定了卫生工作的四大方针：面向工农兵、预防为主、团结中西医、卫生工作与群众运动相结合。在这一方针的指导下，我国的卫生事业取得举世瞩目的伟大成就。进入社会主义市场经济新时期，卫生工作面临着改革和发展的许多问题。1996年，中共中央国务院召开了全国卫生工作大会，颁发了《中共中央、国务院关于卫生改革与发展的决定》（以下简称《决定》）。《决定》提出新时期的卫生工作方针是："以农村为重点，预防为主，中西医并重，依靠科技与教育，动员全社会参与，为人民健康服务，为社会主义现代化建设服务"。这个指导方针的核心是为人民健康服务，为社会主义现代化建设服务。这是党和政府对卫生事业改革和发展的基本要求，也是卫生工作必须坚持的正确方向，农村卫生、预防保健、发展中医药是我国卫生工作的战略重点。2009年，国家新医改方案出台，明确提出："深化医药卫生体制改革的总体目标是建立健全覆盖城乡居民的基本医疗卫生制度，为群众提供安全、有效、方便、价廉的医疗卫生服务。到2011年，基本医疗保障制度全面覆盖城乡居民，基本药物制度初步建立，城乡基层医疗卫生服务体系进一步健全，基本公共卫生服务得到普及，公立医院改革试点取得突破，明显提高基本医疗卫生服务可及性，有效减轻居民就医费用负担，切实缓解'看病难、看病贵'问题；到2020年，覆盖城乡居民的基本医疗卫生制度基本建立。普遍建立比较完善的公共卫生服务体系和医疗服务体系，比较健全的医疗保障体系，比较规范的药品供应保障体系，比较科学的医疗卫生机构管理体制和运行机制，形成多元办医格局，人人享有基本医疗卫生服务，基本适应人民群众多层次的医疗卫生需求，人民群众健康水平进一步提高。"从而，进一步为我国卫生事业的可持续发展指明了方向，确立了目标，凝聚了力量，有利于我们遵从导向，规范运作，稳步实现建设覆盖城乡居民的公共卫生服务体系、医疗服务体系、医疗保障体系、药品供应保障体系，形成四位一体的基本医疗卫生制度，提高广大人民群众健康水平的发展目标。

（二）中国卫生发展战略

从我国国情和社会经济发展实际出发，今后十几年，我国卫生发展基本战略为：以满足人们的健康需求为导向，以提高人民健康水平为中心，突出农村卫生、预防保健和中医药三个战略重点，按照公平与效率兼顾的原则，强化基本卫生服务和卫生监督管理工作，推行区域卫生规划，走以内涵发展为主、内涵与外延发展相结合的道路。

在卫生事业发展模式上，要从扩大规模为主转到提高卫生服务质量与效率为主。改革体制，调整结构，优化资源配置，建立与社会主义市场经济相适应的卫生服务运行机制，提高卫生服务综合效益。

在卫生事业重点选择上，要把农村作为卫生工作的长期战略重点。加强农村卫生工作，积极稳妥地发展和完善合作医疗制度，实现初级卫生保健规划目标。

在卫生服务力量发展上，把现代医学和传统医学放在同等重要的地位，坚持中西医并重，中西医结合，协调发展。要大力培养全科医生和学科带头人，不断提高卫生队伍素质，增强防病治病能力。

在卫生服务模式上，按照生物-心理-社会医学模式转变要求，改革卫生服务方式，面向人群、面向家庭，积极发展社区卫生服务，逐步形成功能合理、方便群众的卫生服务网络。

在区域卫生发展格局上，从各地区经济、社会文化发展不平衡的实际出发，强化行业管理和对基本卫生服务的调控，积极推动区域卫生规划，提高区域内卫生服务系统整体作用。鼓励经济、文化发达地区的城市率先进行卫生改革探索，同时，要积极采取多种措施，支持贫困地区卫生事业发展，普及基本卫生服务，努力缩小不同地区人群健康和卫生状况的差异。

在卫生发展的基本措施上，继续依靠科技与教育、改革政策、完善法制、增加投入和强化管理为基点，在确保重点的前提下，努力实现卫生事业各个领域的协调发展，实现卫生事业与经济、社会的协调发展。

第二节　初级卫生保健

一、初级卫生保健概述

"人人享有卫生保健"是全球性社会目标，并包含具体的目标与指标，但实现这个目标，则要通过实施初级卫生保健。初级卫生保健的提出意味着人们找到了实现上述目标的途径、策略、方法。全面、有效地实施初级卫生保健已成为实现这个目标的关键。

（一）概念

为了稳步实现"人人享有卫生保健"这一全球性卫生战略目标，WHO和联合国儿童基金会（UNICEF）于1978年在前苏联阿拉木图召开了国际初级卫生保健会议，这次会议发表了《阿拉木图宣言》（以下简称《宣言》）。《宣言》明确提出了推行初级卫生保健是实现HFA/2000目标的基本策略和基本途径。并在其中的第六条将初级卫生保健定义为：初级卫生保健（primaty health care，PHC）是一种基本的卫生保健，它依靠切实可行、学术可靠且又受社会欢迎的方法和技术；它能为广大群众普遍接受，并通过社区的个人和家庭积极参与而达到普及；其费用是国家和社区依靠自力更生能够负担的。初级卫生保健是国家卫生系统和社会经济发展的组成部分，是国家卫生系统的中心职能和主要环节，是个人、家庭和社区与国家卫生系统保持接触，使卫生保健尽可能接近于人民生活和工作场所，是完整的卫生保健过程的首要步骤。

由于各国在采纳PHC策略时，可根据本国的经济条件水平进行不同的表述。因此，我国对初级卫生保健的定义为："初级卫生保健指最基本的、人人都有能得到的、体现社会平等权利的、人民群众和政府都能负担得起的卫生保健服务。"这种服务是由国家主动提供的，要求个人及其家庭积极参与，所采用的方法与技术切实可行、方便可靠；它离群众最近、最方便、最容易得到、反应最迅速，群众最容易接受；其基本原则是：合理分配卫生资源、鼓励全社会（全社区）参与，以预防为主，采用适宜技术、综合利用各种社会资源。

1. 对初级卫生保健概念的理解要求　从以下几个方面进行分析，将更有利于全面理解初级卫生保健的真正含义：

（1）从居民角度来看，初级卫生保健是一种必不可少的、人人都能享有和充分参与的、费用能为国家和人民负担得起的卫生保健。

（2）从技术方法上看，是切实可行的、学术上可靠的、为社会和社区的个人、家庭所乐于接受的卫生保健。

（3）从卫生系统的角度看，初级卫生保健为全体居民提供最基本的卫生保健服务，是最基层的卫生保健组织，是卫生系统的核心部分，是卫生保健最基础的工作。

（4）从政府部门来看，初级卫生保健是各级政府的职责，是各级政府全心全意为人民服务、关心人民健康的重要体现，是各级政府组织有关部门和社会各界人士卫生保健的有效形式。

（5）从社会经济发展来看，初级卫生保健是社会经济发展的重要组成部分，是精神文明建设的重要内容。

剖析上述概念，可深刻认识到初级卫生保健是保证全人类获得较高健康水平的关键。它面向全社会，对任何人都平等，体现了社会的公正；它的规范开展改变了以往卫生保健的方向，通过面向社会与基层，为每个人和家庭服务，集中代表了广大人民的切身利益；它与经济社会发展相互促进，可有效提高人民的健康水平，促进社会经济可持续发展。

2. 对初级卫生保健概念的认识概括

（1）初级卫生保健的服务对象是全体居民，它使卫生保健服务最大限度地深入到人们工作和生活的场所。

（2）初级卫生保健的方法是经过实践检验的、有科学依据的、社会上能够接受的，其费用是个人和政府支付得起的方法与技术。

（3）初级卫生保健的承担者除了卫生部门外还包括政府及各个相关部门，并且将通过个人、家庭和社区的广泛参与才能实现。

（4）初级卫生保健工作的重点是预防疾病，增进健康，控制和消除一切危害人民健康的各种致病因素。

（5）初级卫生保健的目的是使全体人民公平地获得基本的卫生保健服务，从而促使社会成员达到与社会经济发展水平相适应的最高可能的健康水平。

（二）需要认知的基本问题

1. 初级卫生保健将促使卫生事业发生新的变革，使卫生资源的开发与利用都面向人人享有卫生保健的总目标。

2. 初级卫生保健并非仅指个人和社区与卫生系统接触的第一级的医疗预防保健服务，而是包含从第一级接触开始的一切级别的医疗预防保健服务。

3. 初级卫生保健既适用于发展中国家，又同样适用于发达国家。

4. 初级卫生保健的实施作为实现"2000年人人享有卫生保健"的关键并不只限于农村，还包括城市。

5. 初级卫生保健的八项内容只是开展初级卫生保健的最低限度的基本活动，但决不仅限于这些活动。

6. 初级卫生保健并非是低水平的卫生保健服务，旨在公平地分配和使用有限的资源，把卫生资源的投入转向解决大多数人的基本卫生问题。

7. 初级卫生保健强调最大限度利用有限的卫生资源，为广大人民提供尽可能好的卫生保健服务中，达到尽可能高的健康水平，即提高成本投入的效果和效率。

二、初级卫生保健基本内容与任务

（一）初级卫生保健的基本内容

根据《阿拉木图宣言》，初级卫生保健致力于解决居民中的主要卫生问题，主要包括四个方面活动：促进健康、预防疾病、治疗伤病、身心康复。

初级卫生保健的具体内容，可因不同的国家和居民团体而有所不同，但至少应包括以下八项：①增进必要的营养和供应充足的安全饮用水；②提供清洁的卫生环境；③开展妇幼保健和计划生育工作；④主要传染病的预防接种；⑤地方病的防治和控制；⑥普及健康教育；⑦常见病及外伤的有效处理；⑧提供基本的药物。

在1981年第34届世界卫生大会上，除了上述八项内容以外，又增加了"使用一切可能的方法，通过影响其生活方式，控制自然、社会、心理环境来防治非传染性疾病和促进精神卫生"一项内容。强调重视工业发展和生活方式的改变可能带来的职业性疾病、慢性病、外伤和肿瘤的预防及精神卫生等，这一切都应包括在初级卫生保健的内容里。近年来，国内各地在制订初级卫生保健的工作内容和评价指标时，也相应纳入了县、镇（乡）工业劳动卫生、精神卫生、老年卫生、口腔卫生、社区康复等相关指标。

（二）初级卫生保健的任务

1. 健康教育和健康促进　通过健康教育和各种政策、法规、组织等环境的支持，促使人们自觉地采纳有益于健康的行为和生活方式，消除或减轻影响健康的危险因素，促进健康和提高生活质量。

2. 疾病预防和保健服务　疾病预防是指采取积极有效的措施，预防各种疾病的发生、发展和流行。包括公共卫生服务、健康检查、计划免疫接种、传染病防治、慢性病管理、创建卫生城市（镇）等。保健服务是指以优生优育、提高人口素质和提高生活质量为目标，对妇女儿童和老年人保健系统进行管理和分类管理，并开展育龄妇女的计划生育宣传和技术指导等。

3. 基本治疗　以一级医院（或社区卫生服务中心）为中心，面向社区，通过设点、开设家庭病床、巡诊、转诊、会诊相结合，为社区居民提供及时有效的基本医疗服务。具体包括：治疗与护理急性病、连续治疗与护理慢性病、开展接生和产科小手术、常见的外科处理和小手术、合理的会诊和双向转诊、精神病护理、临终关怀等基本医疗服务。

4. 社区康复　对正常功能丧失或有功能缺陷的残疾者，采取医学和社会的综合措施，通过设立家庭病床或社区康复点，尽量恢复患者的功能，使他们重新获得生活、学习和参加社会活动的能力。

三、初级卫生保健的实施与评价

初级卫生保健计划的制订和组织实施方法，将根据社区的类型和规模及其组织形式而各不相同。制订社区初级卫生保健计划及实施的适宜办法，可依据当地政治活动、行政管理体系和社会活动方式来确定。在规划实施过程中，要考虑对管理和技术方面进行监督的方法，制订相应管理程序，使全体人民和卫生工作者都能了解和遵循。

（一）实施初级卫生保健的基本原则

1. 合理分配卫生资源　合理分配卫生资源是使全体人民都能有均等的机会享受基本医疗保健服务的保证。当前，除卫生投入不足外，卫生资源分配不合理是目前世界性的一个问题，它造成卫生资源不能得到有效利用，浪费与匮乏并存。因此，必须从卫生资源可得性的角度出发，通过医疗卫生保健制度的改革，减少和纠正卫生资源分配不公现象，体现卫生保健制度的公平性。

2. 社区参与　自20世纪60年代以来，人们认识到只有通过基层机构接触民众，医疗保健技术才能充分发挥作用。然而，要促使基层卫生保健的发展，绝不仅是将医疗机构简单地搬到社区，而是必须通过社区个人和家庭的积极参与，即社区参与（community involvement），才能保障各种预防、医疗和康复服务达到普及要求。此外，政府还必须对其居民的健康负责，社会各部门应协调一致，对当地卫生保健活动进行管理和评价，这样才能保证初级卫生保健的成功实施。

3. 预防为主　初级卫生保健的显著特征是预防服务。各国的实践表明，预防服务具有经济有效、受益面广的特点，它的规范实施有利于充分利用有限的卫生资源，提高全体人民的健康水平。

4. 适宜技术　适宜技术是指学术可靠、适合当地实际、使用方便、群众乐于接受且费用低廉的方法、技术和设备的总称。通常，适宜技术作为实施初级卫生保健的重要基础，是社区人群均等享受初级卫生保健服务的技术依托。因此，发展适宜技术应紧密联系当地的卫生现状、文化习俗和经济水平等实际问题，这样，才能达到事半功倍的效果。

5. 综合应用　卫生部门除了有效扩展医疗服务外，还必须与其他部门密切配合，相互支持，逐步帮助人们夯实健康基础，获得能满足个人生活中最基本和最低的生活需要，如营养、教育、安全饮用水供应和住房等生活条件，以实现改善社区卫生状况，提高当地人群健康水平的初级卫生保健目标。

（二）初级卫生保健的评价

为了保证初级卫生保健工作能按既定的规划实施、改进和完善，必须定期对初级卫生保健工作进行评价。要求初级卫生保健服务的提供者、接受者、卫生系统各级行政管理人员、技术人员都参加评价工作。评价的内容包括：

1. 检查所开展的活动是否与规划的指导思想相一致。
2. 分析所取得的进展。
3. 评价规划进展的效果。旨在通过比较所花费的精力（人力、时间、资金和卫生技术）与取得的效果，以提出有关依据来改进、完善规划的实施。
4. 评价规划是否有效。目的在于确定某些危害性因素减轻的程度或居民卫生状况改善的程度，以及包括对居民参与规划的程度和对规划满意程度的评价。
5. 评价影响。旨在评价规划对整个社会经济发展所起的作用。

第三节　社区卫生服务

一、社区卫生服务概述

（一）发展社区卫生服务的背景

随着社会、经济、技术的发展，卫生保健事业已进入综合保健时代。综合保健是指从全人群多维健康着眼，对人的生命周期采取从促进健康、预防保健、合理治疗到康复的全面保健措施，组织发动全社会支持和参与，以达到延长健康寿命、提高和维护人的生活质量的目标。要实现综合保健的目标，必须发展社区卫生服务。1996 年 12 月，中共中央、国务院召开了新中国成立以来第一次全国卫生工作会议，讨论通过并于 1997 年 1 月公布了《中共中央、国务院关于卫生改革和发展的决定》（以下简称《决定》）。《决定》中再一次明确指出应发展社区卫生服务，动员全社会和全体人群积极参加，提高全体人群的素质和健康水平，并指出"改革城市卫生服务体系，积极发展社区卫生服务，逐步形成功能合理、方便群众的卫生服务网络（health services network）"。

（二）社区

社区（community）是指若干社会群体或社会组织聚集在某一个地域里所形成的、生活上相互关联的大集体，是人类社会有机体中最基本的内容，是人类宏观社会的缩影。构成社区要具备五个要素：有聚居的一群人；有一定的地域；有一定的生活服务设施；居民群具有特定的文化背景和生活方式，居民群之间发生种种社会关系；为谋求规章制度具体落实，产生各种社会群体和机构。

（三）社区发展

社区发展是由联合国倡导的一项世界性运动。其宗旨是加强国家政府同社区的联系，充分发挥社区成员的积极性、利用社区自身的力量、提高社区社会经济发展水平、改善社区居民生活、解决社区存在的社会问题。

（四）社区卫生服务

社区卫生服务是社区发展建设的重要组成部分，是在政府领导、社区参与、上级卫生机构指导下，以基层卫生机构为主体，全科医生为骨干，合理使用社区资源和适宜技术，以人的健康为中心、家庭为单位、社区为范围、需求为导向，以妇女、儿童、老年人、慢性患者、残疾人等为重点，以解决社区主要卫生问题、满足基本医疗卫生服务需求为目的，融预防、医疗、保健、康复、健康教育、计划生育技术服务等为一体的，有效、经济、方便、综合、连续的基层卫生服务。

（五）发展社区卫生服务的意义

促进社会稳定、政治稳定，有利于建设和谐社会、文明社会、小康社会、密切党群、政群关系，完善卫生服务体系，解决"看病难、看病贵"，解决低保人员、弱势群体医疗救助，加强社区建设和社区服务，完善公共卫生体系，保证卫生投入的公平性和有效性，体现"以人为本"的思想。

（六）社区卫生服务特征

1. **基层医疗保健（primary care）** 社区卫生服务是基层群众最先接触的服务，是整个医疗保健的门户，社区全科医生被称为健康的"守门人"（gate-keeper）。

2. **综合性服务（comprehensive care）** 社区卫生服务体现了社区全科医生提供的"全方位"或"立体位"服务。服务对象不分年龄、性别和疾病类型；服务内容包括预防、医疗、康复和健康促进；服务层面包括生物、心理和社会文化各个方面；服务范围包括个人、家庭和社区；服务手段包括利用一切对服务对象有利的方式与工具。因此，社区卫生服务又被称为一体化服务（integrated care）。

3. **持续性服务（continuous care）** 社区卫生服务对社区的居民提供全程卫生服务，这种持续性服务可包括以下几个方面：

（1）人生各个阶段的服务。

（2）健康-疾病-康复各个阶段的服务。

（3）在任何时间、地点对各种健康问题的服务。

4. **协调性服务（coordinated care）** 社区卫生服务虽然向居民提供了广泛而综合性的卫生服务，但是这种服务不可能代替各门专科医疗服务。要实现对服务对象的全方位、全过程服务，全科医生要成为协调人，成为动员各级各类医疗资源服务于患者及其家庭的枢纽。需要其掌握各种医疗技术和专长以及家庭和社区内、外各种资源的情况，并与之建立相对固定的联系，一旦患者需要，就可利用这些资源为患者及其家庭提供医疗、护理、精神等多方面的服务。

5. **可及性服务（accessible care）** 社区卫生服务是可及的、方便的基层医疗照顾。它对其服务对象应体现出地理上的接近、使用上的方便、关系上的亲切、结果上的有效、价格上的合理等特点。全科医生应对社区及其居民比较熟悉，对患者的任何需求都要作出应答，并亲自解决其中的大部分问题。

6. 以家庭为照顾单位（family as vital unit of care） 家庭是全科医生的服务对象，又是其诊疗工作的重要场所和可利用的资源。全科医生通过与家庭接触，往往能了解人群的健康状况和患者的病情，尤其是慢性患者，更需要家庭参与治疗和康复的全过程。

7. 以社区为基础的照顾（community-based care） 社区定向的基层服务（community-oriented primary care）强调社区卫生服务不应局限于疾病和患者，而应注意与社会环境和行为的关系。全科医生既要利用其对社区背景的熟悉去把握个别患者的相关问题，又要对个别患者身上反映出来的群体问题有足够的敏感性。

8. 以生物-心理-社会医学模式为基础 社会医学提倡整体论、系统论思维，全科医生必须从身体、心理、社会和文化及环境等因素来观察、认识和处理健康问题。

9. 预防为主的服务 社区卫生服务对个人、家庭和社区健康的整体负责和全程控制，必然导致"预防为主"思想的真正落实。全科医生作为社区居民的良师益友，能以其对服务对象的全面了解和细致观察随时提供有关疾病预防的针对性意见。将预防和医疗有机的结合于一体，并能同时承担一、二、三级预防工作，成为基层预防保健的最佳执行者。

10. 团队合作的工作方式 全科医生将自己作为社区卫生工作网络及卫生保健组织体系中的一部分，通过与其他卫生人员等协调配合，逐渐形成卓越的工作团队。团队合作（team work）的常见形式有社区医疗小组或社区卫生服务中心，一般由2~4名社区全科医生、社区护士以及其他人员组成。

二、社区卫生服务基本内容与任务

为了积极发展社区卫生服务，加强社区卫生服务机构的规范化管理，构筑城市卫生服务体系新格局，大力推进城市社区建设，卫生部制定了《城市社区卫生服务机构设置原则》、《城市社区卫生服务中心设置指导标准》和《城市社区卫生服务站设置指导标准》。在《城市社区卫生服务中心设置指导标准》、《城市社区卫生服务站设置指导标准》以及卫生部公布的《城市社区卫生服务基本工作内容（试行）》等文件明确规定了社区服务基本内容。

（一）社区卫生服务的基本内容

社区卫生服务应将社区预防、医疗、保健、康复、健康教育和健康促进、计划生育技术服务等融为一体，包括：社区卫生诊断；健康教育；传染病、地方病、寄生虫病防治；慢性非传染性疾病防治；精神卫生；妇女保健；儿童保健；老年保健；社区医疗；社区康复；计划生育技术服务；开展社区卫生服务信息的收集、整理、统计、分析与上报工作；根据居民需求、社区卫生服务功能和条件，提供其他适宜的基层卫生服务和相关服务。

（二）社区卫生服务方式

社区卫生服务方式可根据社区具体情况，人群需求，卫生资源等采取多种形式。具体可有以下几种：在社区卫生服务中心和卫生服务站开展各项工作、上门服务、居民选择医生签订社区卫生服务合同书、社区医生责任制、医疗咨询热线服务、双向转诊服务。

（三）社区卫生服务任务

1. 提高人群健康水平、延长寿命、改善生活质量 通过对不同服务人群采取促进健康、预防疾病、各类人群的系统保健和健康管理、疾病的早期发现、诊断、治疗和康复、优生优育等措施提高人口素质和人群健康水平（health status）、延长健康寿命、改善生活质量（quality of life）。

2. 创建健康社区 通过健康促进，使个人、家庭具备良好的生活方式和生活行为，在社区创建适宜的自然环境、社会心理环境和加强精神文明建设,紧密结合社区服务和社区建设,稳步创建具有健康人群和适宜环境的健康社区。

3. 保证区域卫生规划实施、医疗卫生体制改革、城镇职工基本医疗保险制度改革的实施。

三、社区卫生服务的实施与评价

(一) 社区卫生服务对象

1. 健康人群 健康人群是指躯体健康、心理健康和社会健康(简称三维健康)的人群。所谓躯体健康是指躯体的结构完好和功能正常;心理健康又称精神健康,是指能正确认识自我、正确认识环境及时适应环境;社会健康是指具有良好社会适应能力,其能力能在社会系统内得到充分发挥,能有效扮演与其身份相适应的角色,其行为与社会规范相一致。

2. 亚健康人群 亚健康人群是指介于生理、心理、社会三维健康和有明显疾病的两类人群之间的人群。这类人群尽管没有明显的疾病,但已有体力降低、反应能力减退、适应能力下降等表现。

3. 高危人群 高危人群(high-risk population)是指存在明显健康有害因素的人群,其发生疾病的概率明显高于其他人群。包括:

(1) 高危家庭成员:凡是具有以下任何一个或更多标志的家庭即为高危家庭,即单亲家庭、吸毒、酗酒者家庭,精神病患者、残疾者、长期重病者家庭,功能失调濒于崩溃的家庭,受社会歧视的家庭等。这些家庭的成员均为高危人群。

(2) 具有明显危险因素的人群:危险因素是指在机体内外环境中存在的与疾病发生、发展及死亡有关的诱发因素,如不良的生活方式、职业危险因素、社会和家族危险因素等。凡具有明显危险因素的人群,则属于另一类高危人群。

4. 重点保健人群 重点保健人群是指由于各种原因需要在社区得到系统保健的人群,如儿童、妇女、老年人、疾病康复期人群、残疾人等需要特殊保健人群,都属于重点保健人群。

5. 患者 患有各种疾病的患者,包括常见病患者、明确诊断的慢性病患者、需在现场急救的患者等。

(二) 社区卫生服务的发展原则

1. 坚持为人民服务的宗旨。
2. 坚持政府领导,部门协同,社会参与,多方筹资,公有制为主导。
3. 坚持预防为主,综合服务,健康促进。
4. 坚持以区域卫生规划为指导,引进竞争机制,合理配置和充分利用现有卫生资源。努力提高卫生服务的可及性,做到低成本、广覆盖、高效益,方便群众。
5. 坚持社区卫生服务与社区发展相结合,保证社区卫生服务可持续发展。
6. 坚持实事求是,积极稳妥,循序渐进,因地制宜,分类指导,以点带面,逐步完善。

(三) 社区卫生服务的实施原则

1. 以健康为中心 以人的健康为中心是社区卫生服务的第一要素,坚持这个服务中心,一是要求实践者的卫生服务超越疾病治疗范围,主动用宽广、超前的视野,去关注、思考社区人群的健康问题;二是健康是全社会的共同责任,所有部门的本职工作都要与人民的健康相联系,树立"健康为人人,人人为健康"的正确理念,想方设法维护和增进人民的健康,促进社会的可持续发展。尤其是卫生部门，务必把工作重点从疾病治疗转移到疾病及其危险因素预防上来，把扮演的角色从提供者转换为参与者，以达到促进健康和预防疾病之目的。

2. 以人群为对象　坚持以社区人群为服务对象，积极维护社区人群的健康是社区卫生服务的基本准则。如从社区人群的利益和健康出发，有计划、有步骤推行的社区健康教育、社区计划免疫、社区环境卫生、妇幼保健与老年保健、合理营养等服务活动，都是按照上述基本准则实践的结果。此外，要客观依据家庭是社区的最基本单元，每个家庭的成员之间有密切的血缘和经济关系，以及相似的生活方式、卫生习惯、居住环境、文化背景等实际，注重在促进社区人群健康的过程中，充分发挥家庭的实际作用。

3. 以需求为导向　实际上，社区卫生服务以需求为导向，旨在强调服务的针对性和可及性。所谓针对性是要求社区卫生服务根据社区的客观需求和实际问题，确定居民所关心的问题和迫切需要解决的问题是什么，并结合社区的实际，发展和选用适宜技术为居民提供经济有效的卫生服务。同时，借助社区诊断，制订适合本社区特点的社区卫生项目，并加强该项目执行过程中的监测和评价。可及性则是根据服务对象的特点，按需设立社区卫生服务站、家庭病床等服务点，以方便社区居民。

4. 多部门合作　由于社区人群的健康受许多相互关联的因素（如不良生活方式与行为习惯、环境污染、社会文化因素等）的共同影响。因此，解决社区的任何健康问题，都需要社区民政、环卫、教育、计划生育、公安、商业等部门建立合作程序，打破部门界限，通过增进相互了解，明确各自职责，紧密协作配合，实现优势互补，共同改善社区卫生状况，提高社区人群健康水平。尤其是社区卫生部门要承担社区卫生组织和管理责任，具体监督和指导社区卫生服务中心和各站点的设置标准、人员配备、技术规范、制度职责和服务质量等本职工作。

5. 人人参与　社区卫生服务的关键环节是动员全社区人人参与。首先要帮助社区群众明确与他们切身利益密切相关的健康问题，主动改造环境，尽量消除和控制各种危害健康的因素，努力促进健康，确保健康的生活。其次，要让社区群众参与确定社区卫生问题、制订与评估社区卫生计划等决策活动，激发他们对促进和改善社区健康的责任感，提高其自我发展和促进社区健康的能力，起到"授人以渔"的效果，从而有效扩大服务覆盖面，提高社区卫生服务水平。

四、社区卫生服务管理

（一）社区卫生服务管理的定义

社区卫生服务管理是指综合运用管理学理论、方法和技术，对社区卫生服务所需的人力、财力、物力、时间、信息等资源进行的科学管理。其目的是通过计划、组织、领导和控制等管理职能活动，充分应用现有的社区卫生服务资源，努力使其发挥最大效率，取得最好效果，实现社区卫生服务目标。

（二）社区卫生服务管理对象

社区卫生服务管理对象，亦称要素，主要包括社区卫生服务的人力、财力、物力、时间和信息等卫生资源。

（三）社区卫生服务管理的职能

社区卫生服务管理的基本职能主要有以下四项：

1. 计划职能　指对未来的活动进行规定和安排。在工作实施之前，预先拟定具体内容和步骤，包括预测、决策和制订计划。预测是用科学的方法，在掌握信息的基础上对计划中活动的经济、政治、社会等因素，进行定性、定量的调查研究和分析，从而预示发展趋势，为决策提供依据。决策包括目标决策和方案决策两个方面。计划职能的核心是决策。决策决定着计划的成败。计划的内容应包括 5 个 "W"、1 个 "H"，即预先决定做什么（what），并论证为什么要做（why），以及确定何时做（when）、何地做（where）、何人做（who）和如何做（how）。

2. 组织职能　组织职能是指为达到组织目标，对各种必需的业务活动所进行的组合分类。如授予各类业务主管人员的基本职权，规定有关协调关系，包括设置必要机构，确定各种职能机构的职责范围，合理选择和配备人员，规定各级领导的权力和责任，制订各种规章制度等。

3. 领导职能　领导职能是指在组织目标、职能结构和必需资源均已明确的前提下，管理者如何带领、引导本组织全体成员达到组织目标的能力。

4. 控制职能　控制职能是指按既定的目标和标准，对组织的各种活动进行监督、检查，及时纠正执行偏差，使工作能按照计划进行，或适当调整计划以确保计划目标的实现。

（四）社区卫生服务的基本管理方法

社区卫生服务管理方法是指能促使被管理系统功效不断提高所采取的手段、措施和途径等。常用的管理方法有：

1. 行政方法　行政方法是指借助行政组织机构，以行政命令方式直接影响管理对象的方法。这种行政命令对执行者具有强制力，因为管理的主动方和被动方是上下级关系，下级服从上级是行政领导方法的基本原则。

2. 法律方法　法律是由国家制定统一的、相对稳定的行为规范，人人必须遵守。在社会主义制度下，法律反映的是全体人民的意志。因此，"在法律面前人人平等"，就是运用法律方法进行管理的基本原则。社区卫生服务所涉及的相关法律、法规，都是社区卫生服务管理的重要依据。

3. 经济方法　经济方法是指利用经济杠杆进行社区卫生服务管理的方法。被管理者的行为与其经济利益密切相关。通常，利用经济立法和劳动报酬制度把这种关系固定下来。所付出的劳动质量，与获得的报酬是否一致、合理，直接决定着经济方法的管理效率。其实质就是把经济利益转化为对管理单位、个人的激励，充分发挥物质利益的动力作用。

4. 宣传教育方法　宣传教育方法是指通过语言、文字、形象等方式启发被管理者的觉悟，使其自觉地根据总的管理目标来调节自己的行为。这种方法的效率直接决定于宣传教育内容的真理性、领导者的权威和艺术、被管理者的思想状况。思想教育是管理人、处理人际关系的重要方法。它是建设社会主义精神文明、造就"四有"人才的根本手段。它的目的在于提高医护人员的政治思想觉悟，树立正确的世界观和人生观，形成高尚的职业道德品质，调动人们工作的积极性。

5. 咨询顾问方法　咨询顾问方法是指管理者根据工作的需要，向咨询机构或咨询人员提出问题，请求解答。所解答的内容要看是否对管理者有利而定。由于社区卫生服务问题往往涉及社区政治、经济、文化、环境等多个方面，任何高明决策者的知识和才能都是有限的，迫切需要社区卫生服务管理者善于组织、集中多学科专家，组成"智囊团"，以应对各种纷繁复杂的问题，通过从"智囊团"提供的多种决策备选方案中，筛选出最佳方案，进而提高社区卫生服务决策的科学化水平。

在社区卫生服务管理实践中,上述五种基本管理方法要互相补充、有机配合、综合运用,充分发挥协同作用,才能取得满意的效果。

第四节 全科医学与全科医生

一、全科医学概念与特点

(一)全科医学概念

全科医学(general practice),在北美又称为家庭医学(family medicine),故常常表示为全科/家庭医学。全科医学是一门以个人整体健康为中心,面向家庭与社区,整合临床医学、预防医学、康复医学以及人文社会学科相关内容于一体的综合性医学专业学科。它所提供的服务强调将个体健康与群体健康照顾相结合,是一种以人为中心,家庭为单位,以整体健康维护和促进为方向的长期负责式的照顾。

(二)全科医学的学科特点

1. **初级保健** 全科/家庭医学是一种以门诊为主体的第一线初级保健,即公众因其健康问题寻求卫生服务时,最先接触、最经常利用的卫生保健部门的专业服务。它也是患者首次接触卫生部门的地方,亦称为首诊服务。它作为整个卫生保健体系的基础与门户,能为所有来就诊的人提供开放和无限制的卫生服务。正因为如此,全科医疗已成为世界上大多数国家医疗保健体系和医疗保险体系的基础,它使人们在追求改善全民健康状况的同时,能有效提高医疗保健资源利用的成本效益。

2. **协调性服务** 协调性服务是指全科/家庭医生通过与初级保健场所其他人员一起工作,以及与有关医学专家的联系,有效地利用卫生保健的资源来满足患者的需要。良好的协调性服务是高质量和高效率初级保健的一个特征,更是全科/家庭医生根据患者特定的健康问题,为其安排最合适的卫生保健人员来提供恰当的服务。同时,还能帮助患者避免不必要的筛检、检查和治疗所导致的伤害和经济损失,并能在纷繁复杂的卫生系统中为患者指路,从而成为患者的"健康代理人"。

3. **以人为本,面向个人、家庭和社区** 在患者生活环境背景下处理他们的健康问题,是全科/家庭医学突出的重点。因此,坚持以人为本,把人作为健康问题的处理起点,自觉将患者看作为有个性、有感情的人,而不是疾病的载体;照顾目的是维护患者的整体健康,而不是单纯寻找其有病的器官等,这是全科/家庭医生的职业要求。故在全科医疗服务中,全科/家庭医生应充分了解自己的患者,熟悉他们的个性类型和各自的生活、工作及社会背景,主动把他们看作为重要的合作伙伴,从"整体人"的生活质量角度出发,妥善考虑和解决患者的生理、心理和社会需求,用适当的、有针对性的和人格化的服务调动患者治愈疾病及求取健康的积极性、主动性和自觉性,能积极维护自身健康,自觉参与疾病控制过程,为获取良好的服务效果奠定基础。

4. **良好的医患关系** 实践表明,全科/家庭医学站在患者及其家庭的角度,灵活地运用其独特的咨询技巧,巧妙地以患者的观点来观察、评价他们的问题,从而与患者在有效沟通、交流的基础上,建立了良好的医患关系。

5. **提供长期连续性的保健服务** 全科/家庭医学的服务是一种提供从生到死的全过程服务,其连续性可包括以下几个方面:

(1) 人生的各个阶段：实际上，全科医学服务覆盖了从婚育咨询开始，经过孕期、产期、新生儿期、婴儿期、少儿期、青春期、中年期、老年期直至濒死期的人生全过程；当人去世后，全科/家庭医生还要顾及其家属居丧期的卫生保健，并考虑对某些遗传危险因素和疾病的持续性监测问题。

(2) 健康-疾病-康复的各个阶段：全科/家庭医生对其服务对象承担着一、二、三级预防的不间断责任，以及从健康促进、危险因素的监控，到疾病早、中、晚各期的长期管理。

(3) 任何时间地点：全科/家庭医生对服务对象负有连续性责任。无论何时何地，包括服务对象出差或旅游、甚至住院或会诊期间，都要根据其需要事先或随时提供卫生服务。显然，这种连续性的照顾可使全科/家庭医生把时间当做诊断工具，用于鉴别严重疾病和一般问题；同时，可利用其对患者诊断和治疗的长程反馈，谨慎、细致、批判性地应用现代医学的成果和经验。

二、全科医学主要内容与方法

(一) 全科医学主要内容

实际上，全科医学既是一门基础学科，又是一门临床学科。但从学科功能来看，全科医学主要是一门临床学科，它包括以下两大内容：一是临床基础。具体有临床思维方式、基本原则、以患者为中心的临床方法、以家庭为单位的服务技能、以社区为范围的服务技能、以预防为导向的服务模式、团队合作的技巧以及个人与事业发展的基本技能等。二是临床实践。主要包括处理社区常见健康问题的技能，在病因、病理、诊断、治疗和预防等方面均涉及生物、心理、社会等层面，同时兼顾个人、家庭和社区等方面的服务。

综上所述，全科医学是一门综合性学科，它所涉及的范围包括基础医学、临床医学、行为科学、医学心理学、社会科学、社会医学、社区医学、预防医学、流行病学、医学伦理学、医学哲学等多个医学和相关医学学科。

(二) 全科医学主要方法

生物医学的重点是在系统、器官、组织、细胞、分子等水平上来研究各种疾病（disease），其研究成果则构成全科医学发展的基础。而全科医学除了重点研究个人、家庭、社区、社会等不同层面的各种疾患（illness）外，更要从整体水平层面来研究个人及其家庭的常见健康问题（common health problem）。因此，全科医学需要以整合优化方式，综合应用行为科学、社会科学和流行病学的基本方法，以完成解决上述健康问题的重任。另外，全科医学对疾病和健康有了更深刻的理解，它依照从疾病→疾患→生活问题，从躯体的健康→精神的健康→社会适应的良好状态→道德的健康，从个人健康→健康的家庭→健康的社区等理性思维思路，超越了疾病的范畴，摆脱了生物医学机械方法的束缚，有利于深入分析和认知疾病和健康问题，找到妥善解决这些难题的基本途径和实用方法。

三、全科医生的概念与特点

(一) 全科医生概念

全科医生（general practitioner）是指从事全科医学服务的医生，也称家庭医生（family doctor），不论求医者的性别、年龄或发生于各个脏器、心理及社会方面的问题类型，均能以其特有态度和技能，为个人及家庭提供连续性和综合性的卫生保健服务。必要时也适度利用社区医院、专科会诊和转诊，为个人及家庭提供协调性卫生保健服务。全科医生同时也关注社区健康问题，促进社区人群健康。

（二）全科医生特点

1. **根据社区疾病患病率和发病率现况作出临床决策**　与二、三级医院的情况明显不同，全科医生常常接触来自本社区的一些初发病患者，但不可能如医院那样，可根据一些临床检验和化验结果作为疾病的诊疗参考。所以，全科医生在诊疗服务中所作出的临床决策，必须根据自己的专业知识、社区疾病患病率和发病率现况、对社区背景的熟悉程度，去分析、思考、判断，尽可能作出正确的临床决策，有效处理患者的健康问题。

2. **加强对个体患者急、慢性健康问题的综合管理**　全科医生应在社区临床实践中，学习、掌握正确处理个体患者所有卫生保健问题的实用方法，能有效突破只能处理现有疾病的局限，学会加强对多个健康问题的综合管理，能娴熟、妥善地回应和处理患者常以多个主诉来咨询的健康问题，从而充分体现全科医生自身具备的良好专业素质，真正得到患者的认可和好评。

3. **识别和处理早期未分化阶段的疾病**　全科医生经常遇到的是患者的一些症状，在早期阶段很难作出明确的临床诊断。他/她必须根据有限的临床检查资料和其他简单的信息来对疾病的进展作出判断，再进行下一步的临床决策。

4. **采取合适、有效的干预措施，促进服务对象健康**　全科医生在服务对象健康时或从健康向疾病转化过程中以及疾病发生早期（无症状时）就主动提供关注，根据服务对象生命周期不同阶段可能存在的危险因素和健康问题，提供一、二、三级预防。这种服务必须遵照循证医学原则，尽可能采取有效、合理的干预措施，力求避免一些不必要的干预造成的健康损害和经济损失。

5. **负责所在社区的健康**　全科医生在临床诊疗服务过程中，要对从个体患者身上反映出来的群体健康问题相当敏感，进而发现社区的健康问题。并根据社区的健康问题、有关危险因素和社区现有资源，制订有针对性的社区卫生计划，促进社区健康。所以，全科医生应立足社区，以社区人群的卫生需求为导向，充分利用社区资源，为社区群众提供人群健康服务，使个体和群体的健康照顾紧密结合，相互促进。这样，既可有针对性地提高基层医疗的实力，又能够强化流行病学在全科医疗科研中的作用，从而提高全科医生的素质和全科医疗的整体水平。

6. **多角度观察、认识和处理社区的健康问题**　全科医学特有的整体论、系统论思维，突破了传统专科医学狭隘、僵化的疾病还原论认知局限，强调把患者当做社会和自然大系统中的一部分，从身体、心理、社会和文化等多角度来观察、认识和处理健康问题。此外，由于基层医疗所面临的精神问题和身心疾患日益增多，因而全科医生经常使用各种生活压力量表来检查和评价患者的心理社会问题，并全面了解其家庭和社会方面可能的支持力量，从整体上给予协调照顾。因此，生物-心理-社会医学模式不仅是全科医学的理论基础，而且已成为全科医生诊治患者必须有的一套必备、自然、实用的工作流程。

四、全科医生的能力要求与培养途径

（一）全科医生的能力要求

1. 初级保健管理

（1）能够管理患者首次接触的情况。

（2）通过与初级保健场所其他人员一起工作，并与有关医学专家的联系，有效地利用卫生保健的资源来满足患者的需要。

2. 以人为本

（1）以人格化的服务来处理患者及其有关问题。

（2）应用全科/家庭医学的咨询技巧，建立良好的医患关系。

（3）根据患者的需要提供连续性服务。

3. 具有特殊问题的处理能力

（1）能根据社区疾病的患病率和发病率现况作出临床决策。

（2）能识别和处理早期未分化阶段的疾病。

4. 综合性服务

（1）同时管理个体患者急性和慢性的健康问题。

（2）通过合适和有效的干预，促进健康和幸福。

5. 社区为导向　能根据患者和社区的健康问题、有关危险因素和社区资源，制订有针对性的社区卫生计划，促进社区健康。

6. 整合性模式　能从患者身体、心理、社会和文化等因素来观察、认识和处理他们的健康问题。

（二）全科医生的培养途径

全科医生的人才规格是高水平的"照顾者"，世界各国都采用毕业后教育方式来培养全科医生。在各国全科医生培养过程中，本科阶段的教育与其他类型的医生完全相同，由此奠定了他们的科学基础；其毕业后的专业培训（住院医师培训）则与专科医生有明显区别，以便获得社区服务中所必须具备的独立诊疗与应急处理能力；此外，从事社区全科医疗实践的时间要占1/3。通过训练有素的全科医生手把手的带教、参加大量全科医疗服务实践与个案讨论，以及社区家庭环境中医疗、预防、健康促进、特殊人群保健、精神卫生以及各类专科医疗等多种资源的开发、利用和管理的训练，使之掌握对个人和人群进行"全方位"与"全过程"健康服务所需要的生物、心理、社会有关知识和技能，同时逐渐具备全科医生对任何服务对象都能接纳、并进行适当处理的负责式态度。培训结束时通过严格的国家考试，可以获得全科/家庭医生的服务资格；以后还要根据专业学会的要求进行终生继续教育，以便跟上医学科学与其他相关学科的新进展（不少国家还设置了若干年后"再次资格认证"的考试，以保证其全科医生的高素质）。

在全科医生的上述专业培训中，行为科学、人文社会科学的内容大大超过了专科医生；流行病学观点与方法也得到突出的强调；而根据还原方法进行基础医学研究（如分子生物学）方面的内容相对减少。某些特定专业（如老年医学、精神医学、急诊医学、临床营养学、运动医学、皮肤科学、康复医学、替代医学等）则由于其在社区卫生服务中的重要作用，往往成为全科医师热门的选修科目。

在我国，全科医学的发展与卫生改革和教育改革紧密联系。因此，目前全科医生的培训以现有医生的转型培训为主，逐步向本科毕业后教育过渡。在转型培训中，临床能力及其他各类知识技能的训练，都应以社区卫生服务的需求为导向，并逐渐与基本医疗保险实施后的"守门人"角色与规格接轨。全科医学理论及各类相关的临床、预防、康复、行为医学和人文学科知识技能都应作为培训的要点，分阶段进行；并配合"医师法"和"全科医生职称系列"的实施，设立国家级的全科医生考试制度，从而保证这支新型医师队伍的高质量，以取得民众和医疗保险系统的信任。

小结

　　本章的教学重点是初级卫生保健的概念、基本内容与任务，社区卫生服务的概念、特征、基本内容和任务，社区卫生服务管理、全科医学的学科特点和全科医生特点等。教学难点是初级卫生保健和社区卫生服务的规范实施与正确评价、全科医生的科学培养。

思考题

1. 简述全球卫生保健策略和中国卫生工作方针。
2. 初级卫生保健的基本内容有哪些？试述初级卫生保健实施的基本原则与评价要求。
3. 卫生服务的概念与特征是什么？
4. 社区卫生服务有哪些基本内容与任务？应当如何进行社区卫生服务实施与评价？
5. 试述全科医学的主要内容与方法、全科医生的能力要求与培养途径。

（大庆医学高等专科学校　梁龙彦）

第八章 成瘾性行为的健康教育与矫治

> **学习目标**
> 1. 掌握成瘾性行为的概念及其行为特征；吸烟、酗酒和吸毒的健康教育策略和社会干预办法；吸烟（包括被动吸烟）、酗酒和吸毒对健康或社会产生的危害。
> 2. 熟悉控烟的背景、策略和健康教育；控酒和戒酒的健康教育内容和社会干预措施；毒品使用控制策略、吸毒的预防及行为矫治方法。
> 3. 了解烟草的有害成分。

第一节 成瘾性行为

一、成瘾性行为概述

成瘾性行为（addiction behavior）是指由物质使用障碍所导致的依赖综合征产生的一种行为表现。通常，传统上的成瘾性行为是指药物依赖（如吸毒）。所谓物质使用障碍（substance use disorder）是指使用一种或多种精神活性物质（psychoactive substance）导致的任何精神或行为障碍。精神活性物质主要有烟草、酒精、鸦片类、大麻类、镇静催眠药、可卡因、咖啡因等。可引发急性中毒、有害性使用、依赖综合征、戒断状态、精神病性障碍、遗忘综合征等。目前，吸烟（smoking）、酗酒（alcohol abuse）和药物滥用（drug abuse）是对人类健康危害极大的常见成瘾性行为，这就像生长在社会中的一个毒瘤，时时危害着成瘾者自身、家庭和社会的健康。随着现代社会的迅猛发展和社会生活的快速变化，成瘾性行为大幅度扩展，早已成为现代社会十分关注和亟须解决的一大热点问题。对这类行为进行健康教育与矫治，是当前健康教育与健康促进事业面临的一个重大挑战。

二、成瘾性行为的特征与依赖表现

（一）成瘾性行为的特征

成瘾性行为形成后，成瘾者会出现一系列心理和行为表现，产生以下行为特征：
1. 成瘾性行为已成为成瘾者生命活动中不可缺少的部分。
2. 一旦终止成瘾性物质的使用，立即会引起戒断症状。
3. 成瘾性物质的使用一旦恢复，戒断症状立即完全消失，同时会产生超常的欣快感。

（二）成瘾性行为的依赖表现

成瘾性行为的依赖表现，主要体现在以下四个方面：
1. **生理性依赖** 成瘾性物质与成瘾者机体的循环、呼吸、代谢、内分泌等系统形成生理平衡，以适应其身体对烟、酒、毒品等精神活性物的额外需要。
2. **心理性依赖** 在成瘾者的心理活动中已完全整合成瘾性行为，并使这种行为成为一种关键因素，来完成智力、思维、想象等心理过程。

3. 社会性依赖　成瘾性行为受某种社会环境或某种状态的诱发，一旦进入这种环境或状态，就会出现成瘾性行为。如要参加开会、作报告、人际交往等社会活动，吸烟成瘾者必须先吸烟，才能完成这些活动任务。

4. 戒断症状　成瘾者一旦终止使用成瘾性物质，就会出现一组心理与生理的综合改变。如产生焦虑、抑郁、激动、自杀、自伤等行为异常，同时形成恶心、不适、出汗、流涎、震颤、抽搐和肌肉疼痛等躯体症状。通常，烟、酒、毒品成瘾后的戒断症状各不相同，形成特异，有利于人们识别、判断和掌握。

三、成瘾性行为形成机制

（一）"易成瘾者"的人格特征

1. 情绪不稳易冲动　平时争强好胜，情绪波动大，以自我为中心，易激惹、冲动，容易在别人的挑唆或激将下，接受致瘾原。

2. 过度敏感　性格内向，适应不良，对外界耐受性差，内心有矛盾冲突时不愿与人交往，也无积极解脱的办法；在人际交往时过度紧张，焦虑不安，疑心较重。

3. 被动依赖　凡事无主见，行为随大流，从众心理强，缺乏批判性，难以抵制不良事物与行为。

4. 反社会性　缺乏社会和家庭的责任感，无视社会道德准则，从不顾及他人的利益和安全。

5. 高级意向减退或不稳定　缺乏意志力，信念和观点常随外界环境的变化而改变。

（二）生物医学机制

目前，对成瘾性行为的研究，现代医学界相继取得了一系列成果，如受体学说、生物活性胺作用学说、代谢耐药性和细胞耐药性学说、遗传学说、神经和神经内分泌作用学说、戒断症状和失用性增敏性学说等，就是这一系列成果的生动体现。

（三）精神病理学机制

从神经和精神病理学角度研究成瘾性行为，发现成瘾性行为与精神疾病有较高的同病率。在有成瘾性行为的人群中，以抑郁症、神经症、反社会型人格障碍为主的情感性精神障碍的患病率较高。此外，患多动症、品行障碍等注意缺失障碍的儿童，成瘾性行为则容易出现在其成年后。

四、成瘾性行为的形成过程

一般，成瘾性行为的形成过程具有以下四个阶段：

1. 诱导阶段　诱导阶段是指人与致瘾原初次接触，并尝到"甜头"的阶段。处在这个阶段的人，往往被致瘾原的"甜头"强烈吸引，如吸烟者手拿烟卷自我陶醉的"成就感"，酗酒者喝酒后的飘飘欲仙感，吸毒者吸毒时的欣快感等。但与致瘾原一旦终止接触后，不会出现明显的戒断症状。

2. 形成阶段　形成阶段是指上述尚未成瘾的行为在内、外环境的共同作用下，经持续、不断地重复，以致产生依赖。初期成瘾者常带有畏惧感、羞耻感和自责心理，其中大多数有戒断愿望，但难以忍受戒断症状。此时如能及时矫治，容易达到戒断目的。一旦依赖建立，矫治难度明显增大，以致成瘾性行为逐步形成。

3. **巩固阶段** 在本阶段成瘾性行为已巩固整合为成瘾者生命活动的一部分。此时，成瘾者除对各种促使其戒断的措施具有强烈的心理抵抗外，只要瘾发作，他们宁愿不吃、不喝、不睡，甚至犯法坐牢，也要铤而走险，不择手段地获取成瘾性物质，以完成成瘾性行为。

4. **衰竭阶段** 衰竭阶段是成瘾性行为形成过程的终末阶段。这时，由于成瘾性行为严重损害了成瘾者的身心健康，明显削弱了其社会功能，最终导致成瘾者因重要器官功能衰竭而死亡。

五、成瘾性行为影响因素

1. **社会环境因素** 当前，由于失业、通货膨胀、拜金主义、杀人、暴力、种族歧视等不良社会环境的存在，引起人们对现实生活感到厌倦和惶恐。因而促使易成瘾者希望依托成瘾性行为来摆脱内心的不安，以求获得暂时的轻松和安宁。

2. **文化因素** 不同的文化现象对成瘾性行为施加的是社会润滑作用。如在我国要使社会交往容易成功，人际沟通较为顺利，必须把烟、酒作为社会润滑剂，巧妙地发挥它们联络感情、疏通关系的作用。加上多地盛行以豪饮为荣的文化风俗以及饮酒、敬酒更是喜庆和礼仪场所重要活动等原因，直接助长了酗酒的陋习。因此，尽管明知吸烟、酗酒对自身健康有害，也不得不把这两种行为整合到自己的日常行为模式中，以便参加有关社交活动。

3. **传播媒介因素** 事实上，在成瘾性行为的形成过程中，媒体宣传与广告效应发挥了不可低估的作用。各种形式的烟酒广告和影视作品中英雄人物的吸烟镜头，以及有些媒体借助吸烟、饮酒表现的有关社会形象、仪表风度，都对有强盛好奇心、仰慕英雄人物、追星倾向狂热的青少年产生强大的诱导作用和负面影响。

4. **心理因素** 针对现代社会竞争激烈，紧张性刺激增多，生活节奏加快的实际问题，有的易成瘾者凭借吸烟调整情绪，以提高工作效率；有的易成瘾者依靠其来消除烦恼、胆怯、空虚、失败等心理感受；有的易成瘾者甚至通过吸毒产生的梦幻感，来逃避现实，摆脱压力。

5. **家庭影响** 家庭聚集现象是指家庭成员在某健康相关行为上的相似程度显著大于非成员。有关研究表明，吸烟与酗酒行为都有这种家庭聚集现象。如美国有关调查发现，来自父母吸烟家庭的孩子吸烟率高于非吸烟家庭的1.5倍。这种现象主要取决于孩子父母吸烟的"榜样"行为，迎合了他们孩子的好奇心理，引发了孩子的模仿、探究行为。此外，家庭聚集性还可用家庭成员享有共同的遗传基因来解释。

6. **团体效应** 有关调研表明，当社区团队内吸烟、酗酒现象普遍存在时，对具有强烈认同感的成员而言，其致成瘾作用远比外界大。许多青少年的吸烟行为就来源于同龄伙伴团体；贩毒集团从事贩毒时，常先要诱使其成员吸毒，以此作为一个主要标志，来促使集团同伙内的相互认可。

第二节 吸烟的健康教育与矫治

吸烟是一种重要的成瘾性行为。烟成为瘾癖是由于其有较强的生理依赖性、心理依赖性和耐受性。通常，烟瘾者对烟的心理依赖性，则表现出他对烟的渴求、必得的行为。人类吸烟已有400多年历史。吸烟给人类造成的危害和人类为吸烟付出的代价不可估量。吸烟耗费国家和个人的大量资金，给本人、他人和社会健康带来巨大的危害。吸烟与几十种疾病密切相关，如肺癌、冠心病、高血压、弱智、骨质疏松、维生素缺乏等。

一、烟草的有害成分

吸烟被WHO称为人类"第五种威胁"（前四种是战争、饥荒、瘟疫、污染）。烟草烟雾中含有约4000种化合物，其中有些是烟草里固有的，有些则是在烟草燃烧时新形成的。卷烟烟丝及其燃烧产物中的有害物质主要有尼古丁、焦油、一氧化碳、多种有毒化合物、放射性物质等，它们能使人体产生成瘾作用，从而促进或导致癌症的发生。

1. 尼古丁　是一种无色、透明的油状物质，具有挥发性，易溶于水，毒性剧烈，吸入少量于肺中，会使人感到头痛、眩晕、昏睡。尼古丁是使人对烟上瘾的物质，烟草中尼古丁的作用相当于鸦片中吗啡和可卡因的作用。当血中的尼古丁含量下降时，吸烟可使身体获得舒适和满足感。

2. 焦油　是一种棕黄色黏性树脂，可附着在咽部和支气管的内壁上，焦油可诱发肺癌。

3. 一氧化碳　是一种无色无味的气体，每支烟可产生20～30 ml 一氧化碳，它可使血液中碳氧血红蛋白浓度升高，破坏人体的输氧功能，加剧缺氧状态，危害循环系统及其他系统，并加速动脉粥样硬化。

4. 多种有毒化合物　如苯并（a）芘、甲醛、氰化钾、丙烯醛有毒物质，可严重损坏支气管黏膜，使支气管和肺部发生感染。苯并（a）芘、甲醛是高致癌物质。

5. 放射性物质　在烟草种植中施用了含铀的磷肥后，烟草中的铀可分解出钋、镭、氡等放射性同位素。吸烟时可被吸入肺并沉积体内，这些射线不仅对肺，也可对肝、肾造成损害，是重要的致癌物质。

6. 有害金属　烟草中含有镉、汞、铅、砷等多种有害金属，如镉是强致癌物，并可引发哮喘、肺气肿；进入生殖系统，可杀死精子，引起男性不育；进入骨骼，可引起骨骼脱钙、变形、变脆，极易骨折。

7. 其他有害物质　在烟草中还有丙酮（脱漆剂）、氨、有机磷、亚硝胺、萘等其他有害健康的物质。

二、吸烟与疾病

自20世纪50年代以来，全球大量流行病学研究证实，吸烟和被动吸烟是导致各种疾病的危险因素。吸烟导致的主要疾病有：

1. 肺癌及多种恶性肿瘤　90％以上肺癌由吸烟引起，吸烟者肺癌发病率为不吸烟者的18倍。吸烟还可引起口腔癌、喉癌、食管癌、胃癌、胰腺癌、膀胱癌、肾癌、肝癌、白血病以及女性宫颈癌等多种恶性肿瘤。

2. 慢性阻塞性肺疾病　烟雾中的烟焦油和其他有害物质长期刺激呼吸道，使吸烟者极易患慢性支气管炎、哮喘、肺气肿，最后导致慢性阻塞性肺疾病、肺心病。吸烟者中患慢性阻塞性肺疾病的比例比不吸烟者多3～5倍。吸烟量愈大、吸烟时间愈长、吸烟时烟草烟雾吸入呼吸道愈深、开始吸烟的年龄愈早患慢性阻塞性肺疾病的危险性愈大。

3. 心血管疾病　吸烟者脑栓塞的风险比不吸烟者高2～3倍。吸烟是脑卒中的一个重要危险因素。吸烟与动脉硬化关系密切，是冠心病的一个重要诱因。

4. 消化系统疾病　吸烟不但与胃溃疡相关，而且随着吸烟量的增多和吸烟时间的延长，发生胃癌的危险性相应增大。停止吸烟可以减少胃溃疡的发生，因而是治疗胃溃疡的一个重要疗法。

5. 内分泌疾病　每日吸烟20支。可使糖尿病危险增加一倍。吸烟还可促发甲状腺疾病。

6. 口腔疾病　轻者口腔异味、黄牙，重者可引起唇癌、口腔癌、口腔白斑、白色念珠菌感染等。

7. 眼科疾病　可引起中毒性视神经病变、视觉适应性减退、黄斑变性、白内障等眼科疾病。

吸烟还可引起血液病，骨质疏松等疾病。

三、吸烟与青少年

青少年正处于生长发育时期，对外界环境中的有害因素抵抗力弱，呼吸道黏膜容易受损，吸烟的危害性更大。据调查，小于15岁开始吸烟的人比不吸烟的人肺癌发病率高17倍。

吸烟会损伤大脑，妨碍青少年智力。吸烟烟雾中的一氧化碳含量很高，可明显降低大脑的供氧量；同时，烟草中的尼古丁是一种神经毒素，长期大量吸烟可使青少年大脑受到损害，导致理解力和记忆力下降，直接危害青少年的学业；吸烟还会影响青少年品德行为和心理情绪，有的青少年甚至为了获得吸烟的钱而违法乱纪，严重制约了他们的健康成长。

四、被动吸烟的危害

被动吸烟又称间接吸烟，是指不吸烟者在吸烟者所造成的烟气环境中，被迫吸入烟气的过程。环境中烟雾的来源是由吸烟者吸烟时所喷出的主流烟雾以及烟草直接燃烧产生的侧流烟雾，侧流烟雾比主流烟雾的量和危害大得多。吸烟造成的侧流烟雾和主流烟雾的有害物质成分基本相同，但数量差别较大，如侧流烟雾的一氧化碳含量是主流烟雾的5倍，焦油和烟碱是3倍，苯并（α）芘是4倍，氨是46倍，尼古丁是2倍或更高。如在通风不好的室内有人吸2支烟后，室内空气污染比室外高出20倍。

被动吸烟会使冠状动脉动血液循环及肺功能受到损害。妇女在怀孕期间，香烟烟雾中的尼古丁等有害物质可通过母体经胎盘殃及胎儿，致使胎儿缺血损害脑细胞、麻痹呼吸中枢、引发心脏先天性功能和形态的损伤，诱发胎儿畸形，甚至导致自然流产、胎儿死亡和新生儿死亡。

五、控烟与健康促进

（一）控烟的背景

目前全世界有100多个国家种植烟草，烟草的销售遍及170多个国家和地区，全世界有12亿人吸烟，每天吸百亿支烟。20世纪50年代初，美、英等国科学家证实了烟草对人类健康的危害，发达国家开始了控烟工作，吸烟率以每年1%的速度下降。烟草商为了挽回经济损失，把烟草倾销给发展中国家，使这些地区的吸烟率以每年2%的速度上升。吸烟已被称为"20世纪的瘟疫"，全世界每年有200万人加入吸烟行列，每年有270万人死于烟草引起的疾病。

我国是世界上最大的烟草生产国和消费国，目前烟草生产量和消费量占世界总量的

40%左右；吸烟者超过 3 亿，约占全球吸烟总人数的 1/3。我国青少年尝试吸烟率和现有吸烟率逐年上升，开始呈现吸烟低龄化趋势。

2005 年 2 月 27 日，WHO 主持完成的第一部具有法律效力的国际公共卫生公约——《烟草控制框架公约》正式生效。8 月 28 日，第十届全国人大常委会第十七次会议审议通过《公约》。我国成为第 89 个批约的国家。10 月 13 日，国家发展改革委、卫生部等有关部委在人民大会堂举办了中国履行《烟草控制框架公约》启动仪式。

自 2005 年开始，为履行《烟草控制框架公约》和贯彻落实《全国健康教育与健康促进工作规划纲要（2005—2010 年）》，中央补助地方健康教育与烟草控制项目开始实施，我国健康教育专业机构开始使用国家拨付的健康教育业务专项经费。

2007 年，卫生部下发了《〈全国健康教育与健康促进工作规划纲要（2005—2010 年）〉督导评估方案》，并开展中期督导评估工作，全面推进了我国健康教育与健康促进工作科学规范地开展。

(二) 控烟的策略与健康教育

控烟工作应注重正面宣传教育，要广泛开展形式多样的宣传教育活动，充分认识在公共场所吸烟是一种不文明、不健康的生活行为。如大力开展控烟宣传教育，促进大众认识烟草危害并采取行动，围绕世界无烟日开展宣传倡导活动，出版发行年度中国控制吸烟报告，组织开展烟草控制大众媒体传播活动及戒烟竞赛活动。

卫生部、全国爱卫会开展第十八个世界无烟日主题宣传活动，主题是"卫生工作者与控烟"。根据卫生部、全国爱卫会的通知要求，各地学习宣传《公约》，加强履约能力建设，认真贯彻和严格执行控烟相关法律法规，组织开展创建活动，加大宣传力度等。

通过组织大规模的世界无烟日主题宣传活动、参加国际戒烟竞赛以及开展创建无烟草广告城市、青少年和公共场所控烟工作，全社会关注控烟，积极参与控烟的社区氛围已初步形成。

(三) 戒烟

WHO 最近发布的全球烟草流行报告（MPOWER）指出，帮助烟草使用者戒烟的干预措施主要有两种。一种是咨询指导，包括由医生或其他医务工作者在日常医疗服务中面对面地劝导，以及通过戒烟热线在电话中提供咨询，或者借助社区规划进行咨询服务；另一种措施是提供低成本的药物治疗。国外经验表明，治疗烟草依赖，咨询指导和药物治疗单独使用有效，联合使用咨询和药物治疗的综合措施效果更优。医生宜鼓励所有尝试戒烟者使用。

(一) 应用 5A 技能帮助吸烟者戒烟

戒烟门诊或相关科室的戒烟医生应熟练掌握 5A 技能，有的放矢地指导、帮助吸烟者戒烟。5A 技能具体包括：询问（ask）、建议（advice）、评估（assess）、帮助（assist）和安排随访（arrange follow-up）五个步骤：

第 1 步：询问并记录患者吸烟情况。
第 2 步：建议劝说所有吸烟者戒烟。
第 3 步：评估每一位吸烟者的戒烟动机与意愿。
第 4 步：帮助戒烟。
第 5 步：安排随访。

(二) 引导、帮助吸烟者掌握、应用自我戒烟技巧

当前，应积极引导、帮助吸烟者学习、掌握和按需应用以下自我戒烟技巧：

1. 评估　吸烟者先评估自己的吸烟习性，再根据评估结果进行戒烟，成功率往往比较大。

2. 作出决定　首先了解吸烟的危害，其次是认定戒烟永不嫌迟。当吸烟者戒烟5年后，因吸烟引起的疾病死亡率几乎减半；大约15年后，这些疾病的死亡率便与不吸烟的人相等。

3. 准备戒烟

(1) 吸烟者考虑自己在什么时间、什么场合或与什么人在一起会吸烟。

(2) 了解戒烟可能会出现哪些不适，如头晕、出汗、失眠等。

(3) 在准备阶段如何克服烟瘾和不适，消除紧张心理，克服他人的诱惑。

(4) 在准备阶段如果还在吸烟，可改变吸烟的时间和地点。

(5) 设计一些克服烟瘾的方法或准备一些有助于戒烟的食品。

4. 开始戒烟

(1) 选择具有特殊纪念意义的日子突然停止吸烟，也可逐渐减少吸烟的支数，推迟每天的吸烟时间。

(2) 深呼吸、多喝水、多运动以克服尼古丁成瘾的不适。

(3) 预防烟具和烟友的诱惑：将现有的香烟和烟具全部扔掉，还要拒绝朋友的敬烟。

5. 巩固戒烟成果　克服烟瘾和尽量放松自己。可以听音乐、散步、跳舞、体育运动、饮水、吃零食等，如戒烟者又想吸烟，可请亲友和医生帮助。

第三节　酗酒的健康教育与矫治

酒是以酒精和水为主要成分的多种物质混合液，化学成分主要为乙醇，其分子量很小，能穿透人体内任一种细胞膜，进入全身每一个器官和细胞而发挥作用。医学上曾用酒作为止痛剂、麻醉剂、兴奋剂、消毒剂、溶剂，都取得了满意的效果。酒还可提供能源，有营养作用。我国文化传统是无酒不成宴，不醉不成礼，灌酒之风盛行。饮酒者如不清楚认识酒的性质与作用，就不易改变其酗酒行为。

一、酗酒对健康的危害

酒精对人脑组织的亲和力大，依次抑制大脑皮质、脊髓、延髓，导致神经、精神症状。酗酒是指因过度饮酒造成躯体、精神损害，并带来不良社会后果的一种成瘾行为。这种行为可造成机体各系统功能失调，引起急性和慢性酒精中毒，对人类健康产生明显危害，也是导致违法犯罪的因素之一。

1. 酗酒与疾病　长期反复酗酒可导致躯体和精神两方面明显改变，使社交功能、职业功能和社会适应能力严重受损。酗酒可加重肝负担，损害肝细胞，使肝细胞变性坏死，最终导致肝硬化。目前，肝硬化已成为25~64岁男性死亡的五大原因之一，它的形成主要与人们大量饮酒密切相关。酒精对人体具有强烈的麻醉作用，尤其是酒精含量较高的白酒，对人体的毒害更大。长期嗜酒可导致慢性中毒，它不仅严重损害人体各种器官，而且可引起各种慢性疾病。具体表现为神经衰弱、智力减退、健忘等，尤其是慢性胃肠疾病、肝脂肪变性等。过量饮酒可导致胃癌、肝癌、乳腺癌、恶性黑色素瘤等。长期饮酒还会发生酒精中毒性心脏病，严重者可出现心律失常、心力衰竭，甚至突然死亡。此外，酒精对精子、卵子也有毒害作用，能引起不育、流产并影响胎儿的生长发育，甚至影响胎儿出生后的智力发育。据有关卫生统计表明，因酗酒脑卒中死亡者为不饮酒者的 3 倍。

2. 酗酒的社会危害　酗酒可对社会产生明显的危害。因为酗酒作为一种病态或异常行为，可造成严重的社会问题。酗酒者通常把酗酒行为作为一种因内心冲突、心理矛盾造成的强烈心理势能发泄的重要途径，常通过酗酒来消除烦恼，减轻空虚、胆怯、内疚、失败等心理感受。这种病态行为是构成社会治安恶化、家庭离异、违法乱纪、交通事故的重要原因。我国每年因酗酒肇事立案高达 400 万起。全国每年有 10 万人死于车祸，而 1/3 以上的交通事故发生与酗酒及酒后驾车有关。在饮酒人数和饮酒活动频度增加的背景下，引发酗酒的现象呈上升趋势，这是一种值得引起全社会高度重视的问题。

二、控酒与健康促进

1. 社会干预　酗酒在我国尚未成为重大的危害社会行为，少量饮酒亦对健康无害，可采取一些社会干预措施。许多国家在反对酗酒方面，先后出台了一些法律措施，如：①强制实行允许饮酒的最小年龄规定；②通过高税、高价控制酒精总消费；③限制高度酒、鼓励低度酒的生产和销售；④谨慎发放酿酒、贩酒、销售酒的公司的营业执照；⑤加强对汽车驾驶人员的酒精监测。严惩酒后驾车、酗酒闹事等违法行为。

2. 健康教育的内容和方法

（1）充分利用大众媒体，广泛宣传酗酒对自己、对家庭、对他人、对社会造成的危害。

（2）将有关健康教育内容列为学校健康教育内容。

（3）创造丰富多彩的业余文化内容，改善枯燥的生活环境，帮助人们建立健康的生活方式，以减少对酒精依赖的产生。

（4）对一些酗酒的成年人，可应用呋喃唑酮或双硫醒等药物，给他们进行相应的药物性刺激。

3. 戒酒　常用的为厌恶疗法。即让患者服用戒酒硫后，再饮酒时即产生恶心、呕吐等不适，随后逐渐产生对酒的厌恶、而不敢再饮酒。戒酒时可产生戒断综合征，出现腹痛、呕吐、大汗淋淋、胸闷、呼吸困难、心悸、四肢麻木、乏力、颤抖、抽搐、失眠、焦虑不安、兴奋多话、幻听、幻视、紧张、恐惧等症状。这些症状在重新给予酒后即可消除。其产生机制是缺乏酒精对脑刺激而产生的生理、心理依赖性反应。给予降低脑内去甲肾上腺素（NA）、多巴胺（DA）递质并阻断 M 受体作用的氯丙嗪、奋乃静、氯氮平类药可消除这些症状。

第四节　吸毒的健康教育与矫治

吸毒是指通过各种途径（如吸入、食用、注射等）应用能够影响人的精神状况，但被法律禁止使用的化学物质的成瘾行为。目前，国内外对吸毒成瘾的标准看法不一，国际权威性的看法为：吸毒成瘾是由毒品引起的疾病。吸毒一旦成瘾，可产生强烈的精神依赖性、生理依赖性和药物耐受性。

一、吸毒对健康的危害

在国际环境影响下，我国已灭绝多年的吸毒现象近年又死灰复燃，吸毒人数已达百万。这类精神活性物质的滥用和成瘾，不但严重危害了个体的身心健康，而且造成许多家庭和社会问题。吸毒的危害主要有以下四个方面：

1. 毒品作用于人的大脑神经中枢，过量摄入毒品会导致中枢神经系统过度兴奋，引起衰竭或麻痹，严重可导致死亡。

2. 吸毒是艾滋病的重要传播途径，由于注射使用毒品者常常共用注射器和针头，导致一些血行传播性疾病流行，一旦成瘾后可使患者丧失工作能力和生活自理能力，既造成他们的经济严重损失，又成为家庭和社会的沉重负担。

3. 与吸毒密切相关的种毒、制毒、贩毒行为常以有组织犯罪的形式存在，吸毒者还因经济问题、人格改变等原因发生抢劫、强奸、卖淫等犯罪行为而破坏社会稳定。

4. 吸毒不仅危害自身健康，而且还影响人类的生育能力。父母吸毒将对胎儿发育和儿童生长造成严重损害。许多先天性呆傻、残疾的婴儿就是由于其父母吸毒而导致的。如果家庭中父亲或母亲吸毒，孩子除无法得到家庭的温暖外，还会受到父母的虐待，成为了吸毒父母毒瘾发作时的发泄对象。

二、社会干预

20世纪80年代以来，吸毒在全世界日趋泛滥，毒品走私日益严重。面对这一严峻形势，1987年6月12日至26日，联合国在维也纳召开138个国家参加的麻醉品滥用和非法贩运问题部长级会议。会议提出了"爱生命，不吸毒"的口号。与会代表一致同意将每年6月26日定为"国际禁毒日"，以引起世界各国对毒品问题的重视，号召全球人民共同抵御毒品的危害。

法律规定吸食毒品是违法行为。吸毒具有多重危害性，将吸毒视为违法行为是世界各国法律的普遍规定。我国全国人大常务委员会《关于禁毒的决定》第8条规定："吸食、注射毒品的，由公安机关处15日以下拘留，可以单处或者并处2000元以下罚款，并没收毒品和吸食、注射器具。吸食、注射毒品成瘾的，除依照前款规定处罚外，予以强制戒除，进行治疗、教育。强制戒除后又吸食、注射毒品，可以实行劳动教养，并在劳动教养期间强制戒除。"

三、毒品使用控制策略

1. 制定禁毒法律法规　为了依法开展有效的禁毒活动，我国从20世纪70年代末开展有效的禁毒活动，并开始制定有关禁毒的法律法规。2000年6月，国务院新闻办公室颁布了《中国的禁毒》白皮书，阐明了禁止滥用和非法贩运毒品的全面对策。

2. 成立专门的禁毒机构，增强缉毒力量　1990年11月，国务院成立了由16个部委负责人组成的禁毒委员会，负责研究制定禁毒方面的重要政策和措施，协调有关重大问题，统一领导全国的禁毒工作。

3. 依法严厉打击毒品犯罪问题　在公安、海关加强缉毒巩固工作的同时，检察院依法及时批准逮捕毒品犯罪分子，人民法院依法严惩毒品犯罪，绝不姑息纵容。

4. 广泛开展禁毒宣传教育　教育广大人民群众（尤其是青少年），深切认识毒品的危害，自觉远离毒品、抵制毒品，并检举揭发毒品犯罪活动。

5. 及时铲除非法种植的罂粟　严厉查处非法种植毒品原植物的案件，严禁种植和及时铲除非法种植的罂粟。

6. 切实做好戒毒工作　对吸毒人员调查登记，开办各种戒毒机构，做好吸毒人员的戒毒工作。

7. 加强国际合作　加强禁毒领域的国际合作与理论研究，为国际禁毒工作提供科学、有效、合理的理论依据和手段。

四、吸毒的预防

1. 树立正确的世界观、人生观，抵御各种不良诱惑。
2. 洁身自好，拒绝毒品。
3. 遵纪守法，抵御毒品。

五、行为矫治

（一）药物治疗

1. 阿片类阻滞剂　阿片作用于中枢阿片受体后产生欣快心理而成瘾。当给予阿片受体阻滞剂纳洛酮和纳屈酮后，它们选择性占据阿片受体，阻断阿片类（如吗啡）与阿片受体的结合，不再引起镇痛、镇静与欣快作用，从而使注入吗啡的欣快作用消失。这样，通过不强化就使吗啡建立欣快的条件反射消失，而起到戒断作用。纳洛酮本身无明显的药理作用，无毒性，临床上常用它来解救阿片类中毒引起的呼吸抑制及中枢神经抑制的昏迷患者。

2. M受体阻断剂　由于戒断综合征多为M受体兴奋所引起的恶心、呕吐、腹痛、肌肉痛、腹泻、流涕等症状，故用M受体阻断剂可消除大部分戒断症状，而获得脱毒的效果。如我国就有用东莨菪碱治疗3000例吸毒者而取得成功的报道。

3. 替代治疗　利用与毒品有相似化学结构和相似作用，但其欣快作用很弱的药品来替代毒品脱毒。美沙酮是μ受体激动剂，产生吗啡样镇痛、镇静作用，但欣快作用弱。口服后作用持续长达56小时，每天只服一次。用它代替毒品，可使成瘾作用逐渐减弱、消失。

（二）认知-行为疗法

认知是使吸毒者从正面和反面深刻认识吸毒的危害，从而引起其吸毒动机转变，社会适应不良行为通过增强应对能力而矫正。行为疗法是矫正其吸毒行为，消除其已建立的吸毒条件反射，并强化患者的不吸毒行为。通过奖励以巩固其不吸毒行为，通过惩罚以减少患者的吸毒行为。

（三）强制戒毒

吸毒直接危害身体健康，毒瘾发作易引起心力衰竭而死亡，有的吸毒者死于全身腐烂。吸食毒品还易传染疾病，甚至遗传疾病。不少吸毒者也认识到吸毒的危害，但成瘾后却无力自戒。有的吸毒者虽能自我戒绝，但如隔绝不了与外界的接触，受人引诱就一吸再吸，以致不能自拔。所以，由国家强制收容吸毒成瘾者，将他们集中放置于专门场所，使之得到医疗和教育，最终戒绝毒瘾。这种强制戒毒措施切实保护了公民的身心健康。为此，全国人大常务委员会《关于禁毒的决定》第8条规定，对吸食、注射毒品成瘾的，除依法给予治安处罚外，还应予以强制戒除其毒瘾，进行治疗、教育。

（四）劳动教养

《关于禁毒的决定》第8条规定，对吸食、注射毒品成瘾者经强制戒除后又吸食、注射毒品的，可以实行劳动教养，并在劳动教养过程中予以治疗、教育，强制戒除其毒瘾。从这一规定可以看出，对吸毒者适当劳动教养必须具备以下几个条件：

1. 行为人故意吸毒已经形成瘾癖。
2. 行为人因吸毒成瘾被使用过强制戒毒。
3. 行为人再次故意吸毒。

只有行为人同时具备了上述三个条件，才能适用劳动教养。劳动教养有利于加强对吸毒者的思想教育和改造，因为劳动教养所实行边劳动、边教育、边学习的管理制度，将吸毒者投入劳动教养场所，使之在劳动教养过程中戒除毒瘾，从而得到身心兼治的效果。

> **小结**
>
> 　　本章的教学重点是成瘾性行为的概念及其行为特征，吸烟、酗酒和吸毒对健康与社会产生的危害以及对其采取的健康教育策略和社会干预办法，控烟与戒酒的背景、健康教育策略和内容，毒品使用的控制策略、吸毒的预防和行为矫治。教学难点是戒酒的社会干预实践、吸毒的预防及行为矫治方法应用。

思考题

1. 什么叫成瘾性行为？这种行为有哪些行为特征？
2. 简述吸烟、酗酒和吸毒的健康教育策略和社会干预办法。
3. 吸烟（包括被动吸烟）、酗酒和吸毒对人类健康会产生哪些危害？试分别予以比较。
4. 简述控烟的背景与策略。
5. 作为健康教育工作者，你为愿意戒烟者提供的戒烟技巧有哪些？
6. 能帮助吸烟者戒烟的5A技能是什么？怎样引导吸烟者进行自我戒烟？
7. 试述控酒、戒酒的健康教育内容和社会干预措施。
8. 毒品使用的控制策略有哪些？对吸毒者应采用哪些预防及行为矫治方法？
9. 简述烟草的有害成分。

（常德职业技术学院　丁郭平）

第九章 传染病防控

> **学习目标**
> 1. 掌握预防接种的概念与种类、计划免疫方案与效果评价;医院感染的概念与类别、医院感染的产生与影响因素、医院感染的防控策略与主要措施。
> 2. 熟悉传染病流行过程的三个基本环节、传染病流行影响因素;传染病的防控策略与主要措施。
> 3. 了解传染病的水平传播和垂直传播。

第一节 传染病流行环节与防控策略

一、传染病流行过程的三个基本环节

传染病流行过程(epidemic process)是指传染病在社区人群中发生及传播的过程。流行过程的发生必须具备传染源、传播途径和易感人群三个基本环节,如果缺少其中任一环节,新的传染不可能发生,传染病的流行过程势必终止。因此,正确认识各种传染病的流行过程,及时采取有效措施,阻断流行环节,可有效阻止社区传染病的流行,从而达到控制、消灭传染病的目的。

(一)传染源

传染源(source of infection)是指体内有病原体生长繁殖并能排出病原体的人和动物。感染者排出病原体的整个时期,称为传染期(communicable period)。传染期是确定隔离期限的重要依据。传染源的类型主要有以下三种:

1. 患者 患者是重要的传染源。对于麻疹、水痘等无病原携带状态的传染病,患者是唯一的传染源。患者的某些症状(如咳嗽、腹泻)有利于病原体的排出和发散,增加易感者受感染的机会。根据疾病自然史,患病过程分为潜伏期、临床症状期和恢复期。不同患病时期的患者作为传染源的意义不同,主要取决于是否排出病原体以及排出病原体的数量与频度,同时也取决于患者的活动性。

(1)潜伏期:潜伏期是指从病原体侵入机体到最早临床症状开始出现的这段时间。潜伏期是传染病的重要特征之一。不同传染病的潜伏期长短不同,短则数小时或数天,如细菌性食物中毒的潜伏期仅数小时,霍乱的潜伏期为数天;长则数年或数十年,如艾滋病的潜伏期可达 2~10 年或更长。潜伏期的流行病学意义在于:

1)潜伏期的长短影响疾病的流行特征,短潜伏期的传染病一旦发生,常呈暴发流行,如流行性感冒;而长潜伏期的疾病则多呈持续性流行。

2)根据潜伏期的长短,可帮助判断受感染的时间,有利于进一步追踪可能的传染源和传播途径,确定免疫接种的时间,明确接触者的留验、检疫或医学观察的期限。

3）可用于评价预防措施的效果，如实施某项预防措施后，经过一个潜伏期，病例数明显下降，则很可能是该项措施所产生的效果。

（2）临床症状期：临床症状期是指出现某种疾病特异性症状和体征的时期，这一时期的传染性最强。本期患者作为传染源的意义很大，因为这时患者体内的病原体数量大，所产生的咳嗽、呕吐、腹泻等症状有利于病原体的排出和播散。此外，不可忽视轻型或非典型患者作为传染源的流行病学意义，尽管他们症状轻微，但仍可向外界排出病原体，具有传染性。加上这些患者的活动范围并未受到严格管理，照常在社区中生活或从事生产活动，尤其是当他们从事饮食工作或托幼工作时，常可引起传染病的暴发流行。

（3）恢复期：对于多数传染病来说，当患者处于恢复期时，其传染性逐渐消失。但痢疾、伤寒等传染病患者在恢复期仍可排出病原体，甚至伤寒的慢性带菌者终身排出病原体。

（4）传染期的概念与意义：患者具有传染性的时期，即患者排出病原体的整个时期称为传染期。传染期的流行病学意义在于：传染期是决定传染病患者隔离期限的重要依据；传染期在一定程度上影响疾病的流行特征，传染期短的疾病，其继发病例常成簇出现；传染期长的疾病，其继发病例则陆续出现，持续时间较长。

2. 病原携带者（carrier） 病原携带者是指没有任何临床症状，但能排出病原体的人。带菌者、带病毒者和带虫者都属于病原携带者。根据疾病分期，病原携带者可分为潜伏期病原携带者、恢复期病原携带者和健康病原携带者。

（1）潜伏期病原携带者：指在潜伏期内带有并排出病原体者，他们大多在潜伏期末排出病原体。潜伏期病原携带者可作为传染源的病种有痢疾、伤寒、霍乱、麻疹、甲型肝炎、白喉、百日咳、水痘、腮腺炎等。

（2）恢复期病原携带者：指在临床症状消失后仍可在一定时期内排出病原体者，例如痢疾、伤寒、乙型肝炎、白喉、流行性脑脊髓膜炎等。如果病原携带时间不超过3个月者，称为暂时性病原携带者；病原携带时间超过3个月者，则称为慢性病原携带者。病原携带者常出现间歇排菌（或排毒）现象，因此，连续检测至少3次阴性，方可认为不再带菌（或带毒）。如果对这类病原携带者管理不严，也可引起传染病的暴发流行。

（3）健康病原携带者：指在整个感染过程中无明显临床症状与体征，但能排出病原体者，例如流行性脑脊髓膜炎、白喉、霍乱、乙型肝炎、脊髓灰质炎等。这类病原携带者排出病原体的数量较少，时间较短，因而作为传染源的意义不大。

病原携带者作为传染源意义的大小，不仅取决于排出病原体的数量和携带状态的长短，而且取决于携带者的职业、社会活动范围、生活环境、个人卫生与环境卫生条件及防疫措施等。在饮食服务业、供水公司和托幼机构工作的病原携带者对周围社区人群的威胁很大，对这类工作人员要定期进行病原携带状态的检查。

3. 受感染动物（infections animals） 某些疾病可在动物与人类之间传播，由共同的病原体引起，此类疾病称为人兽共患病，如血吸虫病、狂犬病等。某些疾病的病原体在自然界的动物之间传播，在一定条件下可传染给人类，此类疾病称为自然疫源性疾病，如鼠疫、森林脑炎、肾综合征出血热等。

动物作为传染源的意义主要取决于人类与动物的接触机会和密切程度、动物传染源的种类和周围环境因素。

（二）传播途径（route of transmission）

病原体从一个宿主转移至另一个新宿主的过程，即病原体更换宿主的过程称为传播过程。整个过程包括病原体从传染源体内排出后，侵入新的易感宿主之前，在外界环境中停留和转移所经历的全部过程。病原体停留和转移必须依附于各种生物媒介和非生物媒介物，这些参与传播病原体的媒介物，称为传播媒介。

一种传染病可通过一种或几种途径进行传播，传染病的传播途径主要有以下几种：

1. 经空气传播 经空气传播（air-borne infection）主要是指经飞沫、飞沫核和尘埃等方式传播。

（1）经尘埃传播：尘埃是空气中病原体的重要载体，直径 $1\mu m$ 或小于 $1\mu m$ 的尘埃可长期悬浮于空气中，随着空气流动而四处播散。因此，带有病原微生物的尘埃可引起疾病传播。例如，结核病院的尘埃中可分离出结核分枝杆菌；乙肝病房和公共场所的空气尘埃中可查出乙肝病毒表面抗原。

（2）经飞沫传播：当人在深呼吸、咳嗽、打喷嚏时，从呼吸道喷出的黏液称为飞沫，其中含有大量的微生物。飞沫表面积大，分散系数大，但在空气中悬浮时间较短，主要威胁传染源周围的密切接触者。对外环境抵抗力较弱的脑膜炎双球菌、流感病毒、百日咳鲍特菌等病原体，大多以这种方式在人群中传播。此外，以这种方式传播的还有 SARS 冠状病毒，通过患者从呼吸道排出的飞沫广泛传播近距离的密切接触者。

（3）经飞沫核传播：飞沫核是飞沫蒸发后留下的核心部分，由唾液中的黏液素、蛋白质、无机盐和微生物组成。微生物在飞沫核中受到蛋白质和黏液素保护，可存活较长时间。飞沫核很轻，直径很小（多数在 $0.5\sim 12\mu m$），可长时间悬浮，传播面广，吸入后可深达肺部，因此，飞沫核的传染性比尘埃和飞沫强。

经空气传播的传染病具有以下流行特征：①传播途径易实现，传播范围广，发病率高；②受人群免疫水平影响，儿童多发；③具有较明显的季节性，呈现冬春季节升高现象；④与社区居民的居住条件及人口密度有关。

2. 经水传播 经水传播（water-borne infection）是指受污染的饮用水和疫水的传播。

（1）经饮用水传播：如霍乱、伤寒、甲型肝炎等，主要由于饮用水源受到带有病原体的粪便、污水或污物的直接或间接污染所致。经饮用水传播的传染病具有以下流行特征：

1) 患者的分布与供水网络的布局和范围相一致，即具有饮用同一水源的共同暴露史。
2) 除哺乳期婴儿外，发病无明显年龄、性别和职业差异。
3) 如果水源经常受到污染，则病例持续不断。
4) 停用污染水源或净化水源后，该病的暴发或流行即告终止。

（2）经疫水传播：如血吸虫病、钩端螺旋体病等，在人们接触疫水（即受污染的水体）时，病原体通过皮肤、黏膜侵入人体内。经疫水传播的传染病具有以下流行特征：

1) 患者有接触疫水的历史。
2) 发病具有季节性、地区性和职业差别。
3) 大量易感人群进入疫区接触疫水后，将导致该病的社区暴发或流行。
4) 加强疫水处理或个人防护措施后，可控制发病的患者数。

3. 经食物传播 经食物传播（food-borne infection）有两种，即原发性污染（一次污染）和继发性污染（二次污染）。

（1）原发性污染（或一次污染）：是指食品在原料阶段受到的污染，如粮食、果蔬在收获前或畜禽在宰杀前受到病原微生物污染。

（2）继发性污染（或二次污染）：是指食物在生产、加工、运输、贮存和销售过程中受到污染。

经食物传播的传染病具有以下流行特征:
1) 发病者有食用污染食物的历史,不食者不发病。
2) 一次大量污染可导致疾病的社区暴发。
3) 停止污染食物的供给后,暴发立即平息。

4. 接触传播　接触传播(contact transmission)包括直接接触传播和间接接触传播(日常生活接触)两种方式。

(1) 直接接触传播:指传染源与易感者接触而未经其他任何外界因素所致的传播,如性病、狂犬病等传染病。

(2) 间接接触传播:即易感者接触了被传染源排泄物或分泌物污染的日常生活用品所致的传播,如许多肠道传染病、体表传染病以及某些人兽共患病等。在此类传播方式中,手起着十分重要的作用。WHO的研究表明对手清洁卫生可有效地控制以此方式传播为主的传染病在社区中流行。

间接接触传播的传染病的流行特征如下:
1) 病例一般呈散发,并可呈现社区、家庭或同室成员聚集现象。
2) 流行过程缓慢,无明显季节性。
3) 个人卫生习惯及卫生条件差者,发病较多。
4) 加强社区管理,严格消毒,加强个人卫生,可减少发病。

5. 节肢动物传播　节肢动物传播(arthropod-borne infection)包括机械携带与生物性(吸血)传播两种方式。

(1) 经节肢动物机械携带传播:如肠道传染病。蝇、蟑螂等携带肠道传染病病原体,它们在觅食、反吐或排泄时可使所携带的病原体污染食物或餐具,当人们食用这些或使用这些受污染的食物或餐具时,即可能患上肠道传染病。

(2) 经吸血节肢动物传播:如鼠疫、疟疾、丝虫病、流行性乙型脑炎、登革热等。当吸血节肢动物(如蚊等)吸食处于菌血症、病毒血症、立克次体血症或寄生虫血症宿主的血液时,病原体就随血液进入节肢动物肠腔或体腔进一步增殖(如疟原虫)或发育(如丝虫病的微丝蚴),当其再次叮咬易感宿主时,就可将病原体传染给易感者。由于病原体在吸血节肢动物体内必须经过一段时间的增殖或完成其生活周期中的某一阶段后,节肢动物才具有传染性,因此,这个段时间称为疾病的外潜伏期(extrinsic incubation period)。

经节肢动物传播的传染病具有以下流行特征:
1) 节肢动物的孳生和活动受自然条件制约。因此,由节肢动物传播的传染病具有一定的地区性和季节性特征。
2) 有些节肢动物传播的传染病具有明显的职业特点,如森林脑炎多见于伐木工人。
3) 新疫区发病年龄无明显差异,老疫区则以儿童多发。

6. 经土壤传播(soil-borne transmission)　经土壤传播是指土壤中的病原体可来源于传染源的排泄物、分泌物或尸体处理不当等。土壤传播病原体作用的大小取决于病原体在土壤中的存活力、人与土壤接触机会以及个人卫生习惯。例如土壤中的破伤风梭菌芽胞、产气荚膜梭菌芽胞污染皮肤或黏膜创口后可能导致破伤风或气性坏疽;土壤中的蛔虫卵污染水果、蔬菜或儿童的手后可能导致蛔虫病。

经土壤传播的传染病的流行特征如下:

1）发病与病原体在土壤中的存活力有关。

2）与个人卫生习惯和是否采取防护措施有关。

7. 医源性传播（iatrogenic infection） 在医疗、预防或接受医学检验时，由于某些人为因素造成某种传染病传播，称为医源性传播。造成医源性传播的原因有以下两种：①由于所用医疗器械、针头、采血器、导尿管消毒不严或受到周围环境污染；②由于输血或使用受污染的生物制品和药物，如乙型肝炎、丙型肝炎、艾滋病等。

以上七种传播途径是病原体在外环境中借助于传播因素而实现的人与人之间的相互传播，统称为水平传播（horizontal transmission）。

8. 垂直传播（vertical transmission） 垂直传播是指病原体通过母体传播给子代的过程，也称为母婴传播。垂直传播的方式有以下三种：

（1）经胎盘传播（placenta infection）指受感染的孕妇通过胎盘血液屏障将病原体传播给胎儿的过程，如风疹病毒、乙肝病毒、艾滋病等均可通过胎盘导致胎儿先天性感染。孕妇在妊娠早期患风疹，则胎儿畸形的发生率将显著增加。

（2）上行传播（ascending infection）病原体经孕妇阴道、通过子宫颈口到达绒毛膜或胎盘引起胎儿感染的过程。如单纯疱疹病毒、白念珠菌可通过上行传播引起胎儿感染。

（3）分娩引起的传播（accouchement infection）分娩时，胎儿通过污染严重的产道时受到感染的过程。如产道存在的淋病奈瑟菌、疱疹病毒等可在分娩过程中感染胎儿。

（三）易感人群

易感人群是指最易感染传染病病原体的人群。人群作为一个整体对传染病的易感程度称为人群易感性（herd susceptibility）。人群易感性的高低对传染病的流行过程有一定的制约作用。当人群中免疫人口比例增加时，易感人群所占比例就缩小，该人群对疾病的易感性降低，传染病的发病率就大大降低。这是因为具有免疫力的个体除了本身不发病外，还对易感者起到屏障作用。当人群中免疫人口达到一定比例时，甚至可以终止传染病的流行。

二、传染病流行的影响因素

构成传染病流行过程的三个基本环节能否相互连接、协同作用，还受到自然因素和社会因素的影响和制约。

（一）自然因素

自然因素是指人类生活环境中天然存在的各种因素，包括地形地貌、气候和地理条件、土壤性质和动、植物种类等。自然因素十分复杂，其中对流行过程最具影响力的是气候因素和地理因素。自然因素通过影响传染病、传播途径和易感人群三个基本环节，促进或制约传染病流行过程。有些地区的地理环境和气候条件十分适合某种病原体或媒介生物的生长和活动，此种疾病在这些地区就容易流行，流行强度也可能大些。全球气候变暖已促使媒介昆虫和动物宿主迁徙方式的改变。例如，伊蚊一般只生活海拔1000米以下的温带地区，但由于气候变暖，现在已在海拔1350~2200米高度发现它的踪影。自然因素还可影响人群受感染机会，例如，夏季气候炎热、人们多食生冷饮食、极易发生消化道传染病。

（二）社会因素

社会因素包括人类一切活动，如生产活动、生活条件、人群卫生习惯、卫生条件、医疗卫生状况、居住环境、人口密度、人口流动、风俗习惯、宗教信仰、社会动荡、社会制度等。社会因素同样通过影响传染病、传播途径和易感人群这三大基本环节，促进和制约传染病的流行过程。

1. 社会因素对传染源的影响 《中华人民共和国传染病防治法》的颁布和执行；建立及增设卫生防疫机构和传染病院，对传染病患者进行隔离治疗；定期对一些特殊行业从业人员体验；对献血员常规检查乙型肝炎表面抗原、HIV抗体等，都有利于早期发现和管理传染源，防止其传播，消除其传染性。

2. 社会因素对传播途径的影响 人们生活条件改善、文化卫生知识水平提高是减少和控制传染病发生的重要因素。例如，提高居民饮用水质量可以减少或阻止霍乱、伤寒和痢疾等肠道传染病的传播。又如，新中国成立后，严格执行国境卫生检疫，防止检疫传染病传入或传出。

3. 社会因素对易感人群的影响 由于预防接种是一种保护易感人群的最有效措施。因此，社会因素对易感人群的影响，主要体现在预防接种质量和推广程度上。实践表明，通过人群大规模免疫接种，可控制多种传染病（如乙型肝炎、白喉、麻疹、破伤风等）的流行，或将这些传染病的发病率降至较低水平，从而有效保护了易感人群。

总之，社会因素既是促进传染病传播蔓延的重要因素，又是有效防治及消灭传染病的主导因素。通常，在不利社会因素（如战争、灾荒等）的影响下，极易发生传染病流行；相反，优化、改善社会因素，又可制止传染病的发生、蔓延，甚至消灭传染病。

三、传染病的防控策略与主要防控措施

（一）传染病的预防

传染病的预防是指在疫情尚未出现之前，针对可能受病原体威胁的易感人群或存在病原体的环境、媒介昆虫、动物等采取措施。

1. 健康教育 通过信息传播和行为干预，提高人们的自我保健意识和自我保健能力。有效的健康教育对控制和预防传染病是一种重要武器和卫生资源，是国内外公认的一种低投资高效益的决策。

2. 卫生立法和卫生监督 为预防控制传染病、保护和促进居民健康提供法律保证。

3. 改善卫生条件 有计划地建设和改造城乡公共卫生设施，对污水、污物、粪便进行无害化处理；保持饮水卫生；加强食品卫生监督；建立健全医疗卫生机构和致病微生物实验室的规章制度，防止医源性感染和致病微生物的播散。

4. 免疫预防 免疫预防是通过预防接种来提高人群免疫水平的一种特异性预防措施，可有效预防相应的传染病，是消灭传染病的重要手段之一。

5. 国境卫生检疫 为了防止传染病由国外传入和从国内传出，在一个国家国际通航的港口、机场、陆地边境和国界江河口岸设立国境卫生检疫机关，对进出国境人员、交通工具、货物、行李和邮件等实施医学检查和必要的卫生处理。

我国规定检疫的传染病有鼠疫、霍乱和黄热病三种。其检疫期限为鼠疫6天、霍乱5天、黄热病6天。

（二）传染病的控制

1. 疫情管理

（1）疫情报告：又称传染病报告。

1）报告种类：根据《中华人民共和国传染病防治法》规定，法定报告传染病分为甲、乙、丙三类共36种。

①甲类传染病：鼠疫和霍乱。

②乙类传染病：病毒性肝炎、细菌性和阿米巴性痢疾、伤寒和副伤寒、艾滋病、淋病、梅毒、脊髓灰质炎、麻疹、百日咳、白喉、流行性脑脊髓膜炎、猩红热、流行性出血热、狂犬病、钩端螺旋体病、布鲁菌病、炭疽、流行性和地方性斑疹伤寒、流行性乙型脑炎、黑热病、疟疾、登革热、肺结核、新生儿破伤风、严重急性呼吸道综合征（SARS）。

③丙类传染病：血吸虫病、丝虫病、包虫病、麻风病、流行性感冒、流行性腮腺炎、风疹、急性出血性结膜炎以及除霍乱、痢疾、伤寒和副伤寒以外的感染性腹泻病。

国务院有权根据情况增加或减少甲类传染病病种；国务院卫生行政部门有权根据情况增加或减少乙类、丙类传染病病种。

2）责任报告人及报告时限：凡从事医疗、保健、卫生防疫工作人员皆为责任疫情报告人。责任疫情报告人发现甲类传染病和乙类传染病中的艾滋病、肺炭疽、脊髓灰质炎、白喉的患者、病原携带者和疑似患者时，4小时内电话报告当地卫生防疫机构，随后补报传染病报告卡（城镇6小时，农村12小时内）。发现其他乙类传染病患者、病原携带者和疑似患者时，城镇于12小时内，农村于24小时内向当地卫生防疫机构递交传染病报告卡，暴发时按甲类传染病报告。丙类传染病监测区内发现血吸虫、丝虫、麻风、流感、流行性腮腺炎、风疹按乙类传染病报告；其他丙类传染病应在24小时内向当地卫生防疫机构递交传染病报告卡。在传染病暴发、流行时，应以最快的方式报告。SARS按突发公共卫生事件报告，发现SARS后，应该立即电话报告，并于24小时内补报传染病报告卡，订正和转归6小时内报告。

（2）疫情报告工作的考核：主要内容包括疫情报告制度是否健全，填卡上报是否及时，漏报、漏诊情况等。

2. **防疫措施** 防疫措施是指疫情发生后，采取防止扩散、尽快平息的措施。

（1）对传染源的措施

1）患者：要早发现、早诊断、早报告、早隔离和早治疗，患者一旦确诊为传染病或可疑传染病，应立即按我国传染病防治法的规定实行分级管理。

2）病原携带者：对病原携带者应做好登记并进行管理；定期随访；在饮食行业、服务行业及托幼机构工作的病原携带者必须调离工作岗位；艾滋病、乙型肝炎和疟疾的病原携带者严禁做献血员。

3）接触者：曾接触传染源的易感者，应接受检疫。检疫期从最后接触之日算起到该病的最长潜伏期。通过医学观察、留验、药物预防及应急预防接种等措施达到保护接触者和及早发现新病例之目的。

4）动物传染源：对人类危害大且无经济价值的动物（鼠）应予以消灭；对危害不大且有经济价值的病畜，应予以隔离治疗。

（2）对传播途径的措施：主要是针对传染源污染的环境所采取的措施。如对呼吸道传染病采取通风和空气消毒；对虫媒传染病，重点是杀虫。

消毒一般分为：①预防性消毒：针对可能受致病微生物污染的场所和物品施行消毒，如空气、饮水消毒等。②疫源地消毒：对现有或曾经有传染源存在的场所进行消毒，其目的是消灭传染源排出的致病性微生物，又可分为随时消毒和终末消毒两类。随时消毒是指在有传染源存在的疫源地，对其排泄物及分泌物或被污染的物品、场所及时进行消毒；终末消毒是指传染源痊愈、死亡或离开后对疫源地进行一次彻底消毒。

(3) 对易感者的措施包括被动免疫预防、药物预防和个人防护等措施。

(4) 暴发、流行的紧急措施根据《中华人民共和国传染病防治法》规定，在有传染病暴发、流行时，应立即组织力量进行防治，并根据传染病的病种和蔓延程度迅速采取必要的紧急措施，包括隔离、封锁、限制等。

第二节 计划免疫

一、预防接种的概念与种类

（一）预防接种的概念

预防接种又称免疫接种（vaccination），是指利用人工制备的抗原或抗体通过适宜的途径对机体进行接种，使机体获得对某种传染病的特异免疫力，以提高个体或群体的免疫水平，预防和控制相应传染病的发生与流行。

（二）预防接种分为三类：

1. 人工自动免疫　人工自动免疫（artificial active immunization）用疫苗等抗原接种机体，使之产生对于相应传染病的特异免疫，从而预防感染的措施。免疫制品有灭活疫苗、减毒活疫苗、类毒素和多联多价疫苗四类。

2. 人工被动免疫　人工被动免疫（passive immunization）是将含有抗体的血清或其制剂注入机体而使机体立即获得免疫力。常用制剂有免疫血清和丙种球蛋白等。

3. 被动自动免疫　同时接种特异性抗体和抗原，使机体在迅速获得特异性抗体的同时，也可产生持久的免疫力，但不常用。

二、计划免疫方案与效果评价

（一）扩大免疫规划

20世纪70年代以来，WHO开展了全球扩大免疫规划（expanded programme on immunization，EPI）活动，要求各成员国发展和坚持免疫方法与流行病学监督计划，防治白喉、百日咳、破伤风、麻疹、脊髓灰质炎、结核病等传染病。EPI的含义是扩大免疫接种的覆盖面以及扩大免疫接种的疫苗种类。我国于1981年正式加入EPI活动。EPI从启动至20世纪80年代末，重点放在提高免疫覆盖率，使每一个儿童在出生后都能按计划获得免疫接种。90年代后，计划免疫的目标逐步过渡为疫苗可预防疾病的控制、消除和消灭。《中国儿童发展纲要（2001—2010）》要求全国儿童免疫接种率以乡（镇）为单位达到90%以上。1992年将乙型肝炎疫苗接种纳入计划免疫之后，2008年又将甲肝疫苗、流脑疫苗、乙脑疫苗、麻疹腮腺炎风疹联合疫苗等的接种纳入国家免疫计划。扩大免疫规划促进了我国"有计划的预防接种制度"的建立和完善，使我国计划免疫工作取得了卓越的成就。

（二）中国的计划免疫程序

中国早在20世纪50年代就在部分地区开展了有计划的预防接种；70年代明确提出了计划免疫概念，制定了《全国计划免疫工作条例》；80年代加入EPI活动，计划免疫工作在全国取得了极大的成就。

我国的计划免疫工作的主要内容是儿童基础免疫，即对7周岁及7周岁以下儿童进行卡介苗、脊髓灰质炎三价疫苗、百白破混合制剂和麻疹疫苗免疫接种，以及以后的适时加强免疫，使儿童获得对结核、脊髓灰质炎、百日咳、白喉、破伤风和麻疹的免疫力，概括为"接种四苗，预防六病"。最新的计划免疫还要求添加乙型肝炎疫苗免疫，并在部分地区增加对乙型脑炎、流行性脑脊髓膜炎等的免疫接种工作。

（三）疫苗的效果评价

1. 效果评价指标

（1）免疫学效果：通过测定接种后人群抗体阳转率、抗体平均滴度和抗体持续时间来评价。如脊髓灰质炎中和抗体≥1∶4或有4倍及以上增高；麻疹血凝抑制抗体≥1∶2或有4倍及以上增高等。

（2）流行病学效果：可用随机对照双盲的现场试验结果来计算疫苗保护率和效果指数。

$$疫苗保护率（\%）=\frac{对照组发病率-接种组发病率}{对照组发病率}\times100\%$$

$$疫苗效果指数=\frac{对照组发病率}{接种组发病率}\times100\%$$

2. 计划免疫管理评价指标

（1）计划免疫工作考核内容：包括组织设置和人员配备，免疫规划和工作计划，计划免疫实施的管理和各项规章制度，冷链装备及运转情况，人员能力建设及宣传动员，监测及疫情暴发控制等。具体考核指标为建卡率：以WHO推荐的群组抽样法，调查12~18月龄儿童建卡情况，要求达到98%以上。

（2）接种率对象为12月龄儿童。

$$某疫苗接种率（\%）=\frac{按免疫程序完成接种人数}{某疫苗应接种人数}\times100\%$$

（3）四苗覆盖率即4种疫苗的全程接种率。

$$四苗覆盖率（\%）=\frac{四苗均符合免疫程序的接种人数}{调查的适龄儿童人数}\times100\%$$

（4）冷链设备完好率

$$冷链设备完好率（\%）=\frac{某设备正常运转数}{某设备装备数}\times100\%$$

第三节 医院感染的防控

一、医院感染的概念与类别

（一）医院感染的定义

医院感染（hospital infection）又称医院内获得性感染。WHO对医院感染的定义是"凡住院患者、陪诊者或医院工作人员由于医护工作而遭受感染，并有临床表现的微生物感染性疾病。"中华人民共和国卫生部下发的《医院感染管理规范（试行）》中对医院感染的定义是"是指住院患者在医院内获得的感染，包括在住院期间发生的感染和在医院获得出院后发生的感染；但不包括入院前已开始或入院时已处于潜伏期的感染。医务工作人员在医院获得的感染也属于医院感染。"

（二）医院感染的分类

1. 外源性医院感染（exogenous infection）

外源性医院感染是指病原体来自患者体外的感染。包括：

(1) 交叉感染（cross infection）：指患者与患者、患者与医务人员及患者与陪护人和探视者之间通过直接或间接接触途径而引起的感染。

(2) 医源性感染（iatrogenic infection）：指在医疗和预防过程中由于所用的医疗器械、设备、药物、制剂及卫生材料的污染或医院内场所消毒不严而造成的感染。

(3) 环境感染：指病原体来自医院环境物品而引起的感染。这些环境物品指医院的空气、水等自然因素和家具、医疗器械等物品。

2. 内源性感染（endogenous infection） 内源性感染又称为自身感染（self infection），是指病原体来自患者体内的感染。引起自身感染的病原体大多数是在人体寄居的正常菌群，往往在机体免疫力降低（如长期使用免疫抑制剂或激素）或正常防御功能缺损（如插入性操作）时，发生自身感染。

二、医院感染的产生与影响因素

（一）外源性医院感染

1. 传染源 包括患者、病原携带者、环境感染源和动物感染源。

(1) 患者：感染患者是最重要的感染源。因其排出的病原体数量大，毒力强，且有许多是耐药菌或多重耐药菌株，这类病原体经过一定的传播途径较易在另一易感宿主体内定植或引起感染。

(2) 病原携带者：既可是病后病原携带者，也可是健康携带者。由于该类感染源具有隐蔽性，其临床意义较显性感染者大。

(3) 环境感染源：医院是各种病原微生物高度密集的地方，各种病原体在空气、物品表面、食品、污水、污物以及污染的医疗卫生用品（医疗器械、血制品、生物制品等）上广泛存在。从微生物的数量和种类来讲，都是医院感染最大的感染源。

(4) 动物感染源：如鼠类可传播鼠疫及流行性出血热等传染病，其粪便可污染食品等造成感染。另外，蟑螂、蚊、蝇等也可造成传染病流行。

2. 传播途径

(1) 接触传播：接触传播是医院感染最常见、最重要的传播方式之一。可分为：①直接接触：指病原体在没有外界传播媒介的参与下，直接从感染源传播给易感者；②间接接触：指通过某些传播媒介而将病原体传播给易感者。

(2) 空气传播：此种传播在结核分枝杆菌感染等呼吸道传播疾病和手术切口感染中起着重要作用。

(3) 消化道传播：主要是医院的水源和供应患者的食物以及餐具受到病原体污染所造成。

(4) 医源性传播：医源性传播是医院感染传播的特点之一。常见的传播方式有以下几种：①诊疗器械和设备；②输液输血及其制品；③一次性使用的医疗卫生用品；④药品和药液。

(5) 生物媒介传播：医院感染也可经蚊、蚤、虱、蝇及蟑螂等传播，但这种传播在医院感染中不常见。

3. 易感人群 医院感染的易感人群主要有：①机体免疫功能严重受损者，如患有糖尿病、恶性肿瘤等基础疾患的患者；②接受各种介入性操作、器官移植、瓣膜置换等医疗措施的患者；③长期使用广谱抗菌药物、免疫抑制剂、激素等药物的患者；④手术时间或住院时间长的患者；⑤营养不良者；⑥婴幼儿和老年人。

（二）内源性医院感染

1. 感染源　内源性感染源主要是人体的正常菌群、人体感染部位的微生物和外环境中获得的定植微生物。在一定条件下，由于微生态失衡和移位，可以引起患者的自身感染。

2. 感染途径　内源性医院感染的机制比较复杂，其感染的途径也不够明确。有如下几种学说：①菌群紊乱：也称菌群失调，即在原位，微生物在数量或质量发生变化，而无外来微生物的入侵所出现的生态学变化。②定位转移：正常菌群由原定位向其他部位散布或转移而引起转移部位的感染。③血行易位：正常菌群在一定诱因条件下，经血迁移到远隔的组织或脏器引起感染。

3. 易感部位　内源性感染的发生与易感部位性质和状态具有非常密切的关系。

（1）有菌部位：有菌部位一般为人体的正常贮菌库。正常的微生态环境能够阻挡外来细菌的定植。当这种平衡或定植抵抗力被破坏就会造成外来菌的感染。破坏定植抵抗力最危险的因素是抗生素，其次为各种疾病的状态。

（2）无菌部位：为人体内的无菌组织和脏器。一般情况不易发生感染。但在局部或全身抵抗力下降时，就可能成为易感部位。各种介入性治疗、激素、放疗及免疫力低下的疾病都是常见的诱因。

三、医院感染的防控策略与主要防控措施

（一）开展医院感染的宣传教育

对医院职工、患者及其陪护进行医院感染知识的宣传教育，提高对医院感染问题的认识，使之能自觉、主动地采取控制措施以避免或减少医院感染的发生。

（二）加强对医院感染的管理

在医院感染的预防和控制方面，为保证管理工作的顺利实施，必须严格确保组织落实、开展必要监测、严格管理措施三个关键环节。

1. 感染管理组织和职责　在开展医院感染管理工作的进程中，必须重视管理体制的建设。各级医院应当成立医院感染管理委员会，主任委员应由医院主管业务的院长担任，委员必须由主要职能部门和相关科室的主要领导担任（医院感染管理科、医务处、护理部、门诊部、临床相关科室、检验科、药剂科、消毒供应室、手术室、预防保健科、设备科等）。职责和制度是使管理工作按照一定规律和程序有效运行的保障。因此，在实施医院感染管理过程中，应重视完善各项规章制度，明确各级组织和人员的职责。

2. 加强医院感染的监测

（1）医院感染监测的定义：长期、连续、系统地收集医院感染在一定人群中的发生和分布及其影响因素的资料，经过分析将信息及时反馈给有关单位和个人，以便采取控制感染的措施并评价其效果。

（2）医院感染监测的内容：主要包括医院感染发病情况的监测和医院感染卫生学的监测。对医院感染发病率较高的部门和科室如急诊室、肝炎门诊、肠道门诊、口腔科、ICU、新生儿病房、手术室、处置室、供应室等设置专门的保洁监控措施，如重点部门的各类人员定期接受医院感染和消毒隔离技术培训，每月一次对重点部门的空气、物体表面及医护人员的手进行细菌学监测等。

3. **严格执行规章制度及诊疗常规** 医疗机构的各个工作环节都应制订相应的规章制度，如针对预防感染的有消毒隔离制度、无菌操作制度、家属探视制度、病区清扫及污物处理制度等。各类疾病的诊断治疗也各有其相应的诊疗常规，医务人员必须严格遵照执行。

（三）合理使用药物和医疗措施

抗生素的滥用是导致耐药菌形成的主要原因。因此要加强抗生素和医疗措施使用基本知识教育，医院要合理拟定指导方案和实行监督监测，严格掌握抗生素和医疗措施使用指征，有效防止抗生素剂量不足、超剂量使用和应用不当等问题。

（四）加强消毒和灭菌管理

通过消毒和灭菌工作，可杀灭或清除医院环境中、医疗用品及日常生活用品上的病原体，切断传播途径，消除环境储源，防止医院感染的发生。

小结

本章的教学重点是预防接种的概念与种类，计划免疫方案与效果评价，医院感染的概念、类别、产生与影响因素。教学难点是医院感染和传染病的防控策略与主要措施的规范运作。

思考题

1. 试述传染病流行过程的三个基本环节和流行病的特征。
2. 哪些是传染病流行的影响因素？
3. 传染病的水平传播和垂直传播是什么？试分别进行比较。
4. 传染病的防控策略与主要措施有哪些？
5. 什么叫预防接种？它有哪些种类？怎样制订计划免疫方案？如何进行计划免疫的效果评价？
6. 医院感染的概念是什么？它有哪些类别和影响因素？医院感染是怎样产生的？
7. 叙述医院感染的防控策略与主要措施。

（大庆医学高等专科学校　梁龙彦）

第十章　慢性非传染性疾病防控

> **学习目标**
>
> 1. 掌握肥胖、血脂异常对健康的危害，高血压病、糖尿病、恶性肿瘤的概念及其对健康产生的危害，艾滋病健康教育的目标与内容，慢性病自我管理和慢性病长期照料的概念和主要内容。
> 2. 熟悉体重控制、血脂控制的策略和措施，高血压病、糖尿病、恶性肿瘤的防控策略和干预措施，艾滋病健康教育与健康促进实施原则、计划设计与实施，慢性病长期照料的对象与服务内容。
> 3. 了解标准体重及其计算方法、血脂的主要成分和正常血脂的标准值、正常血压的标准值、糖尿病和糖尿病的诊断标准、恶性肿瘤的类型、艾滋病的流行趋势、推进慢性病长期照料事业的主要工作。

第一节　体重控制的健康教育与干预

一、超重或肥胖的标准

目前，衡量一个人是否肥胖常用的计算公式是体重指数（body mass index，BMI）。BMI＝体重（kg）/身高^2（m），即体重除以身高的平方。根据最新公布的亚太区人口肥胖标准，BMI 在 23 以内为正常，23～26 为超重，＞26 为肥胖。

此外，计算肥胖还有以下常用公式和判断标准：

1. 标准体重（千克）＝身高（厘米）－105。超过标准体重10％为"超重"，超过标准体重20％则为肥胖。
2. 标准体重＝（身高－100）×0.9。一般体重超过 10％为正常，超过 20％为轻度肥胖，超过 30％～50％为中度肥胖，超过 50％则为重度肥胖。
3. 肥胖度＝（实际体重－标准体重）/标准体重×100％。标准体重（千克）为身高（厘米）减去 105。＞10％肥胖度为超重，＞20％为肥胖，20％～30％为轻度肥胖，30％～40％为中度肥胖，＞50％为重度肥胖，＞100％为病态肥胖。

二、超重和肥胖对健康的主要危害

世界卫生组织对肥胖的定义是：过多脂肪在体内积累引起健康损害的一种慢性非传染性疾病。肥胖作为损害健康的先兆，除直接影响人的体型美外，还与较多疾病密切相关。如 Simon 指出，与肥胖有关的疾病至少有 23 种。有关研究也证实，肥胖既与非胰岛素依赖型糖尿病、高血压、冠心病、某些癌症和脂质代谢失调有关，又是关节病、胆结石和呼吸系统疾病的危险因素。肥胖不仅可损害患者的心理健康，而且会因身体过重、活动不便使工作能力和生活质量明显降低。此外，肥胖还容易导致衰老和缩短寿命，使儿童肥胖发生率居高不下，现已成为严重的社会问题。

三、体重控制的策略与措施

通常，引起肥胖的主要原因是膳食因素。如一个人每天膳食不合理，过多摄入高热量食品，并不能参加体育运动和户外活动，则会使身体脂肪蓄积，逐步引起超重和肥胖。

1. 体重控制策略

（1）坚持预防为主，从儿童和青少年抓起，每人建立健康体重档案，杜绝超重，一生坚持。

（2）加强健康教育，加大养生知识宣传力度，帮助人们掌握科学的饮食方法，推崇全民健康饮食方式。

（3）鼓励摄入低能量、低脂肪、适量蛋白和糖类、富含维生素和微量元素的食品。

（4）坚持合理的体育运动和户外活动，自觉养成科学的饮食习惯。

（5）经常开展适合各年龄段的健身运动和体育运动，不断提高全民的身体素质和健康水平。

（6）制订肥胖人员的长期减轻体重计划，定期监测其体重的变化情况，随时调整方法，坚持减肥，循序渐进地实现减轻体重的目标。

（7）积极防治与肥胖相关的疾病，尤其要对有家族遗传因素的高危人群，进行肥胖及其相关疾病的健康教育和有效防治。

（8）树立健康的体重概念，预防和消除为美容或瘦身而减肥的误区，抵制和反对伪科学和虚假的商业性"减肥"宣传。

（9）原则上，反对采取药物或手术等有伤害性的手段来控制体重。

（10）自觉实施遵从科学引导、接受有力监控、坚持合理饮食和树立坚强意志等举措，为有效防范肥胖提供有力保障。

2. 体重控制措施

（1）领导部门的管理策略：各级政府和卫生行政部门的管理策略在于：高度重视当地人群的体重控制，紧扣肥胖的干预目标，制订各种有力政策，加强公共卫生管理和监督，从而为控制当地人群身体超重或肥胖、提高其健康水平和民族素质创造良好的社会环境。如制订预防肥胖的规划和对策；将预防肥胖纳入公共卫生服务项目；鼓励膳食场所包括经营膳食的场所科学指导人们合理饮食，反对暴饮暴食和铺张浪费；科学指导食品加工企业多生产能量低、富含营养的食品，制订有效的干预政策，杜绝"垃圾"食品在人们生活中出现；加大力度宣传合理营养和科学养生的知识，在各种场所开展肥胖有害健康的宣传教育。

（2）普通人群的干预措施：定期对婴幼儿和各年龄段的成人进行体检，建立个人健康体重档案，一旦发现有人肥胖，立即采取有效措施促使其减肥。同时，规范开展群体防治肥胖的健康教育活动，引导人们正确应用中医养生和现代营养学知识，注重膳食平衡，防止过度摄入食物。加强社区卫生服务，开展社区居民健身活动，关心社区人群的日常生活，宣传、鼓励人们养成自觉戒烟、适量饮酒和饮食清淡的良好生活方式。

（3）高危人群的预防措施：对有肥胖家族遗传因素的高危人群，应像预防慢性病那样，依靠长期的健康教育，帮助他们认清肥胖对健康的危害性，努力改变不良的健康理念和生活习惯，用积极、务实的态度来预防超重或肥胖。

（4）肥胖患者的控制措施：有的放矢地对肥胖患者进行健康教育，引导、帮助他们认清肥胖可引发多种疾病的严重后果，增强控制体重，维护健康的信心和意识；同时，采取科学的减肥方法，循序渐进地降低肥胖程度，逐步达到减轻体重、促成健康的控制目标。

第二节　血脂异常的健康教育与干预

一、血脂异常的标准

血浆中的主要血脂成分是胆固醇和三酰甘油（甘油三酯）。它们分别与血液中的蛋白质结合成高密度脂蛋白（HDL）和低密度脂蛋白（LDL）。其中高密度脂蛋白可防止动脉粥样硬化的形成，而低密度脂蛋白则是引发心脑血管疾病的一个"罪魁祸首"。

血脂正常的标准：总胆固醇（TC）5.20 mmol/L（200 mg/dl），低密度脂蛋白胆固醇（LDL-C）2.58 mmol/L（100 mg/dl），高密度脂蛋白胆固醇（HDL-C）1.04 mmol/L（40 mg/dl），三酰甘油（TG）1.70 mmol/L（150 mg/dl）。

当血浆总胆固醇＞5.72 mmol/L（200 mg/dl）或 LDL-C＞3.64 mmol/L（140 mg/dl），或三酰甘油＞1.7 mmol/L（150 mg/dl）时，即称为"高脂血症"或"高脂蛋白血症"。然而，低的 HDL-C＜0.91 mmol/L（35 mg/dl）在导致动脉粥样硬化方面与"高脂血症"具有同样的危险性。

如看血脂化验单时，我们不仅要看胆固醇和三酰甘油的量，更要关注高密度脂蛋白和低密度脂蛋白的值。这是因为只由高密度脂蛋白引起的高胆固醇血症，往往不需要治疗。而血清总胆固醇增高且伴低密度脂蛋白过多时，就应当积极治疗。

二、血脂异常对健康的主要危害

血脂尽管只占全身脂类的极小部分，但因其与动脉粥样硬化的发病密切相关，而深受人们关注。有关研究发现，能坚持治疗且治疗达标的高脂血症者仅占总数的10%，尤其是冠心病患者中达到治疗目标值的只有5%，可见人们对血脂异常危害性的认识还很不到位。

血脂代谢异常最重要、最突出的危害是引起动脉粥样硬化。动脉粥样硬化造成相应器官或组织供血不足，导致冠心病、脑缺血性发作或脑梗死及周围血管病变。对冠心病患者，高脂血症可引起冠心病事件（不稳定型心绞痛、急性心肌梗死、冠心病猝死）的发生。

随着人们生活方式的改变，冠心病、心绞痛、心肌梗死和卒中等慢性病日益增多，严重威胁着人类健康。最新研究表明，血脂异常可导致全身动脉粥样硬化，不仅是冠心病、脑卒中等心脑血管疾病的重要诱发因素，更是其他血管病变相当重要的危险因素。根据2004年我国第四次居民营养与健康现状调查结果，我国成人血脂异常患病率高达18.6%，其中高胆固醇血症2.9%，高三酰甘油血症11.9%，低高密度脂蛋白血症7.4%。据此推测，我国目前血脂异常患者数与高血压相当，高达1.6亿，已进入血脂异常流行期。近年临床统计证实，我国心肌梗死病死率激增154%，其中77%由血脂异常所致。因此，血脂异常已极大危害了我国人民的健康，严重威胁着人民的生命安全。如何控制血脂异常、遏止心脑血管病迅猛增长的势头，已成为我国公共卫生事业面临的重大课题和严重挑战。

三、血脂异常的防控策略与干预措施

调整血脂水平有助于改善冠心病进程,降低冠心病发病率和死亡率,并减少其他血管性疾病的发生。为此,美国和欧洲均开展了引导、帮助专业人员、患者和群众防治血脂异常的健康教育活动,其目的在于提高群众对血脂异常危害性的知晓率。我国则应采取以下措施来防控和干预血脂异常:

1. 加强健康知识宣教,提倡科学饮食,应用中医养生学和现代营养学知识改革人们的饮食方式,使人们养成良好的生活习性,进而减少饮食脂肪的摄入量,降低人群血脂的平均水平。

2. 大力提倡全民健身运动,提高全民的健康意识和健康水平。在危险人群中积极推行长期、合理的降脂治疗,并力求通过指导和合理选用药举措,达到降脂治疗之目的。

3. 对高危人群实行强化降脂。首要目标针对LDL-C。美国国家胆固醇教育计划成人教育组第三次会议(NCEPATP Ⅲ)提出:依据患者的心血管病危险程度,可将其分为高危(包括极高危)、中等高危、中等危险和低危人群四种。对于高危、中等高危人群应当给予强化降脂治疗。美国2004年重新公布了强化降脂时LDL-C的目标值:高危患者应降至100 mg/dl以下。中等高危患者也主张降至100 mg/dl。极高危患者LDL-C应降至70 mg/dl以下(国内专家认为这一目标是不切实际的,建议定为<80 mg/dl)。具体降脂途径为:

(1) 药物治疗

应用他汀类药物治疗,可使LDL-C达到目标值或降低30%~40%。

(2) 提倡健康的生活方式

1) 合理饮食:高脂血症与饮食的关系十分密切。因此,防治高脂血症的一个重要举措就是控制饮食,应努力做到:

①提倡清淡饮食,多吃蔬菜和水果,饥饱适度。

②限制高脂肪、高胆固醇类饮食,如动物脑髓、蛋黄、鸡肝、黄油等,脂肪摄入量每天限制在30~50克。

③宜用低盐低糖饮食,食油多用植物油。

2) 戒烟忌酒:香烟中的尼古丁和酒中的乙醇都会影响血脂代谢,导致血脂升高,并使周围血管收缩和心肌应激性增加,引发心脑血管疾病,故应绝对戒烟忌酒。

3) 开展经常性健身运动:提倡根据个人的自身条件,坚持体育锻炼。采用不同的运动方式或体力劳动来控制血脂。并严格控制体重的增长。

4) 老年患者的血脂控制:由于老年人更需要营养,故对70岁以上的老年高胆固醇患者,应改用其他血脂干预措施,不要依靠调整饮食来控制其脂肪的摄入。

第三节　高血压病健康教育与干预

一、高血压病的概念

高血压病是指在静息状态下动脉收缩压和(或)舒张压增高(≥140/90 mmHg),常伴有脂肪和糖代谢紊乱以及心、脑、肾和视网膜等器官功能性或器质性改变,以器官重塑为特征的一种全身性疾病。休息5分钟以上,2次以上非同日测得的血压≥140/90 mmHg可以诊断为高血压。临床上很多肥胖型高血压患者常伴有糖尿病,而较多糖尿病患者也伴有高血压,因此两者称之同源性疾病。糖尿病患者由于血糖增高,血液黏稠度增加,血管壁受损,血管阻力增加,易引起高血压。由此可见,高血压与糖尿病都与高血脂有关,因此防治高血压病与糖尿病均应同时降血压、调节血脂。

高血压是指动脉血压超过正常值的异常情况:

正常血压:舒张压≤85 mmHg,收缩压≤130 mmHg

临界高血压:舒张压85～89 mmHg,收缩压130～139 mmHg

高血压:舒张压≥90 mmHg,收缩压≥140 mmHg

二、高血压病对健康的危害

高血压是指动脉内压力升高超过上述正常值的病理状态。通常,可形象地把心脏比作水泵,把动脉比作水管,当管道内压力异常升高时,水泵要用更大的力量将水泵送到管道内,长时间如此工作,泵就会因劳累过度而损害。因此,长期高血压可使心脏过度劳累,逐步出现代偿性增生肥厚和功能衰竭,形成高血压性心脏病与心力衰竭;同时,动脉内压力过高,脆弱硬化部分容易爆裂,如发生在脑血管,就可引发脑卒中;同样,肾脏的毛细血管网也相当丰富,在长期高压的影响下,肾微细血管硬化,排泄体内代谢物质功能损害,使代谢物质储留血中,最终导致肾衰竭与尿毒症。由此可见,如不及时、有效控制高血压,心、脑、肾三个重要器官都会受到严重打击,产生各种并发症,如出现高血压性心脏病、冠心病、心力衰竭、高血压性脑出血、脑梗死、肾衰竭、尿毒症等疾病。

近年统计资料表明,我国每年因心脑血管病的死亡人数约200万人。说明目前对心脑血管病缺乏有效的治疗手段。加上高血压病患病率高,是脑卒中和冠心病最主要的危险因素。脑卒中是发病率、死亡率和致残率很高的疾病,也是造成心脑血管疾病死亡的一个主要原因。所以,防治高血压病应当受到全社会的高度重视。

三、高血压病的防控策略与干预措施

相关研究资料显示,我国高血压病的发病特点有:①脑力劳动者高于体力劳动者;②北方地区高于南方地区;③城市高于农村;④家族史明显,有高血压家族史者高于无高血压家族史者;⑤高盐饮食者高于低盐饮食者;⑥有烟酒嗜好者高于无烟酒嗜好者;⑦身体超重者高于正常体重者;⑧长期从事精神紧张工作者高于其他工作者。上述特点表明,高血压病与高脂饮食、超重或肥胖、钠盐摄入过高、吸烟酗酒、精神紧张、缺乏运动等不良生活方式和家族遗传密切相关。

根据高血压病的发病特点,可制订下列高血压病的防控策略与干预措施:

1. 积极开展高血压病防治的健康教育

目前,我国高血压病患者众多,病例频发,病因复杂,根治困难。临床医疗只能降低血压,缓解症状,不能对因治疗,根治疾病,无法消除高血压病的危险因素和减少新发病例。为此,应根据高血压病危险因素中的不良生活方式和环境等可通过健康教育进行改变的实际,借鉴发达国家通过健康教育与社区健康促进等综合举措,实现了高血压病发病率和脑卒中死亡率近20年持续下降,后者降低幅度已超过50%的成功经验。在当前医疗费用迅猛增长,公费医疗严重超支,医疗改革尚未到位,老百姓看病难、看病贵还没有根本解决的情况下,充分利用健康教育的有效策略和方法,对目标人群进行防治高血压病的健康教育,是一项惠国惠民、经济、有效的适用手段。

2. 把高血压病防治的重点放到社区卫生服务中心

高血压病防治的重点工作应由社区卫生服务中心来承担。因为卫生服务、卫生政策、经济投入等社区环境因素，对高血压的发生、发展和控制都可发挥重要的作用。国内外研究证实，健康教育和干预举措均可改变人们不良的生活方式和行为习惯，降低高血压病的发生率。

以社区为重点防治高血压病，必须推行由区政府协调卫生部门和相关部门，充分利用本社区有限资源和有效可行方法，通过采用健康教育、社区组织、立法、保健服务等社区综合防治高血压病的策略，引导、帮助本社区目标人群改变不良生活方式和行为习惯，果断采取健康的生活方式，降低高血压病危险因素，减少高血压病及其并发症发生率，创造健康社区环境，从根本上改善和保护个人、居民和社区健康，有效提高社区人群的健康水平。

3. 注重改变社区目标人群的生活方式和健康理念

在社区开展高血压病防治的健康教育，应以改变社区目标人群的健康理念和不良生活方式（如吸烟酗酒、不爱运动、膳食结构不合理等）、生理因素（肥胖）、心理紧张和长期服药治疗不规范等为重点，有计划、有步骤地对目标人群和高血压患者进行广泛深入的健康教育，努力使他们增强自我保健意识，树立高血压病防治的正确理念，提高遵医用药的依从性，掌握高血压病的防治知识和基本技能，提高防治高血压病的实用本领，从而降低高血压病的发生率、死亡率和致残率。

第四节　糖尿病的健康教育与干预

一、糖尿病的概念

糖尿病（diabetes）是由遗传因素、免疫功能紊乱、微生物感染及其毒素、自由基毒素、精神因素等致病因子作用于机体导致胰岛功能减退、胰岛素抵抗（insulin resistance，IR）而引发的糖、蛋白质、脂肪、水和电解质等一系列代谢紊乱综合征，临床上以高血糖为主要特点，典型病例可出现多尿、多饮、多食、消瘦等临床表现，即"三多一少"症状。它是一种严重危害人民健康的内分泌代谢性疾病。

（一）2010 年 ADA 糖尿病的诊断标准

1. 糖化血红蛋白（A1c）$\geqslant 6.5\%$。
2. 空腹血糖（FPG）$\geqslant 7.0\,mmol/L$。空腹的定义是指至少 8h 内无热量摄入。
3. 口服糖耐量试验时 2 小时血糖$\geqslant 11.1\,mmol/L$。
4. 伴有典型高血糖或高血糖危象症状的患者，随机血糖$\geqslant 11.1\,mmol/L$。

在无明确高血糖时，应通过重复检测来证实标准 1～3。

与以往的标准相比，上述标准的进步在于：①增加糖化血红蛋白指标；②弱化了症状指标，可将更多的人纳入糖尿病范畴，以便得到早期诊治。中国也将采用上述标准。

（二）糖尿病高危人群的诊断标准

1. 年龄$\geqslant 45$ 岁；体重指数（BMI）$\geqslant 24$ 者；以往有糖耐量异常（IGT）或空腹血糖受损（IFG）者；或 A1c 位于 $5.7\%\sim 6.5\%$ 之间。

2. 有糖尿病家族史者。

3. 有高密度脂蛋白胆固醇低（＜0.9 mmol/L）和（或）三酰甘油高（＞2.8 mmol/L）者。

4. 有高血压（成人血压≥140/90 mmHg）和（或）心脑血管病变者。

5. 年龄≥30岁的妊娠妇女有妊娠糖尿病史者；曾有分娩大婴儿（≥4kg）；有不能解释的滞产者；有多囊卵巢综合征的妇女。

6. 常年不参加体力活动。

7. 使用如糖皮质激素、利尿剂等。

糖尿病高危人群应至少每年2次查胰岛功能（C肽分泌试验），早期发现，尽早防治。

二、糖尿病对健康的主要危害

糖尿病的全球发病率呈逐年增高趋势，在发达国家已被列为继心血管疾病及肿瘤之后的第三大疾病。目前糖尿病对人类健康危害最大的是在动脉硬化及微血管病变基础上产生的多种慢性并发症，如糖尿病性心脏病、糖尿病性肢端坏疽、糖尿病性脑血管病、糖尿病性肾病、糖尿病性视网膜病变及神经病变等。据统计，糖尿病致死仅次于肿瘤，因糖尿病引起双目失明者占6%，其致盲机会比一般人多16～28倍；糖尿病性坏疽和截肢患者比一般人多25倍；并发冠心病及卒中的比一般人增加5～7倍；并发肾衰竭是一般肾病的26倍。糖尿病遗传危险率为2.9%～8.53%。糖尿病并发心脑血管病（包括冠心病、脑血管病及肾病）致死率占糖尿病死亡率的51.1%；其次是感染性疾病、酮症酸中毒、高渗性非酮症昏迷、肾衰竭及尿毒症等。其中，心血管病变和感染性疾病是糖尿病患者死亡的主要原因，占糖尿病死亡率的90%以上。孕妇患糖尿病者，妊娠高血压疾病、流产率、尿路感染的几率均比普通孕妇高很多，还可出现羊水过多、产后出血、孕产妇死亡、早产和死胎等表现。此外，患过妊娠糖尿病的孕妇产后5～16年，有17%～63%将发展为2型糖尿病。

糖尿病可发生于任何年龄，如得不到及时、有效地治疗随着病程的延长，容易产生各种并发症，糖尿病及其慢性并发症对人类健康的危害是十分严重的，已引起全世界医学界的高度重视。

三、糖尿病的防控策略与干预措施

糖尿病患者，特别是血糖不太高的患者，常由于没有感到明显不适，而放松对糖尿病的治疗，这是非常危险的。因为这时的糖尿病患者虽未感到明显不适，但体内的代谢障碍会使全身的各个器官、组织受到损害，引起严重并发症。糖尿病急性并发症常危及患者的生命，而慢性并发症则使患者丧失劳动力，生活质量降低，甚至危及生命。有些糖尿病患者因长期对糖尿病治疗不重视，常因急性和慢性并发症才去就医，给个人和国家造成了巨大损失，我国每年用于糖尿病防治的费用已达500多亿元人民币。

1. 积极开展糖尿病防治的健康教育

由于糖尿病及其并发症对人们身心健康的危害越来越大。因此，确有必要让更多的人了解它。降低糖尿病发病率的关键是保持健康的生活方式，减少糖尿病并发症的关键是严格控制血糖，开展糖尿病防治的健康教育。

糖尿病是一种终身疾病，它将伴随患者的一生。国内外医学专家一致认为：患者对糖尿病的知识掌握越多，自我保健越好，寿命就越长。除医生之外，治疗效果取决于患者对该病的认识和自我保健。要让患者了解糖尿病的特点，树立正确的糖尿病防治态度，既不能无所谓，又没有理由恐惧。糖尿病尽管是目前还不能"根治"的终身疾病，但它并非是不治之症，是完全可以治疗和控制的疾病。广大患者要了解影响其健康和寿命的因素，是糖尿病引起的各种并发症。抓好糖尿病的控制工作，就能防止并发症的发生与发展。由于糖尿病的主要危害来源于高血糖，只要能有效控制血糖，就可减少甚至防止糖尿病并发症的发生，从而延长患者的生命。

由于大多数患者缺乏有关糖尿病知识，要想让他们深入了解糖尿病的防治知识，提高其自我保健能力，就必须积极开展糖尿病的健康教育，通过全民动员，借助媒体、电视、电台、报纸和医院、社区等渠道尽可能广泛开展糖尿病的知识讲座，给人们发放糖尿病健康教育手册，并加强医生和患者之间的交流。教育人们改变不良的生活方式，经常保持乐观情绪，尤其要求糖尿病患者尽全力改正如暴饮暴食、吸烟喝酒、生活不规律等不良生活习惯，依靠饮食控制、坚持运动、按时服药等良好生活方式，确保血糖水平平稳；并在此基础上，掌握有关治疗技术，能按糖尿病防治要求，规范地开展饮食调配、运动量确定、按医嘱服药和血糖自我监测等防治工作。

在饮食方面，患者要灵活应变，既要按医生要求控制饮食，又要灵活搭配，尽量可口丰富。一般要求"甜食不吃，水果少吃，主食限量，少吃多餐，远荤近素，戒烟忌酒"。并能坚持运动，学会根据自己的身体状况调整运动量，掌握参与低强度、长时间适量运动的原则和方法。对用胰岛素的患者，要求他们学会计算胰岛素的用量，选择注射部位，掌握注射方法等技能。患者还要学会发生低血糖时的处理方法，并重视血糖监测，了解血糖水平，全面实现血糖的平衡控制。

由于糖尿病及其并发症的优质治疗，取决于对其患者的健康教育。因此，要大力开展糖尿病防治的健康教育，不仅要逐步使患者有效控制和管理自己所患的疾病，尽可能减少、防止糖尿病并发症的发生，直接给患者自身和社会带来巨大的经济效益和社会效益。而且，还应使这种糖尿病的健康教育，对社会人群巧妙发挥防治糖尿病的宣传发动和示范导向作用。

2. 加强糖尿病的预防力度

（1）自我预防：对糖尿病的自我预防，要切实做到：

1）多懂一点。要通过主动学习，力争多懂一点糖尿病的知识，了解糖尿病对健康的危害和糖尿病的防治措施。

2）少吃一点。坚持科学饮食，自觉少吃一点主食和副食（特别是高热量的副食），尽可能减少机体摄取的总热量。

3）勤动一点。在控制饮食的基础上，主动增加体育锻炼，经常保持一定的全身有氧运动量，以确保身体不肥胖，从而明显减少糖尿病的发病机会。

4）放松一点。注重心理调节，消除紧张情绪，保持舒畅心情，合理发挥健康心理弱化胰岛素抵抗的作用，努力以宽松、平和的心态参与糖尿病的预防，以求获取良好的预防效果。

（2）自我监测：定期自我监测是预防糖尿病的一项必备措施。常用监测指标包括：血糖、血脂、血压、腰围、臀围、体重指数等。我们在糖尿病预防实践中，应以常用监测指标为衡量标准，逐项比较、评价自我监测结果，为糖尿病的自我预防提供客观、真实的依据。

第五节　恶性肿瘤的健康教育与干预

一、恶性肿瘤的概念

肿瘤是机体细胞异常增殖形成的新生物，常表现为局部肿块。通常，肿瘤分为良性肿瘤和恶性肿瘤两大类。根据肿瘤组织结构和细胞分化特点，恶性肿瘤可分为癌和肉瘤两种类型，它们统称为"癌症"。从本质上讲，肿瘤的良、恶性是指其生物学行为的良、恶性。一般，良性肿瘤危害小，易治疗，效果好；恶性肿瘤危害大，难治疗，效果差。如果把恶性肿瘤误诊为良性肿瘤，往往会延误治疗或造成治疗不彻底而加重病情。相反，如果把良性肿瘤误诊为恶性肿瘤，则可导致过度治疗，使患者身体受到伤害。因此，对良、恶性肿瘤的准确区别，有利于这两类肿瘤的正确诊断和治疗。但目前依靠肿瘤病理形态学变化、生物学行为和预后等指标，常难以达到准确区别的要求。我们要充分认识准确区别肿瘤良、恶性的复杂性，继续深入研究，加强临床联系，力争稳步实现掌握良、恶性肿瘤区别方法之目的。

1. 癌

癌是起源于上皮组织的恶性肿瘤。它作为人类恶性肿瘤中最常见的类型，多发于40岁以上的人群。癌的命名方法为：部位＋组织来源＋"癌"。如来源于鳞状上皮的恶性肿瘤称鳞状细胞癌；来源于腺上皮的恶性肿瘤称腺癌。

常见的癌主要有：①鳞状细胞癌（简称鳞癌）　常发生于在鳞状上皮被覆的部位，如皮肤、口腔、唇、食管、喉、子宫颈、阴道、阴茎等处；②腺癌　常发生于腺上皮的被覆区域，较多见于胃肠、胆囊、乳腺、子宫体等部位；③基底细胞癌　来源于表皮和表皮附属器的低度恶性肿瘤，多见于老年人面部，如眼睑、鼻翼、颊部等处；④移行细胞癌　是来源于移行上皮的恶性肿瘤，常发生于膀胱、输尿管、肾盂等部位。

癌的形态不一，多种多样。如发生在皮肤、黏膜表面的癌，常呈息肉状、蕈伞状或菜花状，表面常有坏死和溃疡形成。发生在器官内的癌，常为不规则结节状，以树根状或蟹足状向周围组织浸润，质地较硬，切面常为灰白色。通常，癌在早期多经淋巴道转移，晚期经血道转移。

2. 肉瘤

肉瘤是起源于间叶组织（包括纤维结缔组织、脂肪、肌肉、脉管、淋巴造血组织、骨、软骨和滑膜组织等）的恶性肿瘤，比癌少见。有些类型的肉瘤较多发生于年龄较轻的人群，如60%的骨肉瘤就发生在25岁以下。其命名方法为：部位＋组织来源＋"肉瘤"。如来源于骨组织的恶性肿瘤称骨肉瘤；来源于纤维组织的恶性肿瘤称纤维肉瘤。

常见的恶性肿瘤主要有：①脂肪肉瘤　起源于原始间叶组织，常发生于大腿、腹膜后等深部软组织和内脏。多发于40岁以上的成人，极少见于青少年。②平滑肌肉瘤　以子宫及胃肠道多见，也可发生在腹膜后、肠系膜、大网膜和皮肤等部位。好发于40岁以上的中老年人。③纤维肉瘤　是来源于纤维组织的常见恶性肿瘤。以四肢皮下组织多见，发病年龄多在30～55岁。④骨肉瘤　为最常见的骨恶性肿瘤，多发于青少年（11～12岁）。好发部位为四肢长骨干骺端，尤其是股骨下端和胫骨上端。

肉瘤体积常较大，切面多呈灰红色、鱼肉状，易发生出血、坏死、囊性化等继发性改变。因血管较丰富，肉瘤多经血道转移。

二、恶性肿瘤对健康的主要危害

恶性肿瘤是一类严重危害人类健康的重大疾病。我国每年约有150多万人被其夺去生命,已诊断为癌症的患者常年保持在200万人以上。世界肿瘤流行病学的一项最新资料显示,恶性肿瘤发病患者群有年轻化趋势,其中儿童恶性肿瘤发病率正呈现逐渐上升的特点。目前,每10万儿童就有20~90人患此病。据资料统计,全球结、直肠癌每年新发病例达94万人,每年近50万人死于结、直肠癌。肠癌死亡人数占癌症死因的第三位。大肠癌已是我国常见恶性肿瘤之一,近年占肿瘤发病率的第四位,消化道肿瘤的第二位。肝癌是当今世界上对人类健康危害最大的恶性肿瘤之一,其发病率高居首位。肝癌是医学上尚未攻克的一大难题,死亡率相当高,但这也不等于一患肝癌就被宣判了死刑,临床上现有不少治疗后长期生存的病例。

我国对癌症防治工作的研究已取得巨大进展,北京、天津、上海、广州等地肿瘤专科医院对癌症的治疗水平与西方发达国家相当。但由于多数癌症患者未能早期发现、早期诊断和早期治疗,故多数患者就医时已属中晚期,不但病情重、症状多、痛苦大、体质差、生存质量低,而且临床治愈率也较低。

癌症对身体的伤害主要表现如下:

(1)阻塞和压迫:与良性肿瘤相似。但恶性肿瘤的阻塞与压迫发展迅速,程度较重,如食管癌肿块可阻塞食管,造成患者吞咽困难。

(2)破坏所在器官的结构和功能:如肝癌由于肝细胞破坏和肝内胆管阻塞,可引起全身性黄疸。

(3)侵袭破坏邻近器官:如食管癌可穿透食管壁,侵犯食管前面的气管,形成食管-气管瘘;吞咽时,食物落入气管内,引起咽下性肺炎。

(4)坏死、出血、感染:恶性肿瘤生长迅速,癌组织常因供血不足而发生坏死。如果癌变组织侵犯血管,可引起出血,如鼻咽癌患者往往有鼻出血。肺癌患者常合并肺部感染。

(5)疼痛:由于癌组织压迫或侵犯神经,可引起相应部位的疼痛,如晚期肝癌、胃癌都有剧烈疼痛。另外,癌症继发感染后,也可引起疼痛。

(6)发热:肿瘤组织的代谢产物、坏死组织的分解产物以及继发的细菌感染,都可引起癌症患者发热,一般表现为中低度热。

(7)恶病质:恶病质又称为"恶液质",是指机体严重消瘦、无力、贫血和全身衰竭的状态。它是癌症患者死亡的重要原因。

三、恶性肿瘤的防控策略与干预措施

预防恶性肿瘤最有效的办法是提高健康意识,加强健康的投入和管理,改变可能致癌的不良生活习惯。专家指出,注重定期体检和健康管理可减少患癌的危险性,特别是恶性肿瘤高危人群。体检是健康管理的基础,定期体检可使受检人全面、细致、科学地了解自身的健康状况。

1. 加强健康教育

(1)勿憋尿:研究发现,膀胱癌的发生与一个人的饮水、排尿习惯有关。有关资料表明,每日排尿5次的人比排尿6次以上者容易患膀胱癌。这主要是因为饮水少、长时间憋尿,易使尿液浓缩,尿在膀胱内滞留的时间较长,尿中化学物质刺激黏膜上皮细胞,从而导致癌症的发生。多饮水，勤排尿可起到"冲洗"膀胱，排除有害化学物质的作用。

（2）戒烟：吸烟已成为世界性的社会公害，严重威胁着人类的健康。有关综合研究发现，美、英、加拿大吸烟者癌症发病情况是：吸烟者肺癌死亡是非吸烟者的 10.8 倍，喉癌死亡是 5.4 倍。美国癌症权威研究机构的报告指出：不良生活习惯占致癌因素的 35%，吸烟占 30%，两者加起来就占 65%。烟对胎儿非常有害。孕妇吸烟，小孩以后罹患癌症的几率将多 50%。鉴于此，重视以上环节的防范，就能让绝大多数人远离癌症，每个人都从自己做起，是非常重要的。不论对哪个年龄段的人而言，吸烟极其危险，都有可能导致癌症。

（3）多喝蔬菜汁：常喝甜菜汁（根部及顶部做成的）、胡萝卜汁（含β胡萝卜素）、芦笋汁。将新鲜甘蓝及胡萝卜作成混合菜汁，效果极佳。葡萄汁、樱桃汁及所有深色的果汁，包括黑醋栗汁，都是非常好的营养果汁，新鲜的苹果汁也有益处。果汁在早晨饮用最佳，蔬菜汁则在下午饮用最佳。

（4）多吃洋葱、大蒜、杏仁：洋葱和蒜头是极佳的保健食品。每天吃十粒生的杏仁，杏仁所含的 laetrile，不仅含量丰富，而且是一种抗瘤剂。要多吃芽苗菜，如萝卜苗、豆苗等，最好是生吃，或只需用开水稍微烫一下即可。

（5）多吃生萝卜：临床常用的一种"干扰素"药物，是人白细胞所产生的一种糖蛋白，在体内具有抑制癌细胞快速分裂的作用。由于人体产生的干扰素很少。所以，科学家研制了一类"干扰素诱生剂"药物，能激发和诱导人体制造更多的干扰素。在日常膳食中，也有能诱生干扰素的食物，其中效果最佳的是白萝卜。研究证明，从萝卜中可分离出干扰素诱生剂的活性成分——双链核糖核酸，对食管癌、胃癌、鼻咽癌和宫颈癌的癌细胞，均有明显的抑制作用。但这种活性成分不耐热，在烹调高热过程中会受到破坏。所以，多吃生萝卜，对防癌有益。

（6）限制高脂肪饮食：研究表明，与低脂饮食相比，富含脂肪的饮食，可大幅地增加结肠癌及乳癌的发生几率。因此，高脂肪饮食是癌细胞的助长剂。

2. 预防为主，牢记"防癌 24 字口诀"

有关专家根据研究结果和致癌因素，把防癌要点归结为以下"24 字口诀"：

（1）"始于英年"：强调对癌症的早期预防。应从年轻的时候开始，就注重预防癌症问题。

（2）"饮食清淡"：应用我国中医养生大法知识，坚持少放盐、少放油，少吃煎炸、烧烤的食物，直接为防止癌症提供重要保证。

（3）"坚决戒烟"：先努力做到不吸烟；如已吸烟，要力争尽早戒烟，早得好处。

（4）"适当锻炼"：适当锻炼可改善微循环，增加体内的免疫动力。因此，要自觉坚持适当锻炼，提高机体预防癌症的能力。

（5）"豁达乐观"：注重保持良好心情，努力做到心理平衡，不计较小事，性格外向、开朗，善于处理人际关系，积极改善客观环境，努力养成非癌性格，用豁达乐观的健康情绪来预防癌症。

（6）"定期体检"：针对普通体检不包括防癌体检，是很多癌症无法早期发现的弊病。定期安排年龄 40 岁以上的人每年做一次专门的防癌体检。特别是对有家族史或以往有某种高危因素的人，要进行重点检查；对妇女可做乳腺体检、子宫颈刮片等专项检查，一旦发现异常，再做进一步体检，力求达到早期发现、早期诊断、早期治疗的目的。

3. 积极治疗，挽救生命，提高生存质量

在人类历史长河中，恶性肿瘤曾作为"不治之症"的确在肆意吞噬着人们的生命，直到本世纪初，人们对它仍束手无策。随着肿瘤研究的不断发展，人们对肿瘤的认识日趋加深，肿瘤的防治方法逐渐增多，日臻完善。如今，医学专家可很有把握地说：恶性肿瘤不仅能够治疗，而且通过合理的综合治疗，许多恶性肿瘤可获得令人非常满意的治疗效果。

尽管如此，许多人认为恶性肿瘤是"不治之症"，一旦患上此病就等于宣判了死刑。于是，使人们在现实生活中谈癌色变，许多人一旦检查发现患有癌症，立即会感到恐惧、悲观，主动放弃治疗甚至自杀。造成这种现状的原因在于：一是知识匮乏，对现在的治疗技术不了解；二是癌症死亡率高，治疗难度大，无形中给患者造成很大的精神压力；三是治疗费用高，患者无法承担，害怕人财两空；四是发现太晚，病情危重，深感没有希望，何必浪费钱财。

因此，卫生部门要加强癌症防治知识的宣传，把当前癌症诊治技术进展信息，及时、通俗地传播给广大群众，以逐步增强人们的防癌抗癌意识，不断掌握恶性肿瘤防治基本知识，学会找医生，争取应用最新的诊疗技术和中西医结合治疗方法，使自己所患的癌症得到控制、好转和治愈，成为"癌症可治"的生动案例和最好见证。

目前认为，恶性肿瘤患者如能做到"三早"，其治疗效果是令人满意的。如Ⅰ期子宫颈癌、乳腺癌、胃癌、食管癌、鼻咽癌的治愈率均在90%以上。早期绒癌、早期睾丸精原细胞瘤的治愈率已达到或接近百分之百。有"癌中之王"之称的肝癌，现在也有可能治愈，早期的微小肝癌五年治愈率已达到70%以上。有的肿瘤即使已经到了晚期也有治愈的机会，如晚期绒癌的5年治愈率，Ⅲ期的患者为83%，Ⅳ期患者也可达53%。必须强调，恶性肿瘤尽管能够治疗，但不是所有的恶性肿瘤都能治愈，肿瘤作为一类相当复杂的疾病，其病因与发病机制目前尚不完全清楚。如今全世界都把防治肿瘤作为研究重点，研究成果正不断、迅速地应用于临床，相信在不远的未来，人类将彻底战胜肿瘤。

第六节 艾滋病的健康教育与干预

一、艾滋病的流行趋势

联合国艾滋病规划署和WHO于2010年11月24日联合发布了2009年全球艾滋病流行趋势报告，这个报告揭示了目前全球大约有3340万艾滋病感染者，其中2009年新增感染者270万人，200万人死于与艾滋病相关的疾病。

联合国机构在2010年12月1日世界艾滋病日之前发布的这份报告中说，由于抗反转录病毒疗法的推广等原因，艾滋病感染者的存活期不断延长。尽管全球艾滋病感染者的总人数仍在增加，但可喜的是经过不懈努力，全球去年新增艾滋病感染者人数已经比8年前下降了17%，其中撒哈拉以南非洲地区防控艾滋病取得了明显进展。

2001年，联合国大会艾滋病问题特别会议通过了《关于艾滋病问题的承诺宣言》，为2010年设定了艾滋病感染率下降25%的目标。时隔8年，撒哈拉以南非洲地区的新增感染者人数已经下降了大约15%，东亚地区下降近25%，南亚和东南亚地区则下降10%。

这份报告于2010年11月24日同时在中国上海发布，联合国艾滋病中国专题组主席、联合国人口基金驻华代表薄纳德高度赞赏20多年来中国艾滋病防控取得的巨大成绩。中国卫生部部长陈竺表示，中国政府高度重视艾滋病防治工作，将防治艾滋病作为关系社会稳定、经济发展的战略问题，纳入政府工作的重要议事日程。

联合国艾滋病规划署执行主任米歇尔·西迪贝当天表示，全球艾滋病新增感染者人数的下降主要应归功于在艾滋病预防方面的努力。但他也希望预防艾滋病应更加有的放矢，应把预防艾滋病的资源和项目放在能够发挥最大影响的环节，力求全球抗击艾滋病取得更快进展和挽救更多人的生命。

当前，艾滋病在全球流行的四大趋势是：①病情发展的势头仍很猛，21世纪亚洲将成为感染率最高的地区；②工业化国家HIV感染趋于稳定，而多数发展中国家不容乐观，从感染到发病和从发病到死亡的平均时间短于发达国家；③传播方式依然是多途径并存，经性传播是最主要的传播方式；④妇女HIV感染率有增高趋势。

二、艾滋病健康教育的目标与内容

1. 健康教育的目标

艾滋病严重流行给人民群众的健康和生命带来了巨大威胁，同时直接阻碍国民经济的发展和社会的进步。因此，我国应开展大规模、声势浩大的健康教育活动，严格控制艾滋病在我国的蔓延。健康教育的目标就是动员全社会力量，营造预防、控制艾滋病健康促进的氛围；大力开展各类人群预防和控制艾滋病健康教育，增强全民自我保护意识，采取健康的行为生活方式，减少和改变高危行为；减缓艾滋病在中国的蔓延速度，控制爆发流行的发生，把艾滋病流行控制和保持在尽可能低的水平，最大限度地减少艾滋病对个人、家庭、社会的影响与危害。

健康教育要针对不同目标人群实施不同的教育方式，目标人群分为：艾滋病病毒感染者、艾滋病患者，高危人群，重点人群，一般人群。

2. 健康教育的内容

(1) 艾滋病是严重危害人类健康与生存的疾病：艾滋病是目前死亡率极高的传染病，它对人类社会的极端危害性表现在以下几个方面：

1) 普遍的易感性：所有人群都缺乏对艾滋病病毒的免疫能力，均有可能通过不同传播途径而感染艾滋病。

2) 威胁的长期性：艾滋病的潜伏期较长，作为传染源的艾滋病病毒感染者，可在潜伏期通过各种途径传染给他人。

3) 控制与治疗的困难性：目前全世界均没有生产出疗效可靠的预防疫苗和治疗艾滋病的药物，一旦感染艾滋病根本无法治愈。

4) 资源的消耗性：各国政府都投入大量的人力、物力进行艾滋病的防治工作，这无形中增加了资源的极大消耗。加上艾滋病主要发生在青壮年，青壮年是国家劳动力、兵员的重要人力资源，从而直接影响国家的经济发展，削弱国防力量。

5) 社会的毁灭性：艾滋病的严重流行造成当代人和下一代人甚至是下几代人的健康和寿命的影响，大批人员失业，家庭破裂，社会无法承受这种长期的压力和负担，而面临毁灭的惨烈局面。

(2) 艾滋病是可以预防的"行为性"疾病：目前，虽然无法通过疫苗和药物对艾滋病进行彻底控制和治疗，但艾滋病的传播途径主要是人类的不良性行为和吸毒等。只要让人们懂得预防艾滋病的科学知识，坚决抵制不良诱惑，摒弃危险行为，人类完全可以控制艾滋病的传播。所以，艾滋病是可以预防的。

（3）艾滋病传播途径的预防教育：艾滋病的传播途径主要有性传播、经血液传播和母婴传播三种方式，根据不同的传播途径特点加以干预，通过制订不同的教育内容，可提高人们预防艾滋病感染的意识。

预防性传播教育的主要内容有：

1）加强性伦理道德和法制教育，反对乱交、滥交的"性自由"倾向，洁身自爱、遵守性道德是预防经性传播途径感染艾滋病的根本途径。在高危人群和重点人群中积极推行使用安全套。坚持正确使用高质量的安全套，推行安全性行为，可以提高妇女的自我保护能力，有效降低异性或同性之间相互感染艾滋病病毒的机会。积极早期治疗性病，充分发挥这条有效降低 HIV 感染率途径的作用。

2）严格执行《中华人民共和国献血法》，实行全民无偿献血。遵守禁毒法律，远离毒品。尽量减少不必要的输血，逐步推广自体输血方法。大力加强医源性传播的控制，医护人员要加强防护意识，提高预防 HIV 感染的警觉性，遵守各项操作规程。加强服务行业的卫生监督，保证用具消毒。加强个人生活的防范意识，不与他人共用牙刷、剃须刀等生活用品。

3）强化预防母婴传播的健康教育，让广大妇女了解这一传播途径和妇女的易感性，提高妇女的自我保护能力。教育有高危行为的妇女主动做血液 HIV 抗体检测；劝告 HIV 感染的妇女避免怀孕，已怀孕的要终止妊娠；对坚持妊娠者要加强监护，并进行有效的药物预防；推荐采用剖宫产方式分娩，可以减少新生儿感染 HIV 的危险，避免母乳喂养。

（4）非传播途径的教育：日常生活和工作不会感染艾滋病。与艾滋病患者/HIV 感染者礼节性的接吻、握手、拥抱、共用餐具、共用学习用品、办公用品、交通工具等不会感染艾滋病；游泳池、马桶、洗手池、浴池、电话机、卧具、毛巾等设施用品不会传染 HIV；咳嗽、打喷嚏、擤鼻涕也不会传染 HIV；蚊虫叮咬不传播 HIV。

三、艾滋病健康教育与健康促进实施原则

1. 完善艾滋病控制的法律法规

法律法规既具有国家赋予的强制性、普遍适用性、可操作性和不可通融性，又具有调控和指引作用。在预防、控制艾滋病过程中，立法具有突出的不可替代的地位。但是，目前我国出台的法规与艾滋病控制策略存在一些冲突。因此，需要在实践中对现有的法律法规作进一步的补充和完善。

2. 健全艾滋病防治工作机制

艾滋病的预防控制是一个社会系统工程，是全社会的共同责任。因此，为了达到防控艾滋病的目的，必须健全政府领导、多部门合作、全社会参与的艾滋病防治工作机制，在各级政府的领导和协调下，开展多部门合作，动员全社会积极参与艾滋病防治工作。

3. 转变观念，消除社会歧视

加强艾滋病的知识宣教，提高全人类对艾滋病的认识，转变人们的一些错误观念，消除社会对艾滋病患者的歧视，减少他们对社会的危害。

4. 采取"标本"兼治的干预措施

健康教育是从根本上预防艾滋病的有效举措，应普及艾滋病的健康教育，增加教育的覆

盖面，加强艾滋病高危人群和重点人群的教育力度，提高全民的防护意识。同时，国家要大力提倡健康文明的生活方式，加大打击黄、赌、毒等犯罪活动，增强人们的自我保护意识，力争达到标本兼治的艾滋病防治目的。

四、艾滋病健康教育与健康促进计划设计与实施

由于艾滋病危险因素的复杂性，各地流行情况的差异和社会经济发展的不平衡，各级艾滋病健康教育与健康促进计划，必须针对具体情况，体现国情、民情和地区特点，从实际出发确定计划的目标和重点。计划设计要从以下四个方面着手。

1. 确定艾滋病流行情况

通过流行病学调查了解该地区艾滋病流行状况，确定高发、低发或非常低发等地区。同时明确不同年龄、职业、性别、种族的艾滋病发病情况；并确定高危人群、重点人群和一般人群。

2. 分析行为类型

（1）与预防艾滋病传播有关的行为：包括性行为、多性伴侣行为、使用安全套行为、性病早期治疗行为、使用血制品、文身及生殖健康行为等。

（2）如何减少感染者对个人、家庭、社会的影响行为，包括医疗保健行为、咨询行为、社会支持行为和歧视行为以及影响这些行为的自然因素与社会、经济等因素。

3. 制订多方位的干预措施

影响艾滋病传播的行为是多方面的，故必须从多方位制订干预措施。如开展咨询和培训，可以普及艾滋病知识，增强艾滋病的防治信念；自愿检测可早期发现感染者；开展优质服务可提供宽松的社会环境、高质量的安全套供应和计划生育服务等；创造支持性环境，可以协同公安、教育、民政、司法、财政、新闻等部门及非政府组织、医务人员、社会有关人员对艾滋病感染者及家属给予社会支持等。

4. 效果评价指标

效果评价是实施干预措施后的成效评价。制订指标是我们实施计划要达到的最终目的。预防、控制艾滋病的效果评价指标要根据规划的教育目标、行为目标和健康目标来制订。教育目标包括知识的增加、态度的转变以及技能的提高等；行为目标如安全套使用率提高、性伴侣减少等；健康目标最终反映为 HIV 感染率的下降。

第七节　慢性病的自我管理与长期照料

一、慢性病自我管理的概念

"慢性病"全称是慢性非传染性疾病，不是特指某种疾病，而是一类起病隐匿，病因复杂，病程长且病情迁延不愈，缺乏确切的生物性病因证据，有些尚未完全被确认的疾病的总称。慢性病是一种由某些组织、器官退行性变化或感染病毒造成的渐变性疾病。它往往会使人降低工作能力，失去生活情趣。

慢性病主要是指以心脑血管疾病（高血压、冠心病、脑卒中等）、糖尿病、恶性肿瘤、慢性阻塞性肺部疾病（慢性气管炎、肺气肿等）、精神异常和精神病等为代表的一组疾病，

具有健康损害和社会危害严重的特点。我国大多数中老年人患有各种类型的慢性病，如高血压、频繁性感冒、神经衰弱、关节炎、支气管炎、哮喘、习惯性便秘、慢性胃炎、肥胖、高血脂、血管硬化、冠心病、慢性肝炎、胆囊炎等，这些慢性病严重危害人体健康。

慢性病自我管理（chronic disease self-management，CDSM）是指用自我管理方法来控制慢性病的患者健康教育项目。它通过系列健康教育课程，给慢性病患者传授自我管理所需的知识、技能、信心以及和医生交流的技巧，进而帮助他们在医生有效的指导、支持下，主要依靠自己解决慢性病给自己日常生活带来的各种躯体、情绪方面的问题。

自我管理术语初次出现在 Thomas Creer 于 20 世纪 70 年代中期写的《哮喘自我康复》中的一篇论文中。60 年代中期，他和他的同事分别在儿童哮喘研究所和医院，将这个术语运用于探讨如何对儿童患者进行健康教育，随后使这一术语得到广泛应用，尤其是涉及慢性病患者教育项目。不论人们是否从事体育锻炼之类的健康促进活动，或忍受着不同的慢性疾病折磨，均有责任进行每天的日常管理。自我管理对慢性病患者特别重要，在长期患病之后，只有患者才能对自己每天的康复负责。因此，自我管理是大多数慢性病患者的终身任务。

二、慢性病自我管理的主要内容

慢性病自我管理是指患者在慢性疾病过程中发展起来的一种对症状、治疗、生理和心理变化以及生活方式改变等进行的自我管理。它需要完成以下三方面的任务：①疾病的治疗管理，如服药、改变饮食、自我监测（如血糖）等；②建立和保持在工作、家庭和朋友中的新角色；③处理和应对疾病所带来的各种情绪，如愤怒、恐惧、悲伤和挫败感。

慢性病患者进行疾病自我管理不仅提高了对治疗的依从性，而且使身体和社会等方面的管理也融合到了长期应对慢性病的过程中。有效的自我管理有利于更好地控制疾病，保持满意的生活质量，将慢性患者的健康状况、健康功能维持在一个满意的状态，使患者过上独立的生活。

尽管自我管理由患者完成，但医疗保健系统有责任为患者提供自我管理支持，其中自我管理教育是为提高患者自我管理和促进行为改变而设计，应用行为技术提高患者的自信心和在生活中处理疾病的技巧。与传统的患者教育相比，自我管理教育不仅给他们提供信息，更重要的是促进其行为改变。对关节炎患者教育的临床试验分析表明，行为技术的干预对患者疼痛、功能残疾和关节压痛等有较大改善，超过仅靠信息传递干预产生的影响。

自我管理支持的干预措施包括两个重要方面：要让患者学会解决问题的技巧，这样有利于患者发现自己的问题，并制订行动计划去解决这些问题；可采取以下方法达到自我管理的目的：

1. 自我管理团体项目

采取团体课程形式，通常每次持续 2～2.5 小时，连续 5～7 周。强调互动方法、经验学习和提高自我效能，内容集中在解决问题的技巧，促进互动支持。

2. 社区教育课程

可在社区由合格的专业人员组织，包括提高自我效能策略、解决问题的练习和讨论。开设系列课程有助于支持患者长期行为改变，并促进互动支持。

3. 专线电话咨询

由经过培训的专业咨询师接听随叫随通的专线电话，电话咨询内容包括疾病症状监测、日常药物维持和药物副作用处理、自我保健活动等。该模式能够加强专业化指导、效果可靠，同时减少临床面对面相见、通话费用低廉、节省费用。

4. 家庭自学

患者通过邮件和网络，如音频视频辅助、网络等工具参与，交流内容可以集中在某个方面（如精神压力的应对）或系列自我管理主题。该方法具有缩短专业人员工作时间、加强专业指导（经过筛选的内容更有效）、覆盖患者范围广、网络模式容许互动等优点。

5. 医务人员一对一口头指导

典型内容是疾病和治疗知识。能结合临床实际、满足患者的个性需求。

6. 疾病教育手册

通常作为附属于其他干预措施的方法，但在单独应用时不能作为自我管理教育的一种形式。

我国慢性病自我管理研究起步较晚，很多医护科研人员借鉴国外的成功经验，在慢性患者自我管理教育方面开展了一些研究和实践，具有以下特点：

1. 自我管理教育的内容

在传统的疾病知识教育中，增加疾病管理技能训练。除心理健康指导外，更注重提高患者与他人沟通的技能、解决疾病带来的各种问题以及寻求家庭、社会支持的能力等。

2. 自我管理教育的形式

改变了以往医护人员集中授课的被动教学方式，转变为"专业人员集中授课＋疾病管理技能训练＋病友相互交流防病经验、相互教育"模式，如"高血压之家"、"糖尿病学校"、"哮喘俱乐部"等形式。

这些干预措施为患者提供了获取自我管理信息的途径。定量研究显示，这些措施对提高慢性病患者自我管理意识和能力效果较好。

随着全球人口结构的改变和老龄化社会的到来，慢性病患病率急剧上升，全球卫生保健系统面临着巨大挑战和机遇。加大对慢性患者自我管理的研究，寻找有效的自我管理干预措施，最终促使患者有效地管理疾病，既可帮助患者更好地控制疾病，提高生活质量，又可促进卫生资源有效利用，值得社会和医疗系统更多地关注和实践。

三、慢性病长期照料的概念

长期照料（long-term care，LTC）是指为生活完全不能自理、必须依赖他人照料的失能老年人群提供生活照料、康复护理、精神慰藉、社会交往和临终关怀等综合性服务。在发达国家，长期照料服务体系是其公共服务的重要制度内涵。

随着人们生活水平的提高和平均预期寿命的延长，大部分老年人特别是高龄老年人由于体衰会经历相当长的慢性病带病期，患病期间老年人的生活自理能力受限，在较长的时期内需要有人照料，这在西方称之为长期照料。西方大多数国家老年福利起步较早，形成了较完善的长期照料体系，并具有长期照料制度、养老金制度、医疗保障制度三大支柱共同支撑的老年生活保障体系。在我国，家庭一直承担着老年人长期照料的主要任务，但人口老龄化加剧、家庭功能弱化以及社区和机构服务上的缺位，使得家庭照料显得势单力薄。计划生育政策实施后，独生子女的父母将陆续进入老年期，加上中国经济的快速增长，国民生活水平的不断提高，人的寿命越来越长，必定加快中国人口老龄化现象的出现，届时老年人照料问题必然给家庭、社会、经济带来挑战。因此，分析城市失能老年人面临的照料问题，并提出有效的应对措施，对于积极应对老龄化压力和构建和谐社会意义重大。有关研究表明，我国失能老年人作为老年人中的弱势群体，普遍存在的问题主要有：缺少家庭照料资源，医疗开支、照料成本巨大导致经济紧张，养老机构存在运作机制矛盾，社区在针对失能老年人的服务上存在实质性的缺位等。完善老年长期照料服务，加强筹资和监管机制建设，需要针对具体问题发挥政府、家庭、社会、个人等资源优势，建立多元共同支持的照料体系。

目前我国长期照料服务严重缺失，失能老人长期照料问题非常紧迫，慢性病医疗需求特别巨大。对此，应加快适合我国国情的长期照料服务体系的构建；长期照料服务体系应建立在社区照顾体系之上；同时，政府应出台政策，推动与社区卫生服务相结合的长期照料服务体系基本框架的建立；最后，探索建立失能老人长期照料的评估体系。

当前，国际上对长期照料并没有统一的定义，台湾学者认为长期照料是指"对因失能而生活不能自理的老年人进行的一项长期的生活照料服务，包括日常活动辅助、心理慰藉、经济支持等，而且一般是指6个月以上的服务"。

四、慢性病长期照料对象与服务内容

慢性病长期照料应该是将生活不能自理和半自理的患有慢性病的患者尤其是老年患者作为服务对象。我国一些发达地区已经开展通过对城市社区内家庭和集中为老年人提供长期照料服务的养老机构进行实地调查，对老年人的需求进行评估，探讨我国城市长期照料存在的问题和困境，为如何提高服务水平谋出路。

老年人的总体健康状况不容乐观，许多老年人因患有慢性疾病而导致活动受限甚至残疾，我们称之为失能老年人，因患慢性疾病、躯体损伤、心理失调导致身体功能受损，进而导致日常活动受限的状态。在生活完全不能自理后，必须依赖他人提供的综合性服务，包括医疗护理、生活帮助以及心理精神慰藉等内容，即长期照料。我国由于医疗保障、康复护理服务资源相对匮乏，长期照料事业发展滞后。目前，我国正在大力推进的社区卫生服务是以预防、医疗、保健、康复、健康教育和计生服务为一体的，安全、有效、便捷、经济的基层卫生服务。因此，研究城市失能老人长期照料服务现状，探索社区卫生服务在失能老人长期照料服务中的作用，显得非常紧迫和必要。

宁波市海曙区社会化居家养老模式是以家庭为核心，以社区为依托，以老年人日间照料、生活护理、家政服务和精神慰藉为主要内容，以上门服务和社区日托为主要形式，并引入养老机构专业化服务方式的居家养老服务体系。这种方法和经验在推进慢性病长期照料发展中是很值得借鉴的。

在慢性病长期照料的服务内容里，应该包括以下方面：慢性病康复医疗护理服务；慢性病生活照料护理服务；慢性病患者的交通服务；慢性病营养指导和营养保障服务；慢性病患者住宅和居家环境改善服务；慢性病患者心理、法律、政策法规、经济、福利等各项社会咨询服务；慢性病老年人临终关怀、护理、心理抚慰和对其家人的各种帮助支持抚慰；慢性病患者文体娱乐、健身旅游服务；慢性病患者再教育、再就业、再发展服务；为慢性病患者提供各种信息服务等。

慢性病居家的照料还要有：家政上门服务、餐饮上门服务、医疗保健上门服务、交通上门服务、护理和康复的上门服务、社会和咨询的上门服务。

为了加快推进慢性病长期照料事业的发展，我们应做到：

1. 加快适合中国国情长期照料服务体系的构建　构建适合中国国情的长期照料服务体系主要包括：建立相应的服务、管理和监督机构，负责统筹规划和指导长期照料服务事业的发展；尽快开展政府扶持下的长期照料商业保险；探索建立长期照料社会保险；鼓励社会力量大力兴办社会服务机构，为失能老年人提供专业化、规范化的长期照料服务。

2. 以社区照顾体系为基础建立长期照料服务体系　探索社区化家庭养老照料的新模式，即社区照料和居家照料相结合的政策，该模式是联合国《维也纳老龄问题国际行动计划》、《联合国老年人原则》和联合国《老龄问题宣言》等所强调和支持的一种老年服务方式。社区长期照料服务使得老年人可以在自己家中接受服务，避免了适应新环境的麻烦。这种形式与机构型服务比较，不需要很复杂的机构和设施，投资少，成本低，服务资源配置更合理，投入更具灵活性和针对性，提高服务效率。

3. 建立与社区卫生服务相结合的长期照料服务体系

（1）明确长期照料的目标：为了增强慢性病患者生活自理能力，提高生命质量，真正实现健康老龄化；为了解决整个社会慢性患者群的问题；为了解决慢性病患者的长期需求，甚至是整个生命延续期。

（2）大力发展与社区卫生服务紧密结合的社区长期照料服务体系：社区长期照料服务将成为长期照料服务体系中的核心内容。社区卫生服务长期照料的优势在于：①社区卫生服务秉承以人为本的服务理念，社区居民与医生之间形成近似于熟悉的邻里关系。②由于社区卫生服务除公共卫生服务外，针对的都是常见病、多发病、普通病的治疗和日常健康维护。因此，社区卫生组织使消费者具有一定的选择能力，可以很好地克服医疗市场垄断性以及医生的诱导需求所带来的医疗高消费问题。③社区卫生组织的服务是在服务对象的"家门口"为其提供医疗服务，这对于行动不便的老年人具有强大的吸引力。④社区卫生组织通过逐户逐人地建立家庭健康档案和开展定期的诊察，可以基本摸清辖区内居民患病频率以及主要疾病，并可通过了解个人和家庭特征，分析患病原因，针对性地实施防治措施。⑤政府政策上的优惠措施。居民在社区卫生机构就诊，医疗费用由社区卫生机构直接减免后结付。

（3）非正规长期照料服务是整个长期照料服务体系的基础：在较长的一段时期内，家庭成员将是老年人长期照料的主要提供者之一。在整个长期照料服务体系中，非正式的长期照料服务将会起到基础作用。社区卫生服务在对失能老人家庭成员的健康教育和医疗支持方面，将可以发挥更大的作用。

（4）住所型长期照料服务是整个长期照料体系中的有力后备资源：随着家庭结构的小型化和文化程度的逐步提高，越来越多的老年人将会接受住所型长期照料机构。各种层次和形式的社会长期照料机构会成为家庭养老和社区养老的有效后备资源。随着社会人口文化素质的提高和支付能力的增强，拥有医疗保健预防服务功能的住所型长期照料服务的发展空间将非常巨大。社区卫生服务与住所型长期照料服务的有机结合将是未来失能老人长期照料的最佳模式之一。

4. 探索建立失能老人长期照料的评估体系　在失能老人长期照料服务的规范和质量的监控方面，当务之急是建立一套包括质量标准、标准评估以及信息处理的服务质量评估体系，使长期照料服务尽快纳入政府的科学化管理轨道，同时推动政府的决策、管理模式从行政命令型到服务规范型的转变。

小结

本章的教学重点是肥胖对健康的危害和体重控制的策略、血脂异常对健康的危害和控制血脂的策略、高血压病的概念及其对健康的危害和高血压病的防控策略、糖尿病的概念及其对健康的危害和糖尿病的防控策略、恶性肿瘤的概念及其对健康的危害和恶性肿瘤的防控策略、艾滋病健康教育的目标与内容、艾滋病健康教育与健康促进的实施原则、慢性病自我管理和慢性病长期照料的概念和主要内容,慢性病长期照料的对象与服务内容。

教学难点是体重控制措施的规范实施、控制血脂措施的规范实施、高血压病干预措施的规范实施、糖尿病干预措施的规范实施、恶性肿瘤干预措施的持续和规范实施、艾滋病健康教育与健康促进计划的科学设计和规范实施、如何稳步及有效推进慢性病长期照料事业。

思考题

1. 肥胖对健康有哪些危害?
2. 试述体重控制的策略与措施。
3. 结合自身实际,你应采用哪些方法来控制体重,维持健康?
4. 血脂异常对健康有哪些危害?
5. 叙述控制血脂的策略和措施。
6. 要控制血脂应采取什么样的生活方式?
7. 什么叫高血压病?它对健康会产生哪些危害?
8. 叙述高血压病的防控策略和干预措施。
9. 我国高血压病的发病有什么特点?
10. 什么叫糖尿病?它对健康会产生哪些危害?
11. 试述糖尿病的防控策略和干预措施。
12. 如何开展糖尿病的健康教育?
13. 何谓恶性肿瘤?它对健康会产生哪些危害?
14. 试述恶性肿瘤的防控策略和干预措施。
15. 应如何通过科学的饮食方法来预防恶性肿瘤的发生?
16. 艾滋病健康教育的目标和内容分别是什么?
17. 艾滋病健康教育与健康促进有哪些实施原则?
18. 如何科学设计和规范实施艾滋病健康教育与健康促进计划?
19. 什么叫慢性病自我管理和慢性病长期照料?
20. 简述慢性病自我管理的主要内容。
22. 简述慢性病长期照料的对象与服务内容。
23. 如何规范开展慢性病自我管理和长期照料工作?

(柳州医学高等专科学校 陈廷生)

实习训练篇

项目一 健康教育知、信、行（KAP）问卷的制作与应用

一、实习目的
1. 掌握健康教育 KAP 问卷的制作与应用方法。
2. 熟悉问卷信度、效度的分析方法。
3. 了解问卷的作用和问卷调查的优缺点。

二、实习内容
1. 教师讲解
（1）KAP 问卷的作用。
（2）KAP 问卷的制作。
（3）KAP 问卷的分析与评价。
（4）KAP 问卷调查的优缺点。
（5）KAP 问卷的使用。

2. 学生训练
（1）在教师讲清健康教育 KAP 问卷制作要求的基础上，以教师命题或学生选题方式确定题目，安排学生以小组为单位编制 KAP 问卷。
（2）要求每组选定调查员 1 名，被调查对象 1 名，开展模拟访谈式问卷调查。
（3）每次实习课后，教师要组织学生讨论问卷编制与使用过程中的主要成绩和存在问题，再在学生讨论的基础上进行总结性讲评。

三、实习步骤及时间安排
实习时间 2 学时。其中，教师讲解实习内容和要求 0.5 学时；模拟访谈式问卷调查、学生讨论和教师讲评 1.5 学时；学生编制 KAP 问卷安排在课余时间进行。

四、教师讲解的内容
（一）问卷
1. 问卷的作用　问卷（questionnaire）是指为了调查和统计用的一种问题表格，它是研究人员收集资料的常用工具之一。在大多数情况下，研究者要进行有目的的测量，需要通过问卷调查来收集资料。实际上，借助提问题可测量人们的知识、观念、态度和行为，并通过分析已获得的信息，对所研究的问题予以解释，对所提出的假设进行验证，从中探索、发现有关事物发生、发展和转归的规律。由于问卷可使提问和回答达到统一、规范的水准，因此其不仅可保证收集资料的质量，而且还可提高工作效率。

2. 健康教育KAP问卷的编制　通常，健康教育KAP问卷的作用在于了解目标人群现有的卫生保健信念、态度、知识和行为状况，以及目标人群对健康教育的主观要求、可接受程度等多方面信息。

(1) 问卷类型　根据设计风格，可将问卷分为开放型问卷、封闭型问卷和图画型问卷三种类型。

1) 开放型问卷　开放型问卷又称非结构型问卷，是指在问卷中只列举问题，不设立备选答案，研究对象根据自己的情况自由回答。这种形式比较适合有深度、调查人数较少、资料不必量化的研究。例如：①您如何看待艾滋病问题？②您对公共场所禁止吸烟有何感想？

开放型问卷的优点有：①适用于探索性研究。由于研究对象可自由回答，有时可使研究者获得意想不到的结果。②使用灵活，研究对象有较多回答问题或自我表现的机会。

开放型问卷的缺点有：①因研究对象的文化水平、知识层次各不相同，对问题的认识存在较大的差异性，故无法保证所获得的信息都能使用；②调查结果非标准化，较难统计分析，也不易进行相互比较；③花费时间较多，容易产生较高的拒答率。

2) 封闭型问卷　封闭型问卷又称结构型问卷，是指在问卷中不仅列举问题，而且在每个问题的后面附设备选答案。研究对象可根据自己的情况选择填写。这种形式的问卷适合于大范围的调查研究。

例如：①您现在的职称是

A. 高级职称　　　　　　B. 中级职称　　　　　　C. 初级职称　　　　　　D. 无职称

②您认为吸烟对身体有害吗

A. 有危害　　　　　　　B. 无危害　　　　　　　C. 无所谓

封闭型问卷的优点有：①答案标准化，便于资料的统计学分析；②容易填答，问卷应答率高，可提高工作效率；③备选答案可帮助被调查者正确理解问题的含义；④调查结果的可信度较高。

封闭型问卷的缺点主要有：①由于事先设立了备选答案，研究对象的创造性被限制，不利于发现新问题；②容易造成研究对象盲目回答，当研究对象不理解或不完全理解所列举的问题时，或者没有适合于研究对象的答案时，他（她）们可盲目填写，易使资料产生偏倚。

3) 图画型问卷　图画型问卷是以生动、形象的图画形式向研究对象提出问题，研究对象根据自己的情况选择适合自己的图画。这种形式花样新颖，能引起研究对象的兴趣，便于填写。适合于小范围、问题少的调查。

在实践中，健康教育KAP问卷通常被编制为结构问卷的形式。

(二) 设计要求

1. 表述、提法要规范明确　语言要精练、清楚、明白。避免重复和含糊不清的语言，尽可能选用温和的中性语言，避免提及有刺激性和人们忌讳的问题。数字答案要准确。

2. 结构合理，项目俱全，说明细致

(1) 问卷的前面应附有给研究对象的短信，主要介绍研究的目的、内容，填写时应注意的问题等。

(2) 问卷的填写说明应将问题解释清楚，对容易出现差错的问题要加以提醒。

(3) 问卷的项目要齐全，如名称、编号、页码、调查时间、地点、调查员姓名等。

(4) 问卷的制作应达到规范化要求，做到大小适宜，方便发送，如使用计算机统计资料时，应考虑编码问题等。

(三) 问卷内容

一份完整的问卷应包括说明信、填表说明和问题三个部分。如问卷结果需经过计算机处理则需加上计算机编码，如是访问调查还应附访问记录表。

1. 说明信　说明信是指在问卷的首页上附给研究对象的简短说明或调查员的自我介绍。其目的是说明调查目的、内容和要求，消除被调查者的顾虑和紧张，希望研究对象给予真诚合作。编写说明的原则是文字简洁、平易近人，使调查对象感到亲切。它的内容和作用是：

（1）说明调查者身份：一般附有研究机构和研究者的署名，可使被研究对象增加安全感，较易进行合作。

（2）让研究对象了解调查的目的和意义：其作用在于激励研究对象的责任感，使其乐于合作。

（3）请求研究对象合作：用真诚、中肯的语言，如"问卷不多，不会占用您过多的时间"等，希望研究对象合作。

（4）匿名保证：问卷中可能会涉及的一些敏感问题。为了不使研究对象产生畏惧心理，应在说明书中告诉研究对象，他之所以被调查是因为随机抽样而被抽中的。同时有的问卷中，不需写姓名、单位等，使匿名得以保证。

（5）留下调查者的地址：留下通讯地址，欢迎研究对象对研究者或对调查问题提出意见与评价，这样做可以表明研究者是认真负责和值得信赖的。

说明信的实例如下：

> 健康是每个人的愿望，更是我们女性一生幸福的基础。为了能够更好地为妇女提供服务，我们希望了解你们对生育健康服务需求。如果你能花一点时间填写这份问卷，对我们的工作肯定是十分有益的。这份问卷我们不会提供给其他任何人，请你放心并如实填写。如果遇到不会回答的问题，请你不必介意。
>
> 　　　　　　　　　　　　　　　　　　　　　　　北京大学生育研究所
> 　　　　　　　　　　　　　　　　　　　　　　　　　年　月　日

2. 填表说明　填表说明的作用是解释问卷中某些指标的含义，并指导研究对象或调查者如何填写。有些问卷将此内容写在说明书中。

填表说明应包括下列内容：

（1）对选择答案时所用符号的规定：如请您在所选答案后面的"（）"中打"√"。

（2）对开放式问题的规定：如请将您的实际年龄填写在"＿＿＿＿"中。

（3）对所用代码表格的解释：例如在某调查过程中，设有9个编码空格：第1个"□"填写调查地点编码；第2、3个"□"填行政区编码；第4、5个"□"填写村民组的编码；第6、7个"□"填写户的编码；最后两个"□"填写家庭成员编码。

（4）对访问、自填或邮寄等有关方面的特殊说明：这些说明不必过多，以免分散研究对象的注意力。

填表说明的实例如下：

> 问卷填写说明：
>   1. 对有备选答案的问题，只需在你选择的答案编号下面画横线。
>   例如：你最后离开的学校是（1）大学（2）高中（3）初中（4）小学
>   2. 对没有备选答案的问题，在问题一的横线_____上填写简单数字或文字：
>   例如：今年你多大？ 35 岁

3. 问题部分

（1）选择问题类型：根据问题的内容可分为以下4类：

1）事实的：如年龄、性别、职业等。

2）行为的：如是否干过某事，是否常干某事等。

3）态度的或感情的：如赞成、不赞成；喜欢、不喜欢；愿意、不愿意等。

4）原因的或理由的：如为什么这样、为什么去干等。

按形式可分开放性和封闭性两种，其涵义、适用范围、优缺点等已在前面叙述。研究者可根据自己的研究目的、内容等选择适宜的问题类型。

（2）问题的数目和顺序：问卷中问题的数目不能一概而论，也没有统一的规定。通常，以回答者在半小时左右能够答完为度。问题太多易造成研究对象的厌倦心理，影响调查的顺利进行。

1）在设计问题时，要注意"五不问"：①可问可不问的问题不问；②复杂或难回答的问题不问；③研究对象不愿回答的问题不问；④需要查阅资料才能回答的问题不问；⑤通过别的途径能够得到的问题不问。

2）问卷中问题排列的顺序也有一定的规则，其目的是便于回答者思考，减少拒答的可能性。这些规则有：

①容易回答的问题在前，难回答的问题在后。

②问题按一定的逻辑顺序排列，同类问题、有关联的问题放在一起；时间也应按一定顺序排列，或由近至远，或由远至近。

③敏感问题排在后面。例如政治观点、个人隐私等方面的问题如果放在前面，回答者可能产生反感，因而拒绝回答其他的问题。

④自由回答的问题放在后面。通常，封闭型问题回答容易，放在前面，而需要自由发挥的问题放在后面。因为回答这些问题，需要思考和组织语言，必然要花较多的时间。

（3）问题的语言：对问卷问题的理解、回答取决于问题的语言，设计时应加以注意。一般有以下要求：

1）语言清楚、明白，避免使用专业术语。

2）问题的提法应肯定和具有客观性，不应带有倾向性或暗示性。

3）一个问题不要询问两件事，或一个事情的两个方面。如"你是否喜欢打球和唱歌"，这一问题对于仅喜欢打球不喜欢唱歌的人，无法回答。

4）问题的语言要精确、具体。如"你的孩子经常生病吗？"，回答者可能回答"经常"，或者不知道该怎么回答。因为对"经常"这个词，没有定量规定。如1年中患几次为"经常"等。

（4）问题的编写格式：问卷中问题的编写格式有多种，在此主要介绍常见的7种：

1）二项式：又称是否式，设有2个备选答案，研究对象只能回答其中的1个。

如：你听说过艾滋病吗？
a. 听说过　　b. 没有

2）多项式：每个问题下面设立了2个以上的备选答案，研究对象只能回答其中的1个。

如：您最早吸烟的种类：
a. 旱烟或烟斗　　b. 无滤嘴香烟　　c. 有滤嘴香烟　　d. 手卷烟　　e. 水烟

3）矩阵式：这种方式是将两个或两个以上的问题集中起来，用1个矩阵表示。

如：请您对医院的服务进行评价

内容	评价		
	满意	一般	不满意
医务人员的服务态度			
医院提供的服务项目			
在医院的候诊时间			

4）序列式：指所选答案具有程度上的差异并可排序。

如：您对目前的职业满意吗？
a. 满意　　b. 比较满意　　c. 一般　　d. 不太满意　　e. 很不满意

5）填入式：研究对象直接将数字填入问题的空格。

如：您的年龄：（　　）周岁。

6）自由式：自由式问题在问卷中是为了对某些不太清楚的问题作探索性调查，或对于较重要的问题进行深入调查。它要求被调查者对所提问题自由地发表自己的看法。

如：您认为您的患者在生育健康服务方面还需要得到哪些服务？

7）尺度式：是将答案分成两个极端，中间分为3、5或7的心理距离，要求回答者在其认为适当的地方或程度处打"×"，以示回答。

如：您认为吸烟能引起肺癌吗？
非常同意　$\overline{1\quad 2\quad 3\quad 4\quad 5}$　非常不同意

（5）编码

1）编码方式：一般医学研究所得到的资料均需使用计算机处理。将各种文字变为计算机能识别的阿拉伯数或英文字母，这个过程称为编码。常用的编码方式有两种，即先编码和后编码。先编码是指在设计问卷时，就对回答的种类指定好编码，如：您的性别，男□女□编码：男＝1，女＝2。

先编码适用于封闭型问题，而对开放性问题无法进行先编码。

后编码是在问卷回收后，每发现一种回答，便指定一种编码。这种方法费时、费力。

2）编码原则：

①编码必须单一：每个编码只代表1种特定的回答，不可重复代表不同的回答。

②编码必须包容各种情况：每种回答应有自己的编码，并且是唯一的编码。如：小学＝1，初中＝2，高中＝3。

③编码必须简单，符合逻辑：有些问题，本身即为数字，编码可取其本身。

如：你的年龄是＿＿＿周岁？如果回答是62岁，则编码为62。

④对无回答的编码：无回答或拒绝回答，本身就是一种答案，应给予它特殊的编码，不应出现空格。一般常用9，99或999来表示。

如：您的年龄？如果拒答则编码为999。

3）编码表格：在问卷设计时要考虑到编码问题，只需在问卷上留出一些编码表格。一般，各表格留在问卷旁边的空白处。其注意点有：

①编码格应设置在相应问题的右边并对齐，便于调查者操作。

②预留编码格数应考虑问题回答可能出现的数字或最多的分类数。如家庭人口数，只需留两格，最多也不会超过99人。

③编码表：将答案与相应的编码值排列成一份"字典"似的对照表，就是编码表，又称编码薄，它是编码工作的工具。

例如性别编码：编码同所在标准答案前的括号。如性别：如女②，则编码为2。

年龄编码：编码同所填周岁数。如年龄为25周岁则编码为25。

（四）问卷主体

问卷主体指研究中所需测量的变量和问题，是问卷的主体部分。

健康教育KAP问卷的调查项目一般包括以下内容：

1. 个人基本情况　　如性别、受教育程度、职业、婚姻状况，经济收入等。
2. 卫生保健知识（knowledge）　　指与研究问题有关的知识。
3. 信念与态度（belief and attitude）　　如对某疾病易感性的信念，对某种观点的态度等。
4. 行为（behavior，practice）　　调查对象与所研究问题有关的行为。

（五）问卷设计中常见错误及其影响因素

一份问卷从开始构思、拟定初稿，到定稿、使用、分析结果等各个阶段都可能出现偏差，而每种偏差的出现都会导致研究结果的失真。通常，在重点讨论问卷设计过程中常出现的错误有：

1. 选择问题时出现的误差　　问卷中的问题是根据研究目的选定的。有时考虑不周，遗漏了必须了解的问题，或者将问题弄错，都可导致资料不全或无法利用。克服这种误差的方法是，从多学科、多方面加以考虑讨论，尽可能使问题周全。

2. 选择问卷类型与形式时产生的误差　　每项研究，采用何种问卷类型，选择什么样的问题形式，都与研究的性质、目的和范围有关。探索性研究宜采用开放式问卷，以便发掘许多新问题。而对于特定目的的调查，则宜使用封闭式问卷。问卷的形式也能给研究对象以心理影响，采用形式不当则不能使应答者说真话，甚至说假话。问题或备选答案的用词不当，也会影响资料的真实性与完善性。

概括起来，影响问卷结果的主要因素有：①回答者对所进行的研究的认识与态度；②回答者对调查者的印象与态度；③回答者对所调查内容的兴趣；④回答者的智力、学识水平；⑤回答者对问卷中问题的理解和熟悉程度。

（六）问卷的分析与评价

1. 知识题目的难度和区分度分析　　难度是指试题的难易程度，主要反映试题是否符合受试者的实际水平。计算难度的方法有3种，此处仅介绍采用正确回答试题的比例来计算难度指数（power index）的方法。难度指数$P=R/N$，其中R表示答对某题的人数，N表示受试的总人数。

区分度是指试题能否较好地将受试者的水平区分开的量度指标。此处仅介绍采用比率相减法计算区分度指数（discrimination index）的方法。区分度指数 $D = P_H - P_L$，其中 P_H 表示高分组（总分排序前27%的人）答对该题的百分比，P_L 表示低分组（总分排序后27%的人）答对该题的百分比。

2. 问卷的信度　信度（reliability）指对同一事物进行重复测量时，所得结果一致性的程度，主要评价测量工具的精确性、稳定性和一致性，即测量过程中随机误差造成的测定值的变异程度的大小。信度分析有两种，即内部一致性分析和稳定性或重复性分析。常用的信度分析指标主要有以下4种：

(1) 同质信度（inter-item reliability）：需要对问卷的知识、态度的每部分进行内部一致性分析，通常采用的指标为克朗巴赫系数（Cronbach's Alpha）（即 α 系数）。α 大于0.7，表示问卷的内容同源性、相关性较好。

(2) 分半信度（split-half reliability）：将同一问卷的调查项目分成两半，如分前后两个部分，按条目编号的奇数和偶数分两个部分，评价两个部分得分的相关情况，常用的指标为（Spearman-Brown）系数。

(3) 重测信度（test-retest reliability）：用同一问卷对同一组调查对象进行前后两次调查，两次问卷的时间相隔不宜过短或过长，通常以2～4周为宜。计算Spearman相关系数，有人认为大于0.5或大于0.4是可以认可的，也有要求应该达到0.8以上才能认为重复性良好。

(4) 调查员信度（inter-rater reliability）：两个或多个调查员采用相同的条目或问卷对调查对象进行测量得分的相关情况，常用的评价指标为组内相关系数。

尽管上述四种信度评估方法对信度评价的含义各不相同，但在对一份问卷进行评价时，不一定要同时用到它们，即使同时采用，其结果也未必完全一致。适用于健康教育问卷的主要是同质信度（评价内部一致性）和重测信度（评价稳定性）。

3. 问卷的效度　效度（validity）是指测量结果与试图要达到的目标之间的接近程度，主要评价问卷的准确度、有效性和正确性，常用的效度指标有以下三种。

(1) 内容效度（content validity）：指问卷的各条目是否能反映欲测量的内容，即测定对象对问题的理解和回答是否与问卷设计者希望询问的内容一致。一般由有经验的专家来判断，尚无量化的标准。

(2) 结构效度（construct validity）：通过因子分析来确定问卷与健康教育相关理论的吻合程度，通常认为公因子解释整个问卷的比例越大越好。

(3) 标准关联效度（criterion-related validity）：以一个公认有效的量表作为标准，检验新量表与标准量表测定结果的相关性，以两种量表测定得分的相关系数表示标准效度。

适用于健康教育领域的主要是内容效度和结构效度。

(七) 问卷调查的优缺点

优点：

1. 调查范围广，花费时间短，适用性大。
2. 适用于不便于面对面交谈的问题的调查。
3. 不受样本大小限制。
4. 实施方便灵活，可由调查员访问，也可邮寄调查。
5. 便于调查对象思考，自由表述意见。
6. 可控制调查项目及内容。

7. 资料便于统计分析。

缺点：

1. 只能在一定范围内取得资料，弹性较小。
2. 单纯使用问卷，深度常常不够，有一定的局限性。
3. 问卷的信度较低，质量难以保证。
4. 不适宜文化程度低的人使用。

(八) 问卷的使用

根据问卷的使用目的和要求，可将问卷分为自填式问卷和访谈式问卷两类。自填式问卷的填写可通过邮寄调查或当面调查来完成，而访谈式问卷的填写则依靠直接访谈或电话访谈来完成。当以不同的方式使用问卷收集资料时，问卷的设计应有所不同，问卷的技巧也各有侧重。

本实习着重培养学生使用访谈式问卷的能力，访谈式调查的基本步骤为：问候被调查者→自我介绍→征得同意→开始调查→感谢合作。在调查过程中，调查员不能机械地念问卷上的问题，而应像"访问"、"交谈"一样，积极与被调查者的交流，并从中收集资料。

（怀化医学高等专科学校　刘立亚）

项目二　专题小组讨论

一、实习目的
1. 掌握专题小组讨论的设计。
2. 熟悉通过专题小组讨论收集信息的方法。
3. 了解专题小组讨论的概念及应用。

二、实习内容与步骤
1. 教师讲解
(1) 专题小组讨论的概念及应用。
(2) 专题小组讨论的设计步骤及计划书内容。
(3) 专题小组讨论的实施要点。
(4) 专题小组讨论的评价。
(5) 专题小组讨论资料分析及报告撰写。

2. 学生实习
(1) 以小组为单位，选出主持人、记录员、参与讨论者及观察者。
(2) 教师命题或自选问题实施专题小组讨论。

3. 讨论与评价
(1) 记录员和主持人简要汇报讨论结果。
(2) 分析访谈提纲中存在的问题。
(3) 评价专题小组讨论的质量。

三、时间安排
实习时间为 2 学时，教师讲解有关内容 0.5 学时，专题小组讨论设计 0.5 学时，模拟专题小组讨论 0.5 学时，讨论讲评 0.5 学时。

四、教师讲解的内容
(一) 专题小组讨论的概念及应用
1. 专题小组讨论的概念　专题小组讨论（focus group discussion，FGD）又称专题小组访谈、焦点团体讨论或典型组专题讨论等，是指从某一特定目标人群中选择 6～12 名具有类似背景和经验的人组成一个小组或讨论组，在主持人的引导下，自愿围绕与研究目的有关话题进行深入、自由讨论的一种定性研究方法。

2. 专题小组讨论的应用
(1) 探索性研究或进行需求评估。
(2) 搜集目标人群资料。
(3) 补充定量研究的不足。
(4) 干预项目的过程与效果评价。

(二) 专题小组讨论的设计步骤及计划书内容
1. 按照收集信息的要求，确定是否选用专题小组讨论方式　实际上，专题小组讨论作为定量资料的补充，它的适用范围为探索性研究、需求评估、传播材料预实验、效果评价等。如果想得到的统计数据不是一些敏感问题的信息，或者使用其他方法更经济、能得到更多的高质量信息时，则不必选用专题小组讨论方式。

2. 根据研究目的，制订访谈提纲　访谈提纲是希望通过专题小组讨论向小组成员所提问题的目录。通常，这些问题为6~8个，都是按由浅入深的逻辑顺序排列，且自然、简明、单一的开放性问题。

3. 确定目标人群　按能提供所要收集的信息为标准，具体确定目标人群。根据目标人群成员各自的行为特征、社会阶层、生活环境、专业水平、年龄、婚姻状况、文化差异、性别等进行分类，确定、写下每个小组的人员条件，并编成小组成员筛选表。

4. 考虑资源需求　确定人力、财力、物力资源的需求量与工作人员数量，以及是否需要培训，培训哪些技能和购置设备等。同时，制订人员需求表，考虑所需场所，与小组成员联系、礼品、交通等要素。

5. 确定工作实施过程　安排若干专题小组讨论的负责人，明确具体时间、地点以及工作期限、应达到的目标。

6. 制订活动时间表。

7. 作好经费预算，编制有关预算表。

8. 检查、预测和确定计划　认真检查计划各个环节，预测执行过程中可能出现的问题，作好相应处理准备。必要时，进行预实验。最后，经所有工作人员一致同意，正式确定整个计划。

9. 完成计划书　计划书主要包括：背景、目的、目标、目标人群、资源需求、活动时间表、预算表、过程评价、效果评价、工作人员简历、参考文献、附件（筛选表和访谈提纲）。

（三）专题小组讨论的实施

1. 如何组织专题小组讨论

（1）选择、培训工作人员：至少选择2~3名具有专业知识和一定社会学知识的工作人员，来具体承担讨论中的主持、记录工作和讨论后的分析工作。对工作人员进行技能培训和工作态度培训。

（2）根据筛选表选择小组成员：专题小组数需要根据讨论结果而定，可初定4~6个，每组6~8人。要通知小组成员参加讨论的时间、地点、内容和参加人员等，以便做好讨论准备。

（3）应选择方便、安逸、舒适，可让小组成员感到可自由发表看法的讨论场所。并按圆形或半圆形方式安排座位，以鼓励小组成员积极参与和相互影响。

（4）讨论时间以1~2小时为宜，事先备好小礼品，到时发给每位小组成员。

2. 如何开展专题讨论

（1）对主持人和记录员的要求：主持人要熟悉讨论目的和访谈提纲，善于获取小组成员的各种信息；记录员要尽可能记录小组成员的所有发言和有意义的身体语言。如果条件允许，应同时使用录音机，讨论后再把录音整理转化为文字资料。

（2）专题小组讨论的三个阶段

1）开始阶段：当小组成员就座后，主持人对参加讨论的小组成员表示欢迎，然后介绍专题小组讨论的目的、过程、规则和保密性，主持人不评论和不发表看法以及记录员的作用等，要求小组成员相互介绍，再引入讨论主题。

2) 实质阶段：安排小组成员围绕访谈提纲进行有针对性的讨论，主持人适时进行相关探索。

3) 结尾阶段：总结归纳小组成员在讨论时陈述的观点，使其不具备表决性，并对发现的问题进行综合整理。最后，对小组成员表示感谢并发给小礼品。

3. 专题小组讨论中遇到的问题及对策

（1）随从他人意见：对策是在开场白阶段，要强调小组成员的回答不受限制，所发表的看法可以相同，也可以不同。

（2）小组讨论时冷场

1) 如果小组成员对选定的主题不感兴趣，可通过新颖有趣的方式开展讨论，以激发小组成员参与讨论的兴趣。

2) 如果主题过于遥远、抽象，可以用具体、生动的资料引导小组成员参与讨论。

3) 如果主题过于恐吓或涉及个人隐私问题，可巧妙应用一些活动技巧，鼓励小组成员发言；也可利用对照、比较方法激励小组成员参与讨论。

4) 根据讨论现场实际，适时安排短暂的中断，在要求小组成员换个话题或适当活动的同时，直接为主持人重新组织讨论、进行新的开始提供时机。

（3）支配性回答

对策1：努力避免与支配性回答者的眼神接触，或借招呼其他人讲话的机会，将身体移开、远离这个人。在有可能的情况下，轻声告诉发言过多者，提示他尽管想法很好，但也应听听别人的发言。

对策2：有时应以一个恰当的理由，让这位支配性回答者暂时离开讨论现场。例如可向他提出"由于你对这个问题，已知道得很多了。所以，为达到对该问题进一步研究的目的，我们希望你能完成一个更深入、详细的调查表。"于是，用这种对其充满信任、另有重用的理由，让他暂时离开讨论场所。

（4）胆怯性回答

对策：仔细观察胆小的人，看看他们何时准备发言。一旦他们发言时，要充分利用眼神鼓励其讲话，并表示对他讲的内容感兴趣。或找一个简单、无威胁性的问题，鼓励其直接发表看法。如果回答很不自然，则继续让别人发言，并安排胆小者为最后的发言人。

（5）不相关的回答

对策：重申应讨论的问题或对该问题进行重新解释。

（6）不完整的回答

对策：为防止不完整回答的现象发生，在讨论初期就应强调只有大家同心协力，才能共同完成讨论任务。或通过重申问题，尽量得到详尽的回答。也可应用其他一些可促成完整回答的技巧。

（7）冗长的回答

对策：礼貌地中断冗长回答者的讲话，提醒他讨论时间有限，要讨论的问题很多；或直截了当地用探索性问题向其询问，力争获得具体的、有针对性的信息。

（8）混淆性回答

对策：应将这样一种"你似乎把……搞混了"的信息传递给混淆性回答者，并重申问题或简短提供一个例子。在讨论结束后应努力尝试再问这个混淆性回答的问题。

（9）过分肯定的回答：对策是提醒这种回答者，既想听到肯定性回答也想听到否定性回答，试着扮演反面角色（如我已听到有人对此持相反态度）或试着用第三者的口气转达你的想法（如你知道其他人对此是怎么想的吗？你认为他们对此会有何看法？）。

（10）否定性回答

对策：要当心引起保护性防卫，要尽量避免这种情况的发生（"你好像对此感到很生气。没关系，我现在就是想知道你对此事怎么看的……"）。与上面相同，试着扮演反面角色或者用第三者的口气转达出你的想法。

（11）中断讨论

对策：首先尽快使讨论稳定下来。请其他的人对他的陈述发表看法（如果这种发言激恼了某个人的话，这样做是很危险的），或提出别人可选择的观点："你这样说很令人感兴趣，但我也听说有人认为……"

（12）提问性回答

对策：如果这一个问题很不好回答，则以缺乏经验和知识为理由，不做回答。或使其明确当前所要做的事而说："与你们一样，我也有自己的看法和观点，但我今天的目的是想知道你们是怎么想的。如果必要的话，我会在讨论结束后告诉你们我的想法"。另外，就其所提的问题向其他人提问，问他们有什么想法。

4. 专题小组讨论的评价内容

（1）小组成员是否合适？有关要求他们是否满足？这些要求包括年龄、性别、家庭情况、社会经济状况、服务使用情况或其他必备要求。

（2）对本次讨论的意图小组成员是否理解？

（3）小组讨论的时间是否合适？能否保证所有成员都有足够的时间充分发表自己对所讨论问题的看法？

（4）小组讨论的场所、环境是否合适，让人感到轻松舒适？因为合适的场所能消除紧张心理，并不让人感到拘谨，参与讨论者可即兴发表自己的看法。

（5）所安排的座位合适吗？小组成员是否感到自然，是否有助于他们相互讨论？

（6）访谈提纲内容是否完整？是否满足小组成员所有的信息需要及目标要求？

（7）对主持人的评价

1) 对主持人准备工作的评价：主持人是如何理解项目背景、主题和研究目标的？在小组成员到来之前是否已准备就绪，如已记住了访谈提纲、对小组成员的全部想法均已收集等。

2) 对主持人主持讨论的方式进行评价：主持人的态度是否轻松、友好、热情，是否能够促进小组成员相互启发、发生兴趣并积极参与，是否做到边听边对信息进行有机的综合，对一种新的想法深入了解时是否恰当、灵活，在没有理解小组成员的意思时，能否明确并恰当表达，在讨论中有没有出现拷问、过分控制讨论、进行对错判断等问题，以及临场发挥情况和运用身体语言和面部表情的情况等。

3) 主持人如何处理成员对他人产生影响的问题：主持人是否做到适时制止几个人同时讲话，劝阻无关的谈话，是否鼓励说出真实的想法而不仅是理性的回答，是否能够鼓励小组成员主动发言并能引导害羞和不发言的人加入到讨论中，是否允许所有成员发表不同的见解等。

5. 专题小组讨论的资料分析和报告书写

（1）专题小组讨论的资料分析：应在专题小组讨论过程中对所得资料进行分析，以便及时发现、修正专题小组讨论的结果与研究目的之间的差距。定性资料的分析为内容分析，其实质是一个具有可检验性的系统过程，共分以下四个步骤：

1）组织：按一定顺序整理、排好资料，使研究者对资料形成整体印象。

2）分型：对资料进行类型划分，具体分出类型及其亚型，要引用小组成员看法的原话。有利于研究者看出资料呈何种模式或可作出何种假设。

3）概括：围绕专题小组讨论形成的观点及其原因，用描述性词语加以概括，注意不要有量化的内容。

4）解释：对所获资料予以解释。评价讨论结果的准确程度和真正含义，判断这些结果是否客观反映了人们的真实想法。

（2）准备专题小组讨论报告的步骤：首先陈述问题，接着陈述各种不同的信息（即小组成员的看法），直接引用两个回答来证明或支持观点，最后解释小组讨论的结果。要求对讨论中的每一个问题均要进行上述处理，最后在结尾部分，总结小组讨论得出的结果。

（3）与其他研究报告一样，专题小组讨论的报告主要内容有：前言、目标、方法（包括目标人群情况、与目标人群联系的方法、资料收集方法、资料分析方法）、结果、讨论（包括分别对结果、研究方法和操作过程的讨论）、建议、致谢和附件（如部分笔录）。

（大庆医学高等专科学校　梁龙彦）

项目三　健康教育与健康促进课题计划设计训练

一、实习目的
1. 掌握健康教育与健康促进课题计划设计的要点。
2. 熟悉健康教育与健康促进课题计划设计的撰写方法。
3. 了解健康教育与健康促进课题计划设计的系统分析思路。

二、实习内容
1. 背景资料阅读与分析。可根据教学需要，给学生提供相关的背景资料。
2. 小组讨论。引导学生围绕背景资料中有关问题，如主要健康问题及其产生原因、健康教育的目标、健康教育目标人群、健康教育策略等开展讨论。
3. 参考健康教育与健康促进课题计划的撰写资料，编写健康教育与健康促进课题计划设计书。

三、实习时间安排
课堂实习时间共 2 学时，具体安排为：
1. 自学背景资料与小组讨论 1 学时。
2. 学习撰写健康教育与健康促进课题计划的基本方法 1 学时。
3. 健康教育与健康促进课题计划的撰写、讲评与交流，安排课余时间完成。

四、有关参考资料
现将健康教育与健康促进课题计划的撰写内容及格式提纲，作为编制健康促进课题计划的指导资料，以供学生参考。

（一）健康促进课题计划样式
健康促进计划名称：＿＿＿＿＿＿＿＿＿＿＿＿＿＿＿
主要研究者姓名：＿＿＿＿＿＿＿＿＿＿＿＿＿＿＿
出　生　年　月：＿＿＿＿＿＿＿＿＿＿＿＿＿＿＿
单　位　地　址：＿＿＿＿＿＿＿＿＿＿＿＿＿＿＿
以前是否担任过主要研究者：（是　否）
电　话：
设计、执行计划单位名称：＿＿＿＿＿＿＿＿＿＿＿＿＿＿＿
主要研究者和机构：主要研究者对计划涉及的全部技术负责。工作单位指主要研究者工作的单位。

（二）计划内容
1. 摘要
2. 引言
3. 问题的提出或必要性评估
4. 总目标和具体目标

5. 方法
6. 效果评价
7. 预算
8. 参考资料

(三) 计划内容注释

1. 摘要 用简洁扼要的文字（通常不超过半页）概括本计划的整个内容，包括设计与执行本计划的必要性、可行性，要达到的计划目标，主要研究方法，目标人群，整个计划执行时间，资料收集、分析方法。

2. 引言 明确陈述本计划目的和有关理论基础，概括所提出计划的有关科学知识和研究现状（包括国内外和本机构所进行的工作）。资料来源主要有以下 4 种：

(1) 流行病学诊断资料。

(2) 社会诊断资料。

(3) 本人或单位在这一领域内所做过的工作 具体包括在这领域中做过那些研究？取得哪些经验？有什么新发展？提出进行本项研究的必要性和迫切性，同时说明对这项研究已具有的一定基础。详细阐述没有发表过的资料，并说明已进行过的预研究。

(4) 文献和其他现有资料的综述 对这一问题迄今为止的研究进展进行引证与综述，主要目的是对所研究的项目内容作出关键性评价，并借鉴他人经验、发展创新方法，为本项目研究提供客观依据。文献回顾应主要陈述涉及本项目的有关理论、概念和方法，详细描述不同的概念、观点和方法，切不可面面俱到。

3. 问题的提出与必要性的评估 说明本计划的研究目的，评估研究地区开展本计划的必要性。可根据调查资料或政府提供的数据，说明本计划的特点，较以往所进行的同类研究计划有什么特殊性。该问题与当地卫生目标的关联性（生物医学、行为科学和卫生体系的开发），研究结果的适用领域。

4. 总目标和具体目标

(1) 总目标：总目标是指在执行该项健康促进计划后，预期应达到的理想效果和影响。通常是长远的、广义的和比较笼统的，不要求提出可测量的指标，有时目标可能永远达不到。如在我国消除吸烟，以降低慢性病的发病率与死亡率；预防与控制慢性肺部疾病等。

(2) 具体目标：具体目标是指在执行这个计划后，目标人群所能达到的具体效益。具体目标是明确的和可测量的。具体目标应回答："对谁，在多长的限期内，实现什么变化，变化程度多大？"表达目标时通常用"增加"多少？"降低"多少？而不用"改善"之类的词。如"本计划执行 1 年后，18 岁～40 岁的男性吸烟率从现在的 60% 降低到 40%；孕期头 3 个月内的吸烟妊娠妇女的戒烟率至少应有 70%。"

除计划目标和行为目标外，还可有教育目标和政策目标等。

5. 方法 方法是整个计划的核心，无论想法多好，不管理论多么精辟，如果方法不科学，就有可能导致整个计划失败。方法一般包括研究方法、研究设计（研究策略选择、研究场所选择、抽样、对照组使用，研究工具、测量指标，资料收集和统计方法的简短陈述）以及工作的各个程序。整个工作计划和日程安排应与计划目标符合逻辑地运行。

现场研究应注意下列准则：

(1) 应指出研究范围，并描述该范围的地理、气候、人群和社会文化背景。确定研究对象的方法、样本量和选择样本的标准等。

（2）确定实验区和对照区的条件。

（3）资料收集的详细方法，包括调查表设计、实验室的检验方法、资料记录、分析方法等。

（4）计划和准备阶段，包括基线资料调查、物资设备购置、组织及后勤等。

（5）教育方法包括教育资料和宣传品的制作。

（6）提出在计划实施中，执行工作程序的每个步骤，说明每个步骤何时开始，何时完成。

6. 效果评价　效果评价贯穿于整个计划实施的全过程，并非待计划完成后再考虑评价问题。因此，在计划内就应有明确的评价内容、评价指标、评价方法和评价时间。效果评价包括以下三个层次的评价：

（1）过程评价

包括计划实施活动的内容、指标的监测，其中有：组织领导落实情况、教育方法、传播渠道、宣传资料的设计与选择、预试验等方面的质量和效果；每次活动群众参与的数据和接受程度等。

（2）近期效果评价

主要评价知、信、行的改变和政策、法规的制定。应有明确的内容和指标。中期效果评价主要评定行为和环境的改变。

（四）远期效果评价

主要评定有关发病率、死亡率的下降及生活质量的提高，经济效益与社会效益。

7. 预算　估算计划的总预算通常以年为单位，主要分为两类，一类为人头费用，一类为设备和供应费用。

8. 参考文献　［文献］序号，作者，题目，刊名，年份，卷（期），起止页码。

（新疆医科大学高等职业技术学院　吕宇娟）

项目四　健康教育演讲技巧训练

一、实习目的
1. 掌握健康教育演讲的基本知识和实用技巧。
2. 熟悉演讲在健康教育实践中的地位、作用和特征。
3. 了解演讲的要素、类型和礼仪要求。

二、实习内容
1. 教师讲解
（1）演讲基本知识概述。
（2）健康教育演讲技巧及其实训要求。
（3）健康教育规范演讲应具备的条件。
2. 学生训练
（1）以学生的个人实训为主，实训者根据教师的命题和自选题目准备演讲稿；
（2）在实训小组或全班范围内，实训者依次进行演讲。
3. 讨论与讲评
评价、分析每位实训学生演讲的优、缺点，分别提出每位学生今后演讲的改进建议，合理总结健康教育演讲的技巧与应用方法。

三、实习步骤与时间安排
1. 实习时间：4学时；
2. 实习步骤
（1）教师讲解健康教育演讲的基本知识，要求学生在课余时间准备演讲内容，写好讲稿。时间2学时。
（2）利用课余时间安排学生分组预讲，并要求每组选出代表参加全班的演讲。
（3）组织班级演讲活动，安排各组代表进行演讲、交流，教师则作相应总结。时间2学时。

四、教师讲解的内容
（一）演讲概述
1. 演讲的概念　演讲（public speaking）又称演说，是指在公众场所针对某个具体问题，以有声语言和相应的体态语言为手段，鲜明、完整地发表自己的见解和主张，以求阐明事理，抒发情感，达到宣传鼓动、以理服人和令人感召、行动等目的的一种语言交际活动。

实际上，演讲作为一种社会实践活动，是一个以"讲"为主，以"演"为辅，具有时间性、空间性、综合性和统一性等艺术特点的信息传播系统。它可使听众产生听觉和视觉双重效应。如果只讲不演，只能让听众产生听觉效果，无法形成因演讲者感人、动人的现场表演而引发的实体感。如果只演不讲，只能作用于听众的视觉器官，产生许多令人难以理解的视觉效果。所以，讲与演两者缺一不可，它们只有和谐、有机的统一，才能构成完整的演讲手段，圆满完成相应的演讲任务。因此，在演讲活动中，要注意克服只讲不演和只演不讲的不良倾向，努力发挥演讲应有的作用。

2. 演讲的特征

（1）社会性：演讲活动发生在社会成员之间，是一位社会成员以口语表达方式对其他社会成员进行宣传鼓动的社会活动。因而，具有很强的社会性。

（2）公开性：演讲者必须在公众场合发表意见，将自己的立场、观点和主张公布于众，以求听众认同，达成共识，实现演讲宣传之目的。

（3）现实性：在演讲活动中，演讲者和听众均有各自不同的目标指向和心理定势，都十分重视演讲的实际效益。演讲者的目标是力求当场感召听众，说服听众，达到预定的演讲目的。听众的目标是从自己的价值观和实际需求出发，盼望从演讲中获得知识、经验和启迪。

（4）艺术性：演讲表达优于所有的口语表达形式，要求演讲者的语言紧扣主题、真实可信、生动凝练、趣味横生，能以突出的目标性、强劲的感召力和宽阔的发展度等语言表达特色充分展现演讲的艺术性。

（5）综合性：演讲作为一种只在特定时间内发生的语言交际活动，它的综合性体现为演讲者务必事先做好各种专项准备，还需及时得到有关部门的组织协调和密切配合，以确保演讲规范有序地进行。

（6）逻辑性：要使演讲具有逻辑性，演讲者应做到思维缜密，表达清晰，富有条理，层次分明，推论有力，结论合理。

（7）针对性：演讲主题应具有针对性，是听众关注的问题；同时，要针对听众的年龄、身份、文化程度等实际情况，筛选适当的演讲内容，确定相应的演讲风格。

（8）鼓动性：演讲具有激发听众的情绪与情感，赢得听众好感，引导听众行动的作用。要充分发挥这种鼓动作用，首先应写好演讲稿，努力使讲稿思想深刻，内容丰富，见解精辟，发人深省；其次是语言表达要准确真实，精彩生动，揭示本质，富有感染力。

（9）感染性：演讲者应具有鲜明的观点、独到的见解和深刻的思想等感染力，善于应用流畅生动的语言、深刻风趣的比喻和恰当规范的修辞打动听众，以充分展示演讲的感染性。

（10）直观性：演讲者和听众双方在演讲过程中，始终进行思想感情的直接交流。演讲者不仅要随时观察听众的情绪和反映。而且，必须根据听众的反映，及时调整自己的演讲，使其更能说服、激励听众，以期达到演讲的最佳效果。

3. 演讲的目的　演讲的目的是传播科学文化知识，健康的生活理念、生活态度和生活方式。演讲者无论是宣传自己的政治主张、思想观点，还是传播道德伦理情操、宣传科学文化知识与技艺等，其目的是让听众同意自己的主张、观点和立场，进而达成共识，随即在此基础上感召、引发听众用实际行动，实现大家认定的演讲目标。

4. 演讲的作用

（1）启迪作用：即启迪人的思想，开启人的智慧。演讲的原则要以理服人，"理"所昭示的真理既是演讲主要的教育内涵，又对听众有良好的启迪作用。

（2）激发作用：演讲者对理性的阐述，总是伴随情感的激发而进行。通过以情感人，可激发听众的情绪与情感，使他们受到感召，产生行动。这种作用就是演讲的激发作用。

（3）传播作用：演讲者在向听众传播科学文化知识、健康的生活理念、生活态度和生活方式的过程中，就直接发挥了演讲的传播作用。

（4）美感作用：演讲艺术的表演性，有"以美娱人"的美感作用。通过演讲者综合、艺术地表达有声语言和体态语言，既可向听众有效地传播演讲的内容，又能给听众以美感和愉悦感。

（5）扬善作用：在人类文明发展的进程中，始终贯穿着真、善、美与假、丑、恶之间的激烈斗争，演讲正是这种斗争的主要武器。通常，人们依托演讲，宣传真理，揭露虚假，推崇善良，摒弃丑陋，赞颂完美，痛斥恶行，扬善祛邪，唤醒民众，巧妙发挥演讲的扬善作用，不断推动人类文明的进步与发展。

（6）导发作用：演讲的最高宗旨在于引导听众顺从演讲的导向而行动。听众的行动是演讲效果的最高体现。不能导发听众行动的演讲，是一种导发作用小、缺乏社会价值和意义的不成功演讲，迫切需要演讲者精细准备，全力避免。

5. 演讲的要素

（1）演讲者：演讲者是演讲内容和形式的生发者和体现者，是整个演讲活动的主人和支配者，也是演讲成败的决定性因素。没有演讲者的出现，就没有演讲活动的产生。

（2）演讲稿：演讲稿又叫演说词，它是在公开场合发表个人观点、见解和主张的文稿。演讲稿是进行演讲的依据，是对演讲内容和形式的规范和提示，它体现着演讲的目的和手段。通常，写作演讲稿是为参加演讲活动所作的准备。实质上，演讲稿的写作是演讲思维模式的客观反映，它的形成和质量直接决定了演讲的成功与失败。

1）演讲稿的作用：演讲稿是演讲的依据，其主要作用在于：

①表达演讲者的思想感情：演讲稿作为表达思想感情的手段和工具，可使演讲者的思想感情得到充分表达。

②提示演讲的内容：在演讲过程中，当演讲者临时忘记了某些内容，随时看一眼演讲稿，就会把演讲内容连贯起来。但演讲者应努力将稿件背熟，不要在台上看讲稿（除长篇演讲外）。

③消除演讲者的恐惧心理：对初次登台的演讲者，可应用演讲稿大胆、沉着演讲。对恐惧心理较重的演讲者，也可凭借演讲稿，坚持演讲，不会出现中断演讲的现象。

④限定演讲的速度：任何演讲都受时间限制。由于演讲稿可由字数来计算演讲所需的时间，以便计算和确定演讲的速度。一般，演讲的速度是每分钟约220个字。

2）演讲稿的特点

①正确性：即演讲稿能揭示事物的内在本质和客观规律，有益于人们更新观念，拓宽视野，追求进步，促成社会的可持续发展。

②独到性：能依据人们求异求新的心理进行演讲，使听众通过倾听那些新颖独特、见解精巧的演讲内容，感到耳目一新，兴趣倍增，茅塞顿开，思路理顺，从而有效提高本职工作效益。

③深刻性：演讲的立意要新，构思要深，主题及其内容具有深刻性，能使听众感到新奇，愿意倾听。

④时代性：时代性要求演讲者的思想观点与时代的主旋律合拍，演讲主题无脱节、滞后的现象。

⑤针对性：针对性要求演讲者既要提出听众所关心的问题，又要懂得不同层次听众的实际需求，能主动根据不同场合和不同对象，为听众设计恰当、实用的演讲内容。

⑥有声性：演讲稿作为口头传播的文稿，是讲给听众听的。要求演讲者口语化表达，说者顺畅上口，听者清楚易懂，短时间内能明白演讲者的真实意图。

⑦鼓动性：演讲稿是宣传发动群众的一种有效工具，历来要求具有很强的鼓动性。能促成理、事、情交融统一，达到冷静严肃的层层剖析，高度概括的哲理推导，生动形象的叙事

评介，热情洋溢的宣传鼓动等演讲要求，进而营造出感染力极强的鼓动氛围。

⑧临场性：演讲稿是供演讲用的，其内容有必要根据听者的反应相应调整，以满足听众的需要。

⑨口语性：口语性是演讲稿区别于其他书面文章和会议文书的重要特性。演讲稿必须讲究"上口"和"入耳"。所谓上口，就是讲起来通达流利。所谓入耳，就是听起来轻松顺畅，没有语言障碍，不会产生曲解。具体应做到：

a. 把长句改成适听的短句。
b. 把倒装句改为常规句。
c. 把听不明白的文言词语、成语加以改换或删去。
d. 把单音节词换成双音节词。
e. 把生僻的词换成常用的词。
f. 把容易误听的词换成不易误听的词。

⑩逻辑性：演讲稿的逻辑性，主要表现在谋篇布局上。写作演讲稿要力求主题突出，思路清晰，推导合理，层次分明，才能保证讲起来朗朗上口，听起来清楚明白。

3）演讲稿的分类：①议论型演讲稿；②叙事型演讲稿；③抒情型演讲稿；④说明型演讲稿。

4）演讲稿标题的类型：①提要型；②象征型；③含蓄型；④警醒型；⑤设问型；⑥抒情型。

5）标题的要求：贴切，简洁，醒目悦耳，具有启发性。

6）演讲稿讲题的确定与材料的选择

①根据演讲活动的性质与目的来确立讲题：讲题是指演讲的中心话题。演讲稿的撰写必须紧扣讲题进行，努力使其突出主题，有的放矢，值得研究，富有价值。

②根据演讲主题与听众情况来选择材料：演讲稿的思想观点必须靠材料来支撑，因而要选用能充分说明、突出、烘托主题的材料，选择新颖、典型、真实的素材，使主题表现更深刻、有力。同时，材料选择要考虑听众的政治素质、社会地位、文化教养和心理需求等因素。总之，所选用的材料要尽量贴近听众的生活，只有这样，才容易使他们心领神会，富有兴趣。

7）精心安排好开头、主体和结尾

①写好演讲稿的开头：任何形式的演讲，开头是关键。在演讲开始后的几分钟或者几秒钟内，听众常可决定是否接受演讲，是否听下去。心理学家研究表明，当一个人对某个事物或问题没有形成固定观点时，常常比较容易接受所遇到的第一个观点，从而形成积极的心理定势。因此，演讲的开头是演讲者留给听众的第一印象，它的好坏直接关系到演讲的成功，演讲者务必精心写好。

②写好演讲稿主体部分：演讲稿的主体要层层展开，步步推向高潮。所谓高潮，即演讲中最精彩、最激动人心的段落。在主体部分的行文上，要在理论上逐步说服听众，内容上逐步吸引听众，感情上逐步感染听众。通过精心安排结构层次，用层层深入、环环相扣的演讲内容，水到渠成地把演讲推向高潮。

③写好演讲稿的结尾：心理学家指出人的记忆力呈马鞍形，开头和结尾容易被听众记住，而结尾更能发挥鼓动作用。因此，结论部分要进一步总结自己的观点，再次强调演讲的重点，从而强化听众印象。

(3) 演讲环境：环境要素即时间、空间、地点，是演讲活动赖以进行的客观条件，是演讲者和听众构成特定关系的场合，对演讲活动能否顺利进行和取得成功具有重要的作用。演讲环境能促进演讲者加强与听众的情感联系，有利于把听众的看法铭记在心。一旦确定了演讲环境，内容就可随之确定。因为演讲时把听众放在首位，往往会给演讲者带来最大的效益。即便有时出了差错或透露出紧张情绪，听众也会原谅，其原因是演讲者的意图已给听众留下了深刻印象。

(4) 听众：听众是演讲的接受者、对象和演讲效果的体现者，主要是指演讲者演讲时面对面的直接听众即现场听众，也包括现代广播电视演讲的非现场的间接听众。作为演讲者，确认听众是成功演讲的第一步。必须首先了解听众的期望，即他们为什么要来听演讲？他们想听到什么？他们对自己提出的每个观点有什么反应等。如能回答这些问题，就可把演讲的恐惧和不安转化为有力的宣传鼓动工具，从容地进行一次出色的演讲。

6. 演讲的类型

(1) 按演讲主题内容分类：可分为政治性演讲、学术性演讲、法庭演讲、教育演讲、礼仪演讲5类。

(2) 按演讲表达形式分类：可分为陈述型、论辩型、主情型、鼓动型4类。

(3) 按演讲表现风格分类：可分为慷慨激昂、情感深沉、哲理严谨、明快活泼4类。

(4) 按演讲活动方式分类：可分为命题演讲、即兴演讲、论辩演讲3种。

(5) 其他分类：

1) 按演讲手段分类：①立意性演讲，②立智性演讲，③立德性演讲，④立情性演讲。

2) 按演讲目的分类：①传授性演讲，②鼓动性演讲，③娱乐性演讲，④凭吊性演讲，⑤说服性演讲。

3) 按演讲场所分类：①巡回演讲，②法庭演讲，③大会演讲，④街头演讲，⑤课堂演讲，⑥宴会演讲，⑦广播或电视演讲。

4) 按演讲比赛分类：①命题演讲，②即兴演讲，③论辩演讲，④大赛式演讲。

5) 按演讲要求分类：①使人知演讲，②使人信演讲，③使人动演讲，④使人激演讲，⑤使人乐演讲。

（二）演讲在健康教育中的作用和地位

演讲是信息传播的一种常用手段，也是健康教育的一种宣传教育方式。其优点是灵活方便，通俗易懂，经济易行。演讲者可同时面对较多听众，对场地器械的要求也不高。因此，演讲是我国健康教育广泛选用的宣传教育手段。通过演讲可使同意自己观点的人坚定信心；对自己观点一无所知或知之不多的人，知晓并赞同所宣扬的观点；使原来不同意自己观点的人改变认识。当前，卫生工作的理念是预防为主，通过演讲可以使更多的人了解疾病的防治知识，增强自我保健意识，从而为提高国民的整体健康水平奠定认知基础。目前，我国处于亚健康状态的公民日趋增多，他们特别需要加强自我保健意识。依据人民群众对医药卫生人员的尊重与信赖，对卫生保健知识的渴求和习惯于听课讲授的学习方式等实际，演讲可成为一条经济有效的健康教育传播途径，在向人民群众传授自我保健知识，增强自我保健意识方面发挥重要的攻坚作用。

（三）健康教育演讲技巧

演讲是在一定的场合，面对广大听众，运用有声语言和体态语言，将事先构思的题材，有组织、有系统地陈述出来，以求达到预期成效的一种语言表达艺术。健康教育演讲技巧包括演讲前的准备、开场白和结束语，包括有声语言表达、体态语言表达、临场控制、背稿和用稿技巧等。

1. 演讲前的准备

（1）演讲材料的准备：演讲的第一步是选题，第二步是选材。在确定主题、搭建架构、理清思路后，要掌握现有的素材状况，明确还需要补充的素材。决不准备与演讲无关的资料，从而在素材准备上给自己留下更大的弹性空间。一般，演讲素材可分为以下三类：

1）核心素材：演讲时必须提出的素材。

2）机动素材：指因演讲时间不足可省略的素材，它不会对整个演讲造成伤害。

3）辅助素材：指因时间足够可在演讲中和在回答别人问题时应用的素材，这样做往往有益无害。

（2）了解听众：为让听众接受自己的演讲，要事先了解听众的心理需求和听讲目的、动机，引导听众积极配合演讲活动。如果在演讲中要提出新见解或解决问题的新方法，则有必要指出新见解或新方法将给大家带来什么样的好处，要将这些好处体现在演讲所提出的建议中，借以取悦和吸引所有听众。

（3）演讲稿的准备：依据收集的素材撰写讲稿，是演讲具有系统性、完整性、有效性等必备要素的前提。撰写讲稿时，我们要谨记和坚持"深入实际、内容具体、迎合听众、有的放矢"的十六字原则，认真做好听众分析，选准实用、必需的演讲主题，为优质写出符合上述原则的演讲稿创造条件。

（4）辅助教具准备：辅助教具是指配合演讲而使用的仪器和演讲材料，如音响、话筒、多媒体、投影仪、幻灯片、幻灯机、胶片、纸张、粉笔、黑板、挂图及自己精心准备的演讲中要用到的特别道具如人体器官模型等。最好带上演讲稿，以备卡壳时使用。

（5）仪表着装的准备：衣着应整洁大方，庄重朴实，色彩和谐，与演讲的内容相辅相成。举止应端庄大方，从容镇定，态度诚挚谦和，礼仪周到自然。

（6）临场观察准备：演讲者要尽快观察、熟悉演讲现场，及时收集、捕捉现场的所见所闻，包括现场环境（时间、地点、场景布置）、听众、其他演讲者演讲等，以确定自己的话题，增加演讲的即兴因素。

（7）心理素质准备：既然是有感而发，就要有稳定的情绪，有十足的信心，有必胜的信念，这样才能保证思路通畅，言之有物，情绪饱满，镇定从容。

2. 演讲礼仪

（1）演讲者的仪态：演讲时要保持充沛的精力。在演讲之前，一定要充分休息，养精蓄锐。演讲时则要器宇轩昂，洒脱大方，站立稳重，表情自然，表现出应有的演讲仪态与风度。

（2）演讲者的声音：演讲人的声音要响亮。音量的大小根据会场的大小和人员的多少而定，既不过高，又不偏低。过高易失去自然和亲切感，偏低可使会场出现不应有的紊乱。演讲者声音发出的方向应该沿着嘴部的水平线而稍微向上，要确保声音有力、发音规范、语音正确、音色纯正。

（3）演讲者的服饰：演讲者的服饰应以整洁、朴实、大方为原则。男士的服装一般以西装、中山装、青年装为宜。女士不宜穿戴过于奇异精细、光彩夺目的服饰，服装过于艳丽，容易分散听众的注意力。

（4）演讲者的姿态：

1）出场礼仪：当主持人介绍后，向主持人颔首微笑致意，然后稳健地走到讲坛前，自然地面对听众站好，向听众行举手礼、注目礼或微微鞠一躬，然后以亲切的目光环视听众，以示招呼，并借以镇场。

2）演讲中的礼仪：演讲中应注意手及头部动作不要太多，太碎。走动不宜过多，不可一步三晃，扭捏作态；忌弯腰驼背或双手撑着讲坛或者插入衣兜内，这样显得松垮、懒散；眼睛不能总看讲稿、照本宣科地念讲稿；不能靠在桌子或椅子上；演讲时要头部端庄，举止自然大方，仪态符合站、坐、行的礼仪。

3）退场礼仪：应该向听众点头示意或稍鞠一躬，然后含笑退场，如遇听众鼓掌应表示感谢并面向听众敬礼，态度应真诚、谦逊。避免退回座位时过于激动、匆忙或洋洋得意或羞怯、忸怩。

（四）有声语言表达技巧

1. 发声技巧

（1）呼吸：语音质量的高低很大程度上取决于呼吸技巧的运用。

1）口腔呼吸：双唇微张，软腭抬起，舌根降低，喉结和声带下移，深吸气，储于腹内，用腹肌支持。这种方法吸气量大，气息长，以口腔共鸣为主，常用于快说。但气流不强，不适宜高音。

2）鼻腔呼吸：张开鼻翼，用上鼻逆吸气，眼眉上挑，如同闻花香。双唇闭拢，舌尖抵住上齿龈，气息储在胸腔，口腔肌肉放松。这种呼吸有一定的温度和湿度，能够滋润喉咙，保护声带（睡觉时用鼻腔呼吸不觉口干，用口腔呼吸感到口干就是这个道理），均匀地进行呼吸，掩饰了语音修饰的痕迹，但量小，频率低。

3）口鼻呼吸：打开口腔和鼻腔，肌肉放松，自然挺胸，两肋张开，收小腹，提气于腰，快速吸气，让气流在腰部后两侧找到支点，小腹提气，形成三角支撑的感觉。呼气时，气流有节制地缓缓吐出，形成内外对抗。这样呼吸，吸气深，吸气足，而且有利于控制气息，用气发力，表现力强。

（2）补气：补气也叫"偷气"。演讲达到高潮，通常需要大量气流加强语势，每当这时，语速较快，不允许有明显的停顿来换气，只好边说边吸气，在刹那间用口和鼻吸入少量气流作补充，速度要快，要避免摩擦音，且不能让听众察觉，因此又叫"偷气"。

（3）共鸣：就像乐器需要共鸣箱共鸣才能获得优美的乐声一样，呼吸时气流冲击声带发出的声音是微弱的，只有经过喉头、咽腔、口腔、鼻腔的共鸣才能放大音量，美化音色，获得洪亮、圆润和悦耳的声音：

1）喉腔被挤扁，声音就会"横"出来；喉部束紧，声音就会"拔高"、"单薄"。

2）口腔是最主要多变的共鸣体。口腔开合，舌头伸缩，软腭升降均对共鸣有重要影响。

3）鼻腔共鸣是由腹内空气振动和骨骼的传导产生的，对高音的共鸣作用很大。

4）胸腔随着声音的高低变化会感到胸部有一个较为集中的响点，该"胸腔响点"沿着胸骨上下移动，并和着胸腔的振动。这种振动产生的共鸣能扩大音量，使声音浑厚有力。

5）从上而下，高音共鸣区在鼻腔，中音共鸣区在口腔，低音共鸣区在胸腔。演讲中运用的主要是以口腔共鸣为主，中、低、高三腔共鸣的方式。

（4）吐字：吐字又称吐字归音，是把一个音节的发音过程分为出字、立字和归音三个阶段。吐字指声母和韵头（介音）的发音过程，立字指韵腹（主要元音）的发音过程，归音指收尾（韵尾）的发音过程。音节一般由字头、字腹、字尾组成。字头指章节的声母或声母与介音"i u ü"（如果有介音 i u ü）所组合的开头部分。例如"想"字的字头即"i"。字腹指音节中的主要元音,"想"的字腹是"a"。字尾指音节中的韵尾,"想"的字尾就是"ng"。使字音饱满的要领是"咬紧字头,延长字腹,收准字尾"。

2. 节奏技巧

节奏是语言中音节排列组合后体现出来的一种均衡和谐的美,其构成要素有重音、停顿、速度和抑扬等。

(1) 重音:

1) 语法重音:是按照语法结构自然重说的音节,和非重音相比差别并不太大。

①旨在说明主语"怎么样了"的谓语要说得重些。如:王小姐嫁人了。

②句中有宾语,宾语要重说。如:王小姐嫁给李先生了。

③句中有修饰语,修饰语要重说。如:楼下的王小姐嫁给李先生了。

④疑问句、疑问代词要重说。如:谁嫁给李先生了?

⑤转折连词要重说。如:他虽然学历不高,但很有学问。

⑥象声词要重说。如:只听到北风"呼呼"刮着。

⑦数量词要重说。如:我们学校有120年的历史了。

2) 感情重音:演讲中一旦强调某种感情或表达某种心情,语法重音就立即让位给感情重音。其表达技巧主要有如下几种:

①加重音量。如:是我,王麻子。

②拖长音节。如:刘胡兰生的伟大,死的光——荣!

③一字一顿。如:问苍茫大地,谁—主—沉—浮?

(2) 停顿:有人问美国一名著名的演讲家成功的秘诀是什么,这名演讲大师回答"我的秘诀第一是停顿,第二是停顿,第三还是停顿。"可见在演讲中运用停顿的技巧是十分重要的。这既是生理需要也是情感表达的需要。停顿包括以下四种:

1) 语法停顿:是根据标点符号所做的适度停顿。句号、感叹号、问号停顿时间稍长;分号、破折号、冒号停顿的时间稍短;逗号、顿号时间更短。句与句之间停顿长些,段与段之间更长。

2) 逻辑停顿:为显示语意,突出停顿前后的词语而不受标点约束的停顿,如因果关系、选择关系、假设关系等。

3) 感情停顿:根据演讲者的心理和情绪所作的一种特别停顿。如:该死的不是他,而是我自己!将"我自己"作重音处理,表现出演讲的羞惭、反省之意。

4) 回味停顿:在句末或段末所作的特意停顿,目的给听众一个思考、揣摩、体味的余地。如:如果在健康、财富和美丽中只能选择一项,那么我选择健康。在选择后作较大停顿后再说出"健康"。这样可引起听众揣摩,增强交流感。

(3) 速度:速度指演讲中的语速。演讲的快慢对于表情达意是十分重要的。凡是兴奋、激动时,语速加快;沉思、平静、悲情时,语速就变慢。演讲的语速介于播音与报告之间,每分钟发出220个左右的音节。在这个基础上再根据不同的演讲风格酌情增减。此外,每篇演讲的开头、高潮、结尾等部语速也应有所不同,否则就会显得呆板。

(4) 抑扬:抑扬是指句子高低升降的变化,这种变化能表达不同的语气。演讲中常用的语气有三种:

1) 上扬调:声音由低而高,一般用来表示惊讶、反问、号召、鼓动或意犹未尽等,以此来引进人们的注意。

2) 下扬调：声音由高到低渐次下降，一般用来表示自然、肯定、祈使和话语结束等。

3) 平直调：声音从头到尾比较平稳，变化不大。一般用来叙述、说明、解释，表达庄重、严肃、悲痛、冷漠等情绪。

3. 变音技巧

演讲中为了加强语音的表现力，造成形象感感染听众，演讲者常常使用某些特殊的发声技巧，因声音发生变形，便称之为变音。

（1）拟声：演讲者有时需要转述别人的话，有时需要模拟各种声音，如风声雷声狗叫声等。如：黑暗中北风呼呼地怒吼着，突然脚边"汪汪"两声犬吠吓得她汗毛都竖起来了。

（2）拖腔：拖腔是字尾的一种超长发音，为了表达效果的需要，不强调字头而强调字尾，让字尾延长一定的时间便形成了拖腔。如：我琢磨来琢磨去，难道——这话中还有话？

（3）气音：这是控制声门的发音方法，发出的声音类似耳语，语音中央带着呼吸音。使用气音，可以控制描绘耳语，表现软弱无力，或者特别劳累、激动、紧张的情景。如："孩子，我不行了，你要听妈妈的话……"他用尽最后一点力气艰难地说道。

（4）喷口：发音时把字头（即声母）发得特别有力，声音是突然喷发出来的，可使字音响亮，传送很远，能渲染愤怒、激昂、惊恐等情绪，加强气势。在声母是塞音送气的，如p、t、k喷口尤为明显。如："贪，万恶之源！"；"看，楼上着火了！"

（5）颤音：由声门的开放与阻塞急速交替而造成语音的不稳定的一种变音技巧，通常是异常激动或十分悲痛时使用。如：你—你—你不是人！

（五）体态语言的表达技巧

1. 体态语言及其功能

体态语言具有丰富的表现力，美国心理学家艾伯特·梅拉比安曾提出一个公式：

冲击力＝0.07×言辞＋0.38×声音＋0.55×面部表情

体态语言又叫"态势语言"、"伴随语言"、"无声语言"、"动作语言"等，是指借助面部表情、手势和身体姿态动作等来交流思想、表达情感的一种辅助性言语表现方式。它和有声语言相辅相成，共同构成语言交流的整体，一起表达确切、完整的信息。

体态语言主要包括头部、面部、眉目、手势、体态等语言。其主要功能有替代功能、辅助功能、调节功能。

2. 体态语言的运用原则

（1）准确简洁，配合感情需要而使用，动作简洁。

（2）自然适度，不可太多太滥，适当配合既可。

3. 体态语言的运用技巧

体态主要由头部、面部、眉目、手势、体态等构成。

（1）头部语言：常见的头部语言有正位、侧位、仰位、垂位四种形态。

1) 正位：是面部正对观众，目光对准会场中部的听众，是演讲最基本的造型，一般表达平稳庄重的感情。

2) 侧位：即由正面向左或向右侧35°。侧位打破了正位的严肃、单调，给人以优雅感。询问性、怀疑性的语言和表情多配合侧位姿势。

3) 仰位：头部向上仰起，可微仰、昂仰，亦可偏仰。一般微仰表思考与停顿，昂仰表情绪激动，偏仰表呼唤与憧憬。

4) 垂位：浅垂表示谦虚、停顿和思考；深垂表示悲伤、伤感和难过。演讲中头部不能呈僵直状态，而应随着各种位型改变，配合各种相应的手势和身姿而交替变化。

（2）面部语言：面部语言是指面部的表情。面部表情是内心情感在面部的表现，是情绪的外化。面部表情对有声语言起着解释、补充、强化、纠正的作用。适当地运用表情，可使演讲收到令人满意的效果。

1）笑：在面部语言中，笑是一种特别值得提倡的语言。通常，演讲时应面带微笑，并不断制造笑的语境。最能引人发笑的是讽刺与幽默，在听众获得愉快感的同时，对社会生活的假、丑、恶等现象进行了彻底的否定。笑要做到"有笑不大笑，可笑反不笑"。

2）哭：哭也是演讲中的一种语言。应用这种语言时，一要感情真实，不做作；二要把握语境，不渲染；三要善于控制，做到"含泪不掉泪，能哭不出声"。

（3）目光语：眼睛作为人的面部最能迅速、细致、明确地传递信息的感觉器官，能袒露人的内心世界和感情隐秘。根据心理学家的研究，在人各种感觉器官所获得的信息总量中，通过眼睛获得的信息量占80%以上。为此，眼神被认为是最真实的情感表现和交际信号。演讲者的目光语有以下三种：

1）环视：环视是有意识地环顾全场听众，从左到右，从前到后，从听众的各种神态中了解和掌握现场的情况与情绪，常用在演讲的开头，也不断地使用在演讲的过程中，最初的环视相当于演讲中的亮相，很有必要。

2）点视：点视将目光投向某一角落、某一部分或个别听众，并配合某种手势或表情，这是一种富有实效和内涵的目光语言。它可表示对听众的赞许、感谢、征询、探讨，当有人议论骚动时还可表示调整和制止。

3）虚视：又称虚眼。演讲时将目光在全场不断扫视，好像是看着每个听众的面孔，实际上谁也没看，只是为了打造一种与听众的交流感，以弥补有的观众感觉受到冷落的缺陷。在演讲过程中，实眼和虚眼常常要交替使用。

使用目光语言时应注意：一是控制好目光接触停留的时间；二是控制好目光的方向和角度；三是注意眼神表示的态度。

（4）手势语：手势通过手和臂的各种动作变化来表达思想感情，传递信息，是人类使用频率很高、很重要的辅助性交际手段。手势语包括手指、手掌、手臂及双手发出的能承载交际信息的各种动作。手势表达的含义相当丰富，大致有以下4种：一是情意手势，主要用于表达说话者的情感；二是指示手势，用于指明要说的人、事物、方向等；三是象形手势，用来描摹比划具体事物或人的形象、外貌等；四是象征手势，用来表达抽象概念。手臂的活动区域与表情达意有直接的关系。人体部位分上区（肩部以上）、中区（腰肩之间）和下区（腰以下）。

一般，上区多用于表现积极、振奋、肯定、张扬的意义，抒发激动的心情；中区多用于心情平静时，表现坦诚、平静、和气等叙述、说明的中性意义；下区多用于表达自己对某一观点、人物或事情的憎恶、鄙视、否定等态度。

（5）演讲中常见的手形：

1）指法：由手指构成不同形状。

①食指点：伸直食指，向上或向下，表示强调；向前指，指听众的某个人，表明说话的针对性，常有一定的威胁性。

②拇指翘：翘起拇指，表示和好、赞许。向鼻前翘，是称道自我；向后或向前翘，是夸奖别人。

③啄指：五指接触，啄成一团向内，表示反复强调；指尖不接触、尖锐地对着听众，表示不是泛泛而谈，而是有某种针对性。

④叉指：手指伸直叉开，可两指，也可三指或四指，一般表示数字，有时也表示摒斥。

⑤抓指：五指僵硬地弯曲，呈抓状，表示力图控制会场，吸引听众。

2) 掌法：由手掌运动的不同方向所构成的不同形状。

①伸掌：五指合拢，手掌平伸。掌心向上表示征求意见；向下表示抑制和制止；向前表示回避；向内并往胸前收拢或向外推表示抚慰；向上侧往外即摊开双手表示希望听众理解。

②劈掌：手掌挺直展开，像一把斧子劈下，这是一种很果断的手势，表明要下决心处理亟待解决的问题。

③合掌：双手慢慢合拢，一只手搭在另一只手上，表明有必胜的把握。

3) 拳法：由拳头的运动方式构成的手势。拳头向上摆动，表明演讲者的心情不允许听众持有怀疑态度，以此抓住听众的注意力；拳头向上举，是一种挑衅性动作，往往给持不同观点的人形成受打击的印象。

(6) 身姿语

1) 站姿：演讲者站姿规范如下：挺胸，收腹，精神饱满，气下沉，两肩放松，重心主要支撑于脚掌脚弓上；脊椎、后背挺直，胸略向前上方挺起；腿应绷直，稳定重心位置。双手可自然垂放在两侧，也可交替放在腹部。

①前进式：是演讲者使用最多、最灵活的一种站姿。右脚在前，左脚在后，前脚脚尖指向正前方或稍向外侧斜，两脚延长线的夹角约成45°，脚跟距离为15厘米左右。这种姿势的重心没有固定，可以随着上身的前倾与后移而分别落在前脚跟与后脚上，不会因时间长，身体无变化而产生不美感。此外，前进式能使手势动作灵活多变，由于上身可前可后，可左可右，甚至可转动，这样就保证了手可做出多种姿势，以表达不同的感情。

②稍息式（错步）：一脚自然站立，另一只脚向前迈出半步，两脚跟之间相距约12厘米，两脚之间形成75°夹角。运用这种姿势，形象比较单一，重心总是落在后脚上。常适应于长时间站着演讲中的短期更换姿势，使身体在短时间里松弛，得到休息，但不能长时间单独使用，以免使听众产生一种不严肃感。

③自然式：两脚自然分开，平行相距与肩同宽，约20厘米为宜，太宽会影响呼吸和声音的表达，太窄则会显得拘束。

2) 行姿：走路时上身应保持正确姿势，双手不要过分摆动，双膝不要太弯曲；脚不要过于分开，也不可用拖拉的方式走路，脚步声不要太重；不要东张西望，小心不要踩到或碰到东西，也不要任意跨越放置物。

3) 坐姿：坐姿适用于长篇的政治演讲和学术演讲。选用坐姿应从椅子的左侧进出（左边靠墙的情形除外）。当要坐下时，应先在椅子旁停驻瞬间，左脚再伸向前，手扶椅背，将椅子往后拉开，右脚放进椅前，接着左脚放入，然后慢慢坐下。这时步伐不宜过小，否则会失去流畅的动感。同时，椅子往后拉时，要略微轻轻地抬起。要坐在椅子上时，腰部应稍微挺起，双手要抬起椅子、慢慢靠近桌边，再深深坐定。坐定后，两脚要并拢，上身需挺直。

桌子与胸部之间的距离，以一个半拳头的宽度为宜。距离太远，翻页时会弯腰驼背，既不方便，又姿势不雅。当离座站起时，分解动作正好与坐下时的顺序相反。必须注意的是，椅子不可用背部往后推开，以免倒下，应用两手轻轻将椅子往后拉开，站立后别忘了把椅子推向前方。

（六）开场白和结束语表达技巧

1. 开场白表达技巧

（1）新闻故事式：故事式开场白是通过一个与演讲主题有密切关系的故事或新闻事件作为演讲的开头。这个故事或事件要有人物，有细节。

（2）开宗明义式：开门见山，用精练的语言交代演讲意图或主题，然后在主体部分展开论证和阐述。这种开场白方式称为开宗明义式，适用于较为正规、庄重的应用性演讲场合，要求演讲者具有较好的概括能力。

（3）幽默式：幽默式是以幽默、诙谐的语言或事例作为演讲的开场白，它能使听众在轻松愉快之中很快进入演讲接受者的角色。如1965年11月，美国友人安娜·路易斯·斯特朗女士在中国庆祝她的80寿辰，周恩来总理特意在上海展览馆大厅举行了盛大的祝寿宴会。周总理的开场白是："今天，我们为我们的好朋友、美国女作家安娜·路易斯·斯特朗女士庆贺'40公岁'诞辰。"周总理巧妙的开头在几百位祝寿者中激起了一阵欢笑，斯特朗女士也高兴得流下了眼泪。

（4）引用式：演讲开场白可以直接引用别人的话语，为展开自己的演讲主题作必要的铺垫和烘托。被引用材料要具备两个基本条件：一是被引用的材料具有相当强的概括力、说服力和感染力。二是被引用的材料出自权威、名人或听众十分熟悉的人物，演讲者利用权威效应或亲友效应唤起听众的注意。在某些情况下，演讲者可不必交代被引用材料的出处。

（5）悬念式：悬念能激发听众的好奇心，促使听众尽快进入演讲者的主题框架。包括语言悬念和实物悬念。实物悬念是悬念式开场白的特殊形式。一位日本教授在给大学生做演讲前，面对台下叽叽喳喳、谈论不休的大学生们，他没有急于宣布他的演讲主题，而是从口袋里摸出一块黑乎乎的石头，"在日本，只有我才有这一块。"当同学们都伸长脖子想看个究竟的时候，这位教授才说明，这块石头是他从南极探险带回来的，并开始了他的南极探险演讲。

运用悬念式开场白要注意两点：一是不要把人人都知道的常识性问题硬性转换成悬念；二是不要故意吊听众的"胃口"。这样，有可能激起听众对演讲者的反感。

（6）强力式：强力式开场白是把要论及的内容加以适度夸张或从常人未曾想象过的角度予以渲染，以引起听众的高度重视。美国一家广播公司在宣传无线电作用的科普演讲中这样开头："各位可知道，一只苍蝇在纽约一个玻璃窗上行走的微细声音，可以用无线电传播到中非洲，而且还能使它扩大成像尼亚加拉大瀑布般惊人的声响。"这则广播演讲选择普通人难以想象也不会去付诸实践的角度宣传无线电的特殊效能，构成了强力式开场白。

生活中某些具有典型性但并不具有普遍性的现象，往往可以成为强力式开场白的好素材。如某医学研究生的一次演讲："同学们：你们听到过这样一则消息吗？在我国产生并发展运用的中医中药流传到日本之后，经过他们的研究，在某些方面已超过中国！有的日本学者更表示，一旦他们在这方面完全超过中国，就将把'中医中药'改称'东洋医学'。听到这则消息，你们有何感想呢？你们不感到惊讶吗？不感到焦急吗？不感到我们的'国宝'正面临着严重的挑战吗？"

（7）反问式：反问句比一般陈述句语气更有力，感情色彩也更鲜明。可把本已确定的思想表现得更加突出和强烈。

（8）套近乎式：套近乎是社会交往的一个重要手段，要经营人脉，就离不开套近乎。套近乎的原则就是要把话说到对方的心里去，而不是把对方拉到自己的"套"里来。所以，这个"套"字最好把它当做我们人脉关系网上打的"结",只有打好结,网络才会结实、实用。

2. 结尾的技巧

结尾应注意简明扼要,不可冗长拖拉,漫无边际;不可千篇一律、废话连篇;不可旁敲侧击、讽刺挖苦;不可虎头蛇尾、草草收兵;不可画蛇添足、节外生枝。

结尾的方式有:①总结式,②号召式,③决心式,④余味式,⑤抒情式,⑥名言式,⑦高潮式,⑧祝贺式,⑨点题式,⑩幽默式等。

(七) 临场控制技巧

斯坦尼拉夫斯基认为:"创作愈是有控制地进行,演员的自制力愈大,角色的设计和形式就会表达得愈鲜明,它对观众的影响就会愈强烈,演员的成就就会愈大。"演讲虽然有别于表演艺术,但两者都有共同的艺术规律。都必须懂得控场才能获得理想效果。

演讲艺术的控场主要表现为两个方面的控制,一是自控,即演讲者的自我控制;二是控场,即对全场听众的控制。控制是个系统,既有情感控制,也有理性控制,还有心理控制、行为控制以及演讲的场内外意外情况的控制,其中不乏各种技巧的运用。

1. 自控技巧

(1) 道德修养控制:要求演讲者在各个方面都应有严格的控制,包括道德情操、思想品德、文化教养、政策理论、专业知识、行为举止等,都应有极好的修养,成为听从的楷模。正如歌德所说"一般来说,作者个人的人格比他作为艺术家的才能对听从要起更大的作用。"

(2) 怯场心理控制:怯场是束缚演讲者的精神枷锁,是所有演讲者的通病。戴尔·卡耐基经调查显示"80%~90%的学生,对上台演讲感到困扰,而已经步入社会的成年人,则100%都恐惧公开发表演说。"那么如何恰当地控制怯场心理呢?

1) 正确估计和认识怯场心理:怯场心理是一种正常的心理和生理现象,人人都有,且主要表现在第一次。第一次又主要表现在开场部分,此外,有怯场心理也并非坏事,它可使演讲者不敢轻率、马虎,有利于增强演讲的临场感和说服力。正确认识怯场心理的本质,掌握其调控方法,可把怯场心理调控到良好状态。

2) 采取有效的调控措施:如自我暗示(一上台只把注意力集中在本次演讲的动机和效果上,提醒自己是来说服听众的);回避刺激(上台前不与人争论,不大声说话,不想不愉快的事,不接触不喜欢的人,努力保持心理的平衡,情绪的稳定,上台后开始不使用实眼而用虚眼,回避听众的表情和举动,只在场内造成一种流动感,实际上什么也没看);开场讲点具体生动有趣的事让自己放松。

(3) 情感控制:情感失控常导致演讲失败。如演讲者拍打桌子、声嘶力竭、脸红脖粗、吹胡瞪眼、说过头话等,都是情感失控的表现。避免情感失控除了要积极克服情感的随意性外,更要懂得尊重听众,礼貌待人,不要恶语伤人,不要揭短,不要伤人自尊,以势压人,这是情感控制所需的个人品格和行为规范。

2. 控场技巧

(1) 引发听众兴趣:听众的兴趣是演讲中具有选择性的积极态度,是一种具有优势的情感倾向。听众兴趣的引发靠演讲内容和表达形式。听众的兴趣是广泛的,有的对演讲的内容感兴趣;有的对演讲者的雄辩感兴趣;有的对演讲者的态势风度感兴趣;有的偏重与现实生活很贴近的话题,寻找解决现实问题的答案;有的侧重在对未来的憧憬,希望鼓起自己奋斗的勇气;有的希望从宏观上把握纷繁复杂的世界,对精辟的哲理感兴趣;有的希望自己健康长寿而对卫生健康知识感兴趣等。因此,选择材料时应尽力满足听众需求,在表达形式上应激发听众兴趣，调动听众的参与感。一般，可应用以下技巧：

1）设问：找到关键处用提问的方式表达出来。如"谁是最可爱的人？"

2）对比：俗话说不比不知道，一比吓一跳。如中国与美国的有关比较。

3）悬念：先把听众的心悬起来，再顺着听众心理轨迹娓娓道来，使听众兴趣盎然。

4）幽默：幽默能使听众对演讲抱有极大兴趣，应按需增加演讲的幽默性，使其令人愉悦和欣赏。

（2）激发情感的技巧：激发听众情感是控场有效手段之一。马克思说"热情、激情是人类走向他的对象拼命追求的本质力量。"演讲的目的在于影响听众的意识，促进或改变听众的行为。因此，在演讲中应采用各种手段激发听众的情感，使其投入极大的热情，从而真正发挥现演讲的情感功能。激发听众情感的技巧主要有：

1）以情感情：喜怒哀乐、七情六欲是人的共性，它们常会互相感染。演讲者应常运用情感的感染功能来激发听众的情感，使之产生共鸣。

2）融情于事：演讲者带着真挚深刻的情感讲叙某件事时，这种情感可直接感染听众。同时，演讲者也可通过叙述把情感"再生出来"，将听众带到特定的情境中，使其设身处地，将心比心，产生感情共鸣。

3）寓情于理：列宁说"没有人的情感，就从来没有，也不可能有人对真理的追求。"有情才有理，情理兼备才有感染力，使听众产生共鸣，收到预期效果。

（3）说服的技巧：说服是演讲的基本功能。使听众接受自己的意见、主张和办法，是演讲者要实现的演讲目标。要求演讲具有科学性和艺术性。所谓科学性就是以理服人；所谓艺术性就是说理的方式。通常，可供借鉴的说服技巧如下：

1）拉近距离，创造气氛：根据相容则互相吸引，不相容则互相排斥的理论，演讲者要努力寻找与听众的共同点，创造良好的演讲气氛，建立亲近的沟通关系，接近心理距离，努力获得听众的心理认同。

2）旁征博引，借助名人：演讲时对名人名言的巧妙引用，可作为一个有力的引证，既佐证了结论，又增强了演讲者的权威效应。

3）设喻明理，深入浅出：恰当运用比喻是说服人的有效手段，它可以化无形于有形，化抽象为具体，化陌生为熟知，化深奥为浅显，使人易懂并容易接受。

4）正反对比，震撼心灵：通过对比形成极大反差从而产生强劲的震撼力，正是这种震撼力，可促使人们洗心革面，弃恶扬善。

5）有的放矢，不无中生有：演讲好比放箭，要对准靶子。这个"靶"就是听众的实际情况，他们的想法、意见、主张和情绪，或者是需要回答、解决的问题。演讲要对准这个"靶"才能有效进行。

6）分清形势，灵巧多变：处在平等和谐的状态下说服听众，多少可以收到一定成效，至少不会出现什么风险。如果遇上强词夺理的听众运用这些技巧也可以使其理屈辞穷，不得不改变态度和做法。

（八）背稿用稿技巧

1. 记稿技巧

演讲稿要熟记，最好能一字不漏地记下来。这样，既需要很强的记忆力，又要掌握一定的记稿技巧。演讲稿的熟记可分三个阶段：一是记忆刚写出的演讲稿是第一阶段；对已经记住了大体内容，但脱稿还有一定困难的演讲稿的熟记可称第二阶段；对整个演讲稿能够脱稿演讲，但个别时候个别地方常出现"卡壳"时的记忆可称第三阶段。根据不同阶段熟记演讲稿的方法有：

（1）提纲挈领记忆法：适应第一阶段，指抓住演讲稿大体内容，只记住"骨架"的方法。

（2）段落循环记忆法：适应第二阶段。指把演讲稿划分为若干段落，然后逐段记牢。先记第一段，再记第二段，然后再从第一段开始，回忆第一、二段，再记住第三段，如此循环往复。

（3）阶段反复记忆法：适应第三阶段，主要目的是巩固所记住的内容。关键是掌握反复记忆次数的相隔时间。相隔太长容易忘记，相隔太短耗费精力，并容易事倍功半。一般，常人记住一篇几千字的文稿，能维持1.5～2小时，最长的可达7小时。反复熟记后维持时间可明显延长。

（4）高声朗诵记忆法：适应第二、三阶段。高声朗读时发音和听音同时进行，能促进口、耳两个器官同时活动，增加对大脑的刺激，同时还可排除干扰，有利于专心致志地熟悉和记忆稿件，从而达到增强记忆的效果。

（5）形象记忆法：将讲稿中枯燥的数字、抽象的概念等，用形象的东西替代，以达到记住记牢的目的。如电话号码812535形象记忆为"把腰两捂三捂"。

（6）联想记忆法：指由此及彼地为需要的对象——事务或话语设造出其他许多体验过的、可以想到的事务、话语，然后把它们与被记的对象——事务或话语联想起来进行记忆。

（7）临阵抢记法：在演讲前的短时间内，抢时间迅速回忆一遍。一是强化意识，二是检验效果，三是增强演讲信心。即使有忘记的地方也可突击强记，避免上台卡壳。

2. 用稿技巧

（1）有备无患：上台必须有稿，即使没有书面讲稿，也应有腹稿或提纲，这是演讲的基本原则。有了讲稿，心里踏实，能克服怯场心理，更能防止演讲的突发意外。

（2）似用非用：似用非用是演讲中用稿的总技巧。如果一场演讲能脱稿讲完，自然最好。但在实际演讲中却常有忘词之事。如一旦遇到忘词，应果断采取以下三个应对办法。一是不慌不忙地在演讲稿中瞟到忘记的地方；二是干脆丢掉忘记的那几句话或那一层意思，而把下面意思迅速接上去，听众也不知道他丢掉了什么；三是立即抓住已经说出来的话的最后一个字、一个词或一个成语，以此作为下一句的开头。如说到"我们必须抓住机遇"这句话时忘词了，则可立即说："机遇是什么呢？机遇就是……"，这种定义不一定很准，但重要的是利用这个时机把下面的话接上来。

五、学生实训与教师讲评

（一）学生实训

1. 在学生按有关要求撰写完演讲稿后，应先要求学生利用课余时间进行自我演讲训练。

2. 在自我演讲训练的基础上，安排学生分组预讲，要求每位学生演讲完毕后先作自我评价，畅谈自己的演讲体会和现存差距，请全组同学评价自己的演讲，以帮助自己总结长处，找出不足，并听取有关改进建议。随即要求每组选出代表参加全班的演讲。

3. 组织开展班级演讲活动，安排各组代表进行演讲、交流，力求在这样的交流中探索、体验和总结演讲的规律与特点。

（二）教师讲评

1. 教师在每位学生演讲后，及时根据其演讲的表现与特点给予具体指导。

2. 当全体参加活动的学生演讲结束时，教师应在本次班级演讲活动的讲评中，适时总结成绩，找出问题，提出改进要求和今后努力方向，为逐步提高学生健康教育演讲质量奠定基础。

（益阳医学高等专科学校　陈西玲）

项目五　青少年吸烟行为矫治健康教育训练

一、实习目的
1. 掌握健康教育知识与技术在青少年吸烟行为矫治中的应用。
2. 促使青少年吸烟者形成自觉戒烟意识,产生逐步不吸烟行为。

二、实习内容
1. 教师讲解
(1) 矫治青少年吸烟行为应提供的相关背景资料。
(2) 根据背景资料提出问题。
(3) 青少年吸烟行为矫治健康教育训练方案的制订。
(4) 对青少年吸烟行为矫治的训练介绍与安排。
2. 学生实习
(1) 以小组为单位,根据有关背景资料,制订青少年吸烟行为矫治健康教育训练方案。
(2) 按照制订的训练方案,对青少年吸烟者进行吸烟行为矫治的模拟训练。要求每组选择 1 名同学为矫治员,其他同学为矫治对象,随后进行模拟吸烟行为矫治健康教育训练。
3. 讨论总结　学生分组讨论青少年吸烟行为矫治健康教育训练方案制订与实践的体会、经验和存在的问题,以及改进建议;在学生充分讨论的基础上,教师对本次训练进行总结性讲评,提出进一步改进的要求。

三、时间安排
实习时间为 2 小时,其中教师讲解有关内容为 1 小时,学生模拟训练 1 小时。学生制订训练方案和讨论总结安排在课余时间进行。

四、教师讲解的内容
1. 根据实践教学需要提供相关背景资料　我国是世界上香烟生产和消费的大国,青少年吸烟者正成为庞大的香烟消费人群。有关研究表明:我国青少年吸烟人数约为 20%～30%。同时,青少年吸烟具有增长速度快和低龄化等特点。青少年吸烟不仅严重损害其身体健康。而且吸烟明显妨碍青少年的心理发展,吸烟与他们现存的学习困难、酗酒、吸毒、逃学和性行为等问题密切相关。由于吸烟对青少年的身心健康构成极大的危害。因此,确有必要对青少年的吸烟行为进行有效的健康教育和行为矫治。
2. 根据背景资料提出问题　根据青少年吸烟产生的原因(包括生理、心理、社会等三个方面)、青少年吸烟行为矫治健康教育训练目的、要求和实训思路,找出通过青少年吸烟行为矫治健康教育训练应解决的实际问题。
3. 制订青少年吸烟行为矫治健康教育训练方案　训练方案的内容应包括以下四个方面:
(1) 应矫治的吸烟行为:主要是"经常吸烟"的行为,教育"偶尔吸烟"的行为转成不吸烟,并支持、鼓励"从不吸烟"和"以前吸烟但现在不吸"的行为。
(2) 列出吸烟对青少年身心健康的危害。
(3) 提出学习、掌握抵制技能的要求:要根据 Elder 等人的研究结果,在感知到同伴的吸烟压力时,主动学会采取直接、简单的拒绝、说明不吸烟的理由、拒绝吸烟并提出替代性活动、对同伴的吸烟行为予以反对、避而不谈吸烟的事、以攻击性行为反驳对方等抵制方法，明确表示不吸烟。

（4）明确对吸烟的认知任务：即在方案中要明确参与者应承担对吸烟与情绪关系、吸烟与友谊关系和吸烟者形象等方面的认知任务，要求在青少年吸烟行为矫正健康教育训练中逐步达到正确认知上述关系的要求。

4. 训练主要环节　讲解与讨论环节

1）吸烟危害健康的知识：如成瘾机理、吸烟对青少年身心健康所产生的长、短期危害等。

2）讲解、讨论成功戒烟的要素：如戒烟目标、积极心态、增强自信心、对负性情绪的管理、心理调适方法应用、合理安排时间与经费、培养良好的戒烟习惯等。

3）识别、抵制同伴的压力和社会的不良因素影响：综合运用录像、小组讨论、角色扮演、行为演练和头脑风暴法等多种健康教育方法，学习基本的戒烟技能，以抵制同伴压力和社会不良因素的影响。

4）吸烟认知：要求青少年合理地解释吸烟与同伴友谊、吸烟与情绪变化、吸烟与自身成熟等要素之间的关系，引导青少年正确认识吸烟的利与弊，力争他们转变态度，降低吸烟的动机和欲望，逐步形成自觉戒烟的意识和行为。

5. 训练效果评价　运用有关卫生统计学方法，检查、比较青少年吸烟行为矫治健康教育训练前后的吸烟行为变化、抵制技能的掌握与应用、青少年对吸烟危害的认识和行为的转变，客观、中肯地评价青少年吸烟行为矫治健康教育训练的效果和现存的问题。

6. 训练方案改进　适时依据青少年吸烟行为矫治健康教育的训练效果和现存的问题，合理地提出修改意见，理顺下一步的改进思路，并以此为依据，精心制订青少年吸烟行为矫治健康教育训练改进方案，经上级有关部门审批通过后，再严格按方案规范实施。

（青海卫生职业技术学院　张宪青）

项目六　慢性病自我管理知识培训

一、实习目的
1. 掌握慢性病、慢性病自我管理的概念、内容和特点。
2. 熟悉慢性病自我管理的基本方法。
3. 了解慢性病自我管理的组织、流程和要求。

二、实习内容
1. 教师讲解
（1）慢性病自我管理知识概述。
（2）慢性病自我管理知识的培训目的。
（3）慢性病自我管理知识培训应达到的要求。
2. 学生训练
（1）以学生分组讨论为主，学生根据教师的题目准备讨论稿。
（2）每名学生要认真参加所在小组的讨论，并选出本组代表，在全班总结、讲评时代表本组发言。
3. 总结讲评　总结、评价每组代表的发言内容，通过肯定优点，指出缺点，提出对慢性病自我管理知识学习和培训的改进建议，以便有效提高慢性病自我管理知识的培训质量。

三、实习步骤与时间安排
1. 实习时间：2学时。
2. 实习步骤
（1）根据慢性病自我管理知识培训的目的，教师在本次实训课前布置有关讨论题目，要求学生利用课余时间作好讨论准备。
（2）教师讲授慢性病和慢性病自我管理基本知识0.5学时，随后组织分组讨论1小时，要求学生围绕事先布置的讨论题各抒己见，畅所欲言。并选出本组代表1人，准备在全班讲评中发言。
（3）对本次课的讨论进行讲评，要求各组的代表发言、交流，教师作相应的讲评总结，时间0.5小时。

四、教师讲解的内容
（一）慢性病的概念
"慢性病"全称是慢性非传染性疾病，不是特指某种疾病，而是对一类起病隐匿，病程长且病情迁延不愈，缺乏确切的传染性生物病因证据，病因复杂，且有些尚未完全被确认的疾病的概括性总称。慢性病是一种渐变性的、症状不很强烈的疾病，是某些组织、器官退行性变化或感染病毒造成的。慢性病会使人降低工作能力，失去生活情趣。慢性病主要指以心脑血管疾病（高血压、冠心病、脑卒中等）、糖尿病、恶性肿瘤、慢性阻塞性肺部疾病（慢性气管炎、肺气肿等）、精神异常和精神病等为代表的一组疾病，具有病程长、病因复杂、健康损害和社会危害严重等特点，我国一半以上的人特别是大多数老年人患有各种类型的慢性病，如高血压、频发性感冒、神经衰弱、关节炎、支气管炎、哮喘、习惯性便秘、慢性胃炎、肥胖、高血脂、血管硬化、冠心病、慢性肝炎、胆囊炎等，这些慢性病严重危害人体健康。

（二）慢性病自我管理

"慢性病自我管理"（chronic disease self-management，CDSM）是指用自我管理方法来控制慢性病而言，实质为一患者教育项目，它通过系列健康教育课程教给患者自我管理所需知识、技能、信心以及和医生交流的技巧，来帮助慢性患者在得到医生更有效的支持下，主要依靠自己解决慢性病给日常生活带来的各种躯体和情绪方面的问题。

目前，我国长期照料服务严重缺失，失能老人长期照料问题非常紧迫，慢性病医疗需求尤其巨大。对此，应加快适合我国国情的长期照料服务体系的构建；长期照料服务体系应建立在社区照顾体系之上；同时，政府应出台政策，推动与社区卫生服务相结合的长期照料服务体系基本框架的建立；最后，应探索建立失能老人长期照料的评估体系。

（三）慢性病自我管理内容

1. 慢性病自我管理任务

（1）疾病的治疗管理：如按时服药、改变饮食习惯、自我监测（如自测血糖）等。

（2）建立和保持在工作、家庭和朋友中的新角色。

（3）处理和应对疾病所带来的各种情绪，如愤怒、恐惧、悲伤和挫败感等，这些情绪在慢性患者中是普遍存在的。

2. 慢性病自我管理教育内容　在传统的疾病知识教育加入了疾病管理技能训练，除心理健康指导外，更注重提高患者与他人沟通的技能、解决疾病带来的各种问题，以及寻求家庭社会支持的能力等。

3. 慢性病自我管理教育形式　改变以往医护人员集中授课的被动教学方式，更新为"专业人员集中授课＋疾病管理技能训练＋病友相互交流防病经验、相互教育"模式，如"高血压之家""糖尿病学校""哮喘俱乐部"等形式。

4. 慢性病自我管理教育方法

（1）自我管理团体项目：采取团体课程形式，通常每次持续 2～2.5 小时，连续 5～7 周。强调互动方法、经验学习和提高自我效能，内容集中在解决问题的技巧，促进互动支持。

（2）社区教育课程：可在社区由合格的专业人员组织，包括提高自我效能策略、解决问题的练习和讨论。进行系列课程有助于支持慢性患者长期行为改变，促进互动学习、沟通与鼓励。

（3）专线电话咨询：由经过培训的专业咨询师接听随叫随通的专线电话，电话咨询内容包括疾病症状监测、日常药物维持和药物副作用处理、自我保健活动等。该模式能够加强专业化指导、效果可靠，同时减少临床面对面相见、通话费用低廉、节省费用。

（4）家庭自学：患者通过邮件和网络，如音频视频辅助、网络等工具参与，交流内容可以集中在某个方面（如精神压力的应对）或系列自我管理等主题。该方法具有缩短专业人员工作时间、加强专业指导（经过筛选的内容更有效）、覆盖患者范围广、网络模式容许互动等优点。

（5）医务人员一对一口头指导：重点内容是慢性病及其治疗知识。可结合临床实际、满足患者的个性需求。

（6）学习疾病教育手册：通常可作为附属于其他干预措施的方法，单独应用时不能认为是自我管理教育的一种形式。

五、学生实训与教师讲评

（一）学生实训

1. 要求学生按有关要求作好本次实训课的讨论准备。

2. 安排学生分组讨论，要求每位学生畅谈自己对慢性病自我管理知识的实训体会和现存疑问，请全组同学评价自己的演讲，以帮助自己总结长处，找出不足，并听取有关改进建议。随即要求每组选出代表参加全班的演讲。

3. 组织开展班级演讲活动，安排各组代表进行演讲、交流，力求在这样的交流中探索、体验和总结演讲的规律与特点。

（二）教师讲评

1. 教师在每位学生演讲后，及时根据其演讲的表现与特点给予具体指导。

2. 当全体学生演讲结束时，教师应在本次班级演讲活动的讲评中，适时总结成绩，找出问题，提出改进要求和今后努力方向，为逐步提高学生健康教育演讲质量奠定基础。

（柳州医学高等专科学校　陈廷生）

参考文献

1. 中国健康促进与教育协会. 健康促进理论与实践. 上海：上海交通大学出版社，2009.
2. 王柳行，曹志友. 健康教育与健康促进教程. 北京：中国中医药出版社，2009.
3. 包家明. 护理健康教育与健康促进. 杭州：浙江大学出版社，2008.
4. 王鹏，侯永梅. 健康教育与健康促进. 北京：中国医药科技出版社，2006.
5. 王文良. 健康促进志愿者指导手册. 上海：上海中医药大学出版社，2006.
6. 胡俊峰，侯培森. 当代健康教育与健康促进. 北京：人民卫生出版社，2006.
7. 马威尔 JA，维尔塔 CG. 护理健康促进. 王培玉，译. 北京：北京大学医学出版社，2005.
8. 魏荃，米光明. 社区健康教育与健康促进手册. 北京：化学工业出版社，2005.
9. 田本淳. 健康教育与健康促进实用方法. 北京：北京大学医学出版社，2005.
10. 赖承圭. 健康促进. 杭州：浙江科学技术出版社，2004.
11. 李君荣，唐才昌，陆召军. 健康教育与健康促进教程. 南京：东南大学出版社，2004.
12. 陆召军，李君荣. 健康教育与健康促进. 南京：东南大学出版社，2004.
13. 常春. 健康教育与健康促进学习指导. 北京：北京大学医学出版社，2003.
14. 傅华，李枫. 现代健康促进理论与实践. 上海：复旦大学出版社，2003.
15. 吕姿之. 健康教育与健康促进. 北京：北京大学医学出版社，2002.
16. 严迪英. 健康促进干预方法与应用. 北京：北京医科大学、中国协和医科大学联合出版社，1999.
17. 中华人民共和国卫生部卫生监督司. 健康教育与健康促进重要文献选编 庆祝世界卫生组织成立五十周年. 北京：中国人口出版社，1998.
18. 劳伦斯 WG，马歇尔 WK. 健康促进计划设计. 黄敬亨，译. 上海：上海医科大学出版社，1994.
19. 温泽 RA. 健康促进与健康教育计划的评价. 胡伟民，译. 上海：上海医科大学出版社，1991.